上海冬令膏方文化

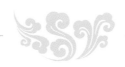

主　编　龚　鹏

副主编　徐玲玲　江　岩　仲茂凤

主　审　朱抗美　余小萍　张晓天

U0220005

上海科学技术出版社

图书在版编目（CIP）数据

上海冬令膏方文化 / 龚鹏主编. -- 上海 : 上海科
学技术出版社，2023.10
　ISBN 978-7-5478-6328-2

Ⅰ．①上… Ⅱ．①龚… Ⅲ．①膏剂－方书－中医药学
－文化－上海 Ⅳ．①R289.6

中国国家版本馆CIP数据核字(2023)第178267号

教育部人文社会科学基金项目："张力与动力——中医学的百年传承与演变研究"
（20YJAZH029）。

本书受上海文化发展基金会图书出版专项基金资助出版。

上海冬令膏方文化

主　编　龚　鹏

副主编　徐玲玲　江　岩　仲茂凤

主　审　朱抗美　余小萍　张晓天

上海世纪出版（集团）有限公司
上 海 科 学 技 术 出 版 社　出版、发行
（上海市闵行区号景路159弄A座9F-10F）
邮政编码201101　　www.sstp.cn
上海光扬印务有限公司印刷
开本 787×1092　1/16　印张 16.75
字数 200千字
2023年10月第1版　2023年10月第1次印刷
ISBN 978-7-5478-6328-2 / R·2839
定价：158.00元

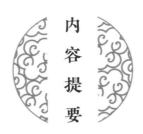

内 容 提 要

　　上海所处的江南地区，四季分明，历来有冬令进补服食膏方的养生保健习俗。这种习俗源于中国传统文化的"天人相应"哲学思想和中医学"冬主收藏"的摄生观念。膏方，是一种在中医理论指导下，将中药饮片反复煎煮，去渣取汁，蒸发浓缩，加名贵细料、胶类、糖等收膏制成的半流体状剂型。膏方具有处方周全、个体调治、用药道地、制作考究、易于保存等特点。上海冬令膏方是有关自然界和宇宙的知识和实践，强调顺时顺势调养身体，表达了先民对人与自然宇宙相沟通的独特时令节气观念，反映了中华民族的人生智慧。

　　本书共分9章，从膏方的基本概念、文化属性、发展历史、理论形成、实践成果等诸多方面，将历代上海中医名家特别是近现代医家对膏方的思考与实践探索贯穿起来，结合大量图片，着重突出了上海冬令膏方的地域特征、人文特色、社会影响，以及关于膏方的养生保健理论、处方特点、制作要领、注意事项等。本书可让读者全面深入了解上海冬令膏方作为传统医药非物质文化遗产和民俗非物质文化遗产的双重属性和丰富内涵，对膏方的历史文化有深入认识，在膏方文化的氛围中初步掌握中医膏方的作用、特点和应用范围，对中医膏方的制备过程有一定认识。

　　本书集膏方研究、文化传播、中医临床及药学于一体，还原历史真实，启发创新思维，弘扬海派膏方文化，传播中医膏方知识，可供广大中医药研究者、爱好者、中医学生、养生康复从业者等参考阅读。

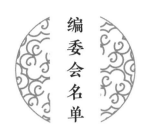

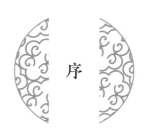

序

　　众所周知，中医药文化博大精深，源远流长。我自己在数十年的中医临床与教学研究实践中，特别是近十余年来，渐渐地聚焦于膏方文化的研究。我欣喜地看到，从膏方文化着手，可以了解中医发展的历史，可以探索中医理论的真谛，可以更广泛地普及中医药知识，可以让广大民众对中医药的热爱具体化，可以把"健康中国"战略落到实处，可以让养生祛邪、治未病、防病治病内容更加丰富。这些年来，我们这群志同道合者专注于这项研究，非常有收获。我们学经典、做课题、立项目、搞调查、收实物，下了一番苦功夫，也取得了不俗的成就。在此基础上，我们决定把收获分享给大家，包括业内同仁，包括中医爱好者，包括研究历史、文化、民俗者，包括普通老百姓。这就是编写这本书的初衷。

　　本书回顾了中医膏方的发展简史，特别是与上海这个城市的发展的关系。同时，也深入挖掘了中医的肾命学说，中医对"血肉有情之品"的理论研究，对"冬藏于精，春不病温"的研究等内容。在这本书里，介绍了享誉上海的老字号中药房，这些药房有各自不同的特色和补膏，有图有文，言之有据；在这本书里，敬录了上海的国医大师们对膏方的论述，这些论述字字珠玑，真知灼见，既有独特的理论发挥，又有独到的经验分享；在这本书里，也收入了传承人的学术思想脉络，用实际案例证明中医膏方代代传承，不断发展的脉络；在这本书里，对膏方的制作技艺也做了宣传和演示，那些传承于民间的独门绝技，是膏方发挥养生去病作用不可忽视的重要环节；在这本书里，又收纳了古方名方，那些经典的膏方，自有其流传千古的道理，如今我们细细钻研，常常有豁然开朗的快感。为便于研究，本书还专门列了经典文献的选读，并介绍近代医家关于膏方的理论与实践，可谓集膏方文化之大成。值得骄傲的是，其中有部分图文是在研究中

首次发现的，为研究者提供了很好的资料。在这本书里，还有翔实的数据，比如膏方研究的进展、膏方数量的发展，等等。可以说，大到膏方文化发展的脉络，小到一个方子的分析，本书都详列了。希望让读者开卷有益，各得其所。

这本书的特色在于，它不同于单纯的专业图书，没有难懂的中医术语，读来很轻松有趣，它也不拘泥于枯燥的历史，有不少小故事。这是真实的史料，更是活泼的动态发展的事业。在这本书里，我们可以体会到，古老的、传统的中医药文化之树在绽放着新芽，治未病的理念在扩展着崭新的内容。值得一提的是，书中还附有二维码，扫一扫就可以延伸阅读，并且是动态的、色彩斑斓的内容，这也是一种阅读和视听的享受。研究历史的、研究民俗的，可以在这里找到新的线索；研究中医药的、研究中医药文化的，可以在这里得到新的启发；研究养生的、研究美食的，可以在这里寻到新的方法。

所以，这是一本值得一读、非常实用的书。

朱抗美

上海市名中医

上海市非物质文化遗产"海派膏方文化"代表性传承人

2023 年 4 月

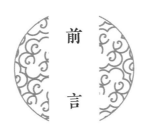

前　言

　　膏方，是一种在中医理论指导下，将中药饮片反复煎煮，去渣取汁，蒸发浓缩，加名贵细料、胶类、糖等收膏制成的半流体状剂型，具有处方周全、个体调治、用药道地、制作考究、易于保存等特点。

　　上海所处江南地区，四季分明。冬令潜藏，人亦应之，上海人历来有冬令进补、服食膏方的养生保健习俗。这种习俗源于中国传统的"天人相应"哲学思想和中医学"冬主收藏"的摄生观念。明代上海就有服食膏方的医案，到清代逐渐成为一种流行的民间习俗。数百年来，时代更迭，受冬令进补膏方文化长期积淀的影响，上海人独特的养生文化心理慢慢成形。在寒冷的冬日，上海人喜欢熬上一料膏方，细细品味其中的味道，求取来年的健康。从非物质文化遗产的角度观之，上海冬令膏方强调顺时顺势调养身体，表达了先民对人与自然宇宙相沟通的独特时令节气观念，反映了中华民族的人生智慧，是有关自然界和宇宙的知识和实践。

　　膏方的理论、开方、制作、保存、服食等都非常有讲究，是既有文化内涵、又有养生保健推广前景的中医药品种，医患双方合力塑造了膏方的健康文化底色。膏方涉及的精神文化成果包括有情无情理论、肾藏精、冬令进补、开路方等学说；涉及的器物包括专用紫铜锅、熬膏用的冬竹铲、盛放膏方的青花瓷罐等生产、服食相关的器具；涉及的制度文化包括膏方门诊、制作流程与规范等，如挂旗才能收膏的独特讲究；涉及的仪式文化方面有膏方节、开炉点火等；涉及的传习场所则包括医疗机构、中医药学校、工作室、制剂室、制膏工厂等地方。

　　本书编写团队集合了膏方研究、中医临床、药学以及文化传播的专家，从膏方的概念、种类入手，将历代上海中医名家对膏方的思考与实践贯穿起来，结合大量图片，介

绍关于膏方的历史、文化、风俗习惯，以及关于膏方的养生保健理论、处方特点、制作要领、注意事项等。本书是团队多年来开展非遗传承和中医药传统知识收集整理的成果，体现了上海冬令膏方的三大价值——保健价值、历史文化价值和学术研究价值。

编者

2023 年 2 月

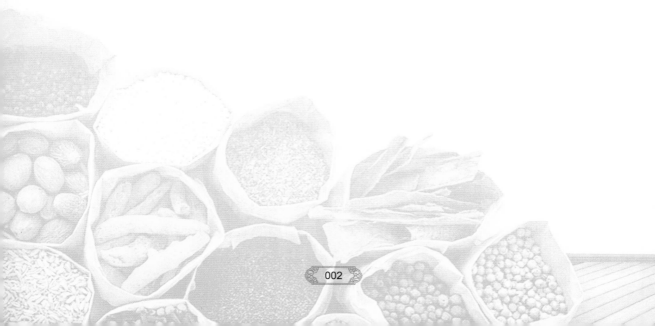

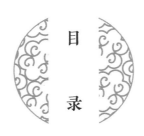

目 录

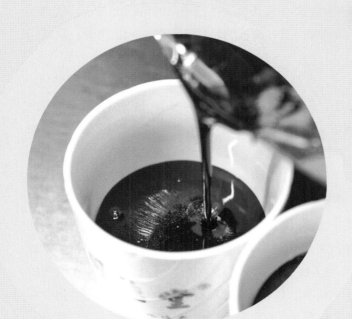

第一章

膏方发展概况

第一节 从普通膏剂到家喻户晓的滋补膏方

一、"膏"字释义及"膏方"溯源

膏方为何会受到如此青睐？

让我们一起来回顾膏方的历史，寻找答案。

我们先来了解一下膏的造字本意。膏，从汉字源流来看，和"肉"有关，《说文·肉部》："膏，肥也。"《春秋·玄命苞》："膏者，神之液也。"膏字的上面是高低的"高"，高是指庙堂，下面的"月"代表肉，合在一起即指：庙堂中敬神的油脂。古人认为在动物身上包裹内脏的肥细脂膜——膏，是食物中的精华，常用于庙堂敬神。所以膏在中国文化中，有特殊的意义。

膏，常借指物之精华，本义指高质量的黏稠的脂肪、油等，如"民脂民膏""黄金之膏""玄玉之膏"；又有滋润之意，《广雅·释言》："膏，泽也。"《集韵·号韵》："膏，润也。"《礼记·内则》孔颖达疏："凝者为脂，释者为膏，以膏沃之，使之香美。"后世人们从膏的原始含义出发，抽象出多种意义，从其质而言，表征的是物之精细；从其形而言，表征的是凝而不固的形态；从其味而言，表征的是甘美滑腻的味觉感受；从其用而言，表征的是滋润濡养的用途。

汤剂、丸剂、膏剂、散剂、露剂、丹剂、酒剂、锭剂是传统中药常见的八大剂型，膏剂一开始就带有"高大上"的光环，位列"仙班"。膏剂的源头可以追溯到《黄帝内经》或《五十二病方》，《灵枢·痈疽》中记录了豕膏："（米疽）治之以砭石，欲细而长，疏砭之，涂以豕膏，六日已。勿裹之。"《灵枢·经筋》中记录了马膏："颊筋有寒，则急引颊移口；有热，则筋弛纵缓，不胜收，故僻。治之以马膏，膏其急者；以白酒和桂，以涂其缓者。"《五十二病方》中则记载有肪膏、脂膏、久膏、彘膏、豹膏、蛇膏。这些名称中的"膏"，是油脂的概念，这类膏剂主要外敷涂抹于体表（故"膏"作动词用又有涂敷的意思），且大多用以治疗外、伤科疾病，如"冶黄黔（芩）、甘草相半，即以彘膏财足以煎之。煎之沸，即以布足（捉）之，予（抒）其汁，□傅□"。东汉时期的《神农本草经》是我国现存第一部药学专著，书中强调要根据药物性质和治疗需要将中药加工成合适的剂型，"药性有宜丸者，宜散者，宜水煎者，宜酒渍者，宜煎膏者，亦有一物兼宜者，亦有不可入汤酒者，并随药性，不得违越"，其中就有"煎膏"的论述。

《五十二病方》中"膏"的用法开始出现分化，除外用以外，也尝试着将膏剂用于

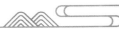

内服，如"以水一斗，煮胶一参、米一升，熟而啜之，夕毋食"方，虽未以"膏"名，却可视为文献中最早的内服膏剂方。口服膏剂方与现代膏滋药有更近的亲缘关系。稍后的《武威汉简》中有"治百病膏药方"和"治千金膏药方""千金膏药方"等，也是可用于内服的膏剂方。另外，古时所谓的"煎"，其意和"膏"多有重叠，比如中医经典《金匮要略》中的两方——"大乌头煎""猪膏发煎"；大乌头煎："乌头大者五枚（熬，去皮），以水三升，煮取一升，去滓，内蜜二升，煎，令水气尽，取二升，强人服七合，弱人服五合。不差，明日更服，不可一日再服。"称为"煎"的方常把膏进一步加工成丸剂服用，如《金匮要略》中的鳖甲煎丸，《中藏经》的地黄煎、左慈真人千金地黄煎等，均是。可见，至汉代，外用膏剂与内服"煎""膏"已经分道扬镳。但那时的"煎""膏"即使是用于内服，还是不同于后世专门用于冬令进补的"膏滋"，因为它仍是以治病为主的膏药方，补益之力不彰。

南北朝时期，陶弘景在《本草经集注》（约公元 500 年）中对膏药的制作作了详尽的说明，延续了《神农本草经》以治病的需要来确定剂型和给药途径的理论，并规定了膏剂的制作常规："凡合膏，初以苦酒渍取，令淹，溲浃后，不用多汁，密覆勿泄。云时者，周时也，从今旦至明旦。亦有止一宿者。煮膏，当三上三下，以泄其焦势，令药味得出。上之使迎迎沸仍下之，下之取沸静乃上，宁欲小生。其中有薤白者，以两头微焦黄为候。有白芷、附子者，亦令小黄色也。猪肪勿令经水，腊月弥佳。绞膏亦以新布绞之。若是可服之膏，膏滓亦堪酒煮稍饮之。可摩之膏，膏滓即宜以薄病上，此盖贫野人欲兼尽其力。"显然现代膏制剂工艺的源头即在于此。

至六朝隋唐时期的《小品方》《备急千金要方》《外台秘要》等文献中才见到一些滋润补益类膏方，形成治病内服膏方与滋补内服膏方并存的局面。唐代，朝廷也开始重视并组织编写医方药书，使得中医膏方的加工和应用逐渐发展，出现了官修本草《新修本草》，当时的医家逐渐认识到把滋补类方药制作成膏剂服用有一定优越性，以后用于滋补的膏剂方就慢慢多了起来。

这一段时间的滋补膏方，比较有代表性的包括：南朝宋陈延之《小品方》的"单地黄煎"，隋代宋侠《经心录》的"陆抗膏"，唐代孙思邈《备急千金要方》的"金水膏""苏子煎"，唐代王焘《外台秘要》的"地黄煎""近效地黄煎"（此二方皆从《小品方》"单地黄煎"演化而来）、"鹿角胶煎""阿魏药煎""陈元膏"。其名称多仿《金匮要略》称为"煎"或"煎方"。《经心录》"陆抗膏"大量使用动物药，收膏、服用的方法和今天已比较接近，而所用牛髓、羊脂、酥，颇具西北地域特色。《外台秘要》"鹿角胶煎"的制法与服法已与今日之膏方差异甚微。

宋代的《太平惠民和剂局方》《普济本事方》等书中膏方的记载已不鲜见，"杏仁煎""生地黄煎""枸杞煎"即为当时一些补虚康复、养生延老的膏方。自宋代以降，义为膏方的"煎"逐渐被"膏"所替代,"煎"则逐渐转为专指水煎剂了,"膏"和"煎"各归其位,含义逐渐固定下来。宋代《洪氏集验方》中的"琼玉膏"(人参、生地黄、茯苓、白蜜)是一首著名的滋补膏方。它上承六朝隋唐以地黄为主药的清热养阴膏方的传统风格,下开膏方之滋阴养肺疗虚劳喘嗽,进而养生保健延年益寿的新途径,在中国膏方发展史上起到重要的作用。另外,宋代王璆《是斋百一选方》的"百花膏",《太平惠民和剂局方》的"助胃膏""钩藤膏"等,也颇有特色。

金元明清时期,膏的地域性增强,医家纷纷著书立说,各擅所长,在江浙一带日益繁荣,疗疾补虚并进,逐渐走向成熟。

金元时期的著名膏方有李东垣《东垣试效方》中的"清空膏",许国桢的"太和膏""酸枣仁煎",朱震亨《丹溪心法》中的"藕汁膏",危亦林《世医得效方》中的"蛤蚧膏"等。这些均传承了前代医家以膏方滋补养生、调治疾病的特色,并在临床应用方面有所拓展。

明清时期,江南地区的膏方应用已相当普遍,熬制技术比较成熟,名医医案中常有膏方记载。

明清时期,膏方的制作与应用更趋成熟与完善,主要表现在膏方的命名正规,制作规范,数量明显增加,运用日趋广泛。尤其在明代肾命元气理论的影响下,江南医家深入阐发了《黄帝内经》"藏于精者,春不病温""冬不藏精,春必病温""秋冬养阴"的冬令进补思想,在这种思想的指导下,医家将具有滋补功效的内服膏方在冬季用于补养人体,使人体在"主收藏"的冬令得以充分吸收五谷百药之精华,形成人体所需的"精气",并加以封藏储存,成为来年人体生命运行的原动力及防病御病的免疫力。此期著名膏方有《摄生总要》的"龟鹿二仙膏",《景岳全书》的"两仪膏",《药性裁成》的"霞天膏",《寿世保元》的"人参膏""茯苓膏",《张氏医通》的"二冬膏""集灵膏",《叶氏医案存真》的"培实空窍膏",《随息居饮食谱》的"玉灵膏",《食鉴本草》的"莲肉膏"等。清代膏方不仅在民间流传,宫廷中亦广泛使用,如《慈禧光绪医方选议》有内服膏滋方近30首。

清末至今膏方在普通群众中的应用日益流行,膏方作为一种产业逐渐形成气候。

二、上海冬令膏方使用量稳步增长

上海民间素有自制核桃芝麻膏、药梨膏等膏滋的传统,城隍庙药梨膏相传有1300余年历史。清末民初,膏方的中心转移至上海,膏方专著专论出现,晚清时膏方组成渐复杂,如张聿青《膏方》中膏方用药往往已达二三十味,甚至更多,收膏时常选加阿胶、鹿角胶等,并强调辨证而施,对后世医家影响较大。丁甘仁、祝味菊、蔡香荪、严

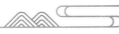

苍山、程门雪、陈道隆、黄文东、颜亦鲁、张泽生等名家均有膏方医案流传。在抗战的孤岛时期，上海的中医药业形成了畸形的繁荣，一些上层人士为躲避战乱，迁居租界区，膏方一直有稳定的市场。

中华人民共和国成立后，膏方逐渐趋冷，但上海的膏方传统并没有中断，今天我们仍然能找到许多 20 世纪五六十年代的膏方处方。

20 世纪 80 年代以后，商品经济的浪潮让人们重新发现了膏方的价值。大型中医医院恢复了膏方门诊（表 1-1-1），药店办起了膏方节，全国性的膏方学会成立。

坊式的生产也逐渐让位于工业化大生产，满足 GMP 生产条件的制药企业成为膏方生产的主力，围绕膏方，一些衍生产品和服务也快速跟进。表明中药膏方不仅是传统的，也具有活态传承的现代性。

表 1-1-1　上海中医药大学附属龙华医院 2001 ～ 2009 年膏方使用量

年　份	2001	2002	2003	2004	2005	2006	2007	2008	2009
膏方（料）	4754	4834	6170	8439	12608	13808	16290	18793	23000

注：耿浩．北京市膏方市场的推广研究［D］．北京：北京中医药大学，2011。

第二节　从名医医案处方管窥膏方的发展变迁

和早期的膏剂不同，流行于江南地区特别是上海地区的膏滋方药是内服的，以补益见长。从概念上讲，膏滋方是膏剂的一种，在制作方式上也深受早期膏剂制作方式的影响，然而自明清以来，膏滋方逐渐走上了一条独立发展的道路，和传统的膏剂在理法方药等方面都显示出不一样的旨趣，而且随着时代的演变，膏滋处方自身也在不断发生变化。

一、膏方组方由简约到繁复

最初的膏方药量并不太大。明末，膏滋方逐渐兴起，如洪基撰辑于 1638 年（崇祯十一年）的《摄生总要》收录膏方八种，其中"龟鹿二仙膏"由鹿角、龟甲、枸杞子、人参四味药组成，琼玉膏由生地、茯苓、人参组成，白蜜收膏，二冬膏、杞圆膏等药味数量也很少，药味比较多的如十珍膏、参术膏，也不超过十味。尤其值得注意的是，这些膏方里都没有用到后世普遍用的收膏细料，大部分是用普通中药直接熬膏的，未见动物胶类物质。龚廷贤在《寿世保元》中也记载了好几首膏方，白术膏、茯苓膏、地黄膏等，更加简单，只有一味到两味药，也没有辅料的添加。张景岳在《景岳全书》中记载的"两仪膏"由人参、大熟地两味药组成，用白蜜收膏。可见明末时期，尚处于膏方发展的初期，组方简单，工艺较为粗糙，想来口感也不会太好。清早中期，是膏方发展的重要阶段，江南一带对膏方的使用已比较普遍，我们现在还能找到一些当时的处方原件，比如现藏于上海历史博物馆的两张张氏内科膏方处方，这时膏方的药味明显增加，所包含的药物合辅料加在一起，每个处方都接近三十种。当然一般的膏方用药量没有这么大，比如叶天士《临证指南医案》中所涉及膏方，从两味药到十余味药不等，细料等少用。到清末，膏方组方由简约到繁复，如张聿青的《膏方》专辑中膏方用药往往已达二三十味，而且这时，收膏也已变得相当讲究，大量的胶类物质开始广泛使用，使得膏方药味更显庞大。

二、熬膏、收膏用辅料更趋多样，从清膏、蜜膏为主转向荤膏为主

最早的膏剂常常用到猪脂、植物油等，但膏方刚开始的时候似乎并没有沿袭这一传统，最早的膏方几乎不用收膏辅料，主要是通过长时间的煎熬，直接收膏，即使添加，也是用一些比较容易获取的天然未加工材料，比如白蜜，而之后，熬膏的材料逐渐增多，最初，也多是就地取材，而且喜欢用一些新鲜的蔬果汁液，据笔者阅读文献所见，用于熬膏的有梨汁、茅根汁、莱菔汁、藕汁、甘蔗汁、鲜竹沥、地栗汁、姜汁等，其中似乎又以梨汁的应用最为普遍，如《临证指南医案》中风篇记载的一料膏方中就用到甜梨汁（一斤）、芦根汁（流水者可用八两）、青蔗浆（一斤）、鲜竹沥（八两），而在该方中，一般中药的种类也仅有五种；又比如《沈氏医案》中的骏老案用到梨汁、茅根汁，沈益友夫人案用到梨汁、莱菔汁，林兄案用到梨汁、藕汁、茅根汁，这些果蔬有一定的江南特色。到清晚期之后，用新鲜的蔬果汁液熬膏的情况逐渐减少，一些动物来源的材料逐渐增多，如鹿角、龟甲、鳖甲等，同时那些比较容易出膏的植物药也受到青睐。收膏的材料也不再仅仅是白蜜，阿胶逐渐成为收膏的最主要用材，另外我们还可以看到，米粉、藕粉、柿霜、饴糖、冰糖、黄明胶、紫河车胶等在收膏的时候也有不少应用。而今天，制膏的材料除了前面提到的以外，还有不少新产品加入，比如专门针对糖尿病患者的代糖制品木糖醇。

三、膏方理论逐渐走向成熟

在膏方的发展早期，膏方理论是缺失的，主要遵循的是膏剂理论。明末，江南一带的医家受到孙思邈以脏补脏理论以及张仲景所创当归羊肉汤、阿胶黄连汤等经方的启

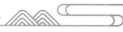

发，从补益理论出发创造了"血肉有情之品"的概念，"降人一等，禽与兽也；降禽兽一等木也，降木一等草也；降草一等，金石也"，因为动物来源药材和人体组织器官存在某种相似性，人们直观地认为这类物质的补益效果较好，阿胶、鹿角、鹿茸、鹿胶、羊肉、河车、龟甲、人乳、牛羊猪脊髓等被广泛应用在医生的处方中，叶天士指出"草木药饵，总属无情，不能治精血之惫……"这一类物质胶类含量比较高，人体所需的蛋白质、脂肪、微量元素等均较丰富，补益效果明显，这一类物质的大量应用很自然地导致了膏方的出现。膏方的发展初期，季节特点并不显著，我们考察明末清初的医案，膏方在四季均有应用，比如何嗣宗为蒋太太开的膏方（1716 年），服用时间从三月初至九月中；崇明人所编《竹亭医案》中嘉兴郑惕庵乃室一案中，党参膏为六月所开，膏滋方为九月初一所定。

《竹亭医案·女科·卷三》
——（案 5）嘉兴郑惕庵乃室产后身热发厥危症治验（附膏滋方）

嘉兴郑惕庵室人，道光三年五月二十日诊。

产后十九日，身热有汗，头疼胸闷，舌苔淡黄，口干少饮，耳鸣兼聋，不饥纳少，手指颤振。此产时去血过多，新冒风邪，六脉软大、小数。病已四日，防其发痉。《金匮》云"新产妇人有三病，一者病痉，二者病郁冒，三者大便难"是也，当明辨之。

至六月二十四日，用二地、二冬，佐杜仲、续断、牛膝、归身、柏子仁等，煎好去渣，用党参膏四钱冲入药内，炖温服。服四五帖，大便解时甚易，诸证咸平，食饮如常，继以膏滋方调理收功。

膏滋方（九月初一日定）

产后气血将复，食饮渐增，天癸已行，而肌体未丰，八脉未充。色脉合参，当以益气培阳，使气血融和，精神自旺，且素有之脾约症亦从斯而渐润矣。

大熟地（十两），制首乌（六两），归身（一两半），柏子仁（五两，去油），清阿胶（五两，后入），炙黄芪（五两），茯苓（三两），於白术（三两，土炒），西党参（六两），白芍药（一两半，炒），杜仲（三两，炒），山萸肉（四两），炙甘草（一两半），新会皮（一两半）。

上药用长流水如法煎膏，煎浓去渣，约煎至七八分，将前之阿胶打碎投入，煎至滴水不散，膏成置磁罐内，用新汲水放大盆内，将膏罐浸一日夜，退火气三日。每晨用膏五钱炖热服，滚水过口或橘饼丝汤亦可。

《沈氏医案》里的膏方也没有固定的服用季节，那时，开膏方主要依据的是疾病阶段，即病后康复和疗效巩固可以用膏方。膏方作为冬令进补的专属应该是在清末，清中期的医案中能找到一些源头，比如《环溪草堂医案》中有："冬者春之基，冬不敛藏，则无以为春生之助……今拟煎膏二方，煎则安神定志，膏则专培精血，以俟春回寒谷，尚当拜贺崇禧。"但这个时期，膏方和冬季的关联并不牢靠，只是显示出如果在冬季开膏方兴许更为合理。而在清末，冬季进补膏方的理论被明明确确提了出来，在《慎五堂治验录》陆颂臣案里，明确提到"此膏方是入冬之调理方也，因并记之"。《剑慧草堂医案》据传作者是潘文清，然生平未详，成书年代为清代，但具体是清代的哪个阶段未见专家考证。笔者窃以为，该书的成书年代应为清代后期，作者的活动区域应该就在上海周边。《剑慧草堂医案》原书现存于上海中医药大学图书馆，书中专设膏方一章，和以疾病为名的其他章节并列，凸显了膏方的地位，实际上该书只记载了三个膏方。膏方一章开篇即是"气血双调，兼补厥阴之气，以隶肝肾，作冬藏滋补"；第二个方子"平补气血，以固肝肾，涤痰利气，通补阳明，际斯冬藏，以备滋补"。冬令补膏的概念十分抢眼。到了民国，冬令膏方已经被普遍接受，比如陈存仁的《膏方浅识》一书中，就直接用"冬令进补，膏滋最宜，名医处方，面面顾到"这样的句子做广告语。

四、膏方的适应证从单一到多元

膏剂最初多用于外科疾病，而膏方主要针对的是内科疾病。膏方刚开始，主要针对内科疾病中的虚损，当然虚损项目下，又分多种情况，如咳喘、血虚、痿、脾虚以及男子的遗精、早泄，女子的产育频多、血崩、不育等，具体可参见《张氏医通·虚损门》《审视瑶函·运气原证·目昏》《类证治裁·喘脉案》《续名医类案·燥》等。而到了民国，膏方已经广泛用于中风、不寐、咳嗽、风痹等证。到了今天，膏方的应用面更广，在中医内科各分支学科都有应用，甚或中医骨伤、中医外科的医生也喜欢用一些膏方为患者进行调治。

五、膏方运用的时间节点更趋固定

对于膏方运用的时间点，起初不太讲究，常和煎方、丸方混用，可以出现在疾病的各个阶段，如《青霞医案》中沈登阶将膏方用于对乳岩、恶核的治疗，在妇人中风案中，出现了膏方和汤方同时服用的场景，在沈氏医案中，膏方总体数量不如煎方、丸方，但经常可见煎方、丸方并列交叉混用。《冯氏锦囊秘录》里还发展出了膏丸方。而到清末，膏方运用的时间节点趋于固定，比如《慎五堂治验录》记载的医案中，医家反对滥用膏方："滋补膏方，古人譬墙中安柱，斯言妄也。无病服药，昔贤早已辟之。有

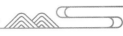

病而汤剂不能见功，或历久沉痼，病后原虚，气血微弱又不得不煎膏子药，以渐和之。"膏方的使用往往是放在汤方治疗之后或者患者痊愈之后，主要用于病后的康复、改善虚弱体质和防止复发等方面，如104号张启室案，127号王寿天室案，157号童生南案等。不能滥用，病程阶段又多讲究，那么可不可以创造条件进行使用呢？后世发明了先用开路方再进服膏方的方法，非常聪明地解决了这一难题。

六、膏方的脉案越来越华美

最早的膏方脉案和一般的脉案没有太大差别，如张景岳《妇人规·产要》记载："一方：凡产时仓卒未合，只用生益母草捣汁，入蜜少许，服之，其效甚大。一益母膏方：依前采取捣烂，以布滤取浓汁，用砂锅文武火熬成膏，如黑砂糖色为度，入磁罐收贮，每服二三匙，酒、便调下，或于治血汤药中加一匙服之，尤妙。"初时的医案膏方常常不单独列举，膏方的治疗和其他的治疗方法混在一起，或者出现在治疗过程中的某一阶段，并不显眼，在文学艺术方面也不太讲究。

近代以来，膏方在治疗、康复调理中的地位日渐突出，逐渐向高端化迈进，与此相适应，膏方医案越来越华美，文辞、医理、书艺、印章等给人以美的享受，特别是现代设计兴起以后，膏方处方的装帧更加讲究。正因为如此，膏方处方也成了许多人的收藏对象，流传于世的甚多，我们也可以欣赏到许多上乘的佳作。比如苏州名医顾定云为张义良夫人所开的一张膏方："夫人生者气血为本，而气属卫，血属营，产育过多，舌苔抽心边白，脉细软，营卫之亏耗不问可知，卫亏则失于外护，营亏则失于内守，邪乘而首犯太阴，咳嗽鼻塞时流清涕，继则不医，久咳伤肺之卫，损伤变为咳血重症，目今之计，急则治标，缓则治本，拙意辗转维思标本兼顾，为第一上策也，际此冬令一阳上升之时，煎胶常服，缓缓图维。"

观上述处方，理法方药，环环相扣；印章书法，相映成趣；对仗用典，工整巧妙。我们可以想见，患者一边品着美文，一边啜着美味的膏滋，实在是一桩美事！

类似这样的膏方处方十分普遍，长三角地区的中医名家很多都拥有这样的妙手，今天我们翻阅名老中医的处方集时，常常可以领略到膏方处方的独特风采，国医大师颜德馨还出版有大部头的《颜德馨膏方真迹》，让人眼前一亮。脉案越来越华美，说明了膏方的文化意味越来越浓。膏方脉案的水平，也往往代表了一名中医师的中医修为。

七、膏方成为人们心中的保健图腾

膏方从一个小众产品到如今的明星高端保健品，与历代中医名家的努力分不开，也与其自身厚重的中医文化底蕴有关，当然也跟它生发的土壤——江南地区的历史、地理、经济因素息息相关。我们可以发现，膏方的演进史就是中医不断求真、求善、求美的追索史，就是科学、人文内涵不断充实的历史。今天，中医师诊疗活动和西医学一样，有日益流水线化、简单化的趋势，而膏方保健活动却反其道而行之，日渐繁复，处处体现中医之美、人文之美，膏方不再是一种简单的药物剂型，逐渐成为人们心目中的一种保健图腾。

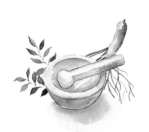

第二章

非物质文化视角下的冬令膏方

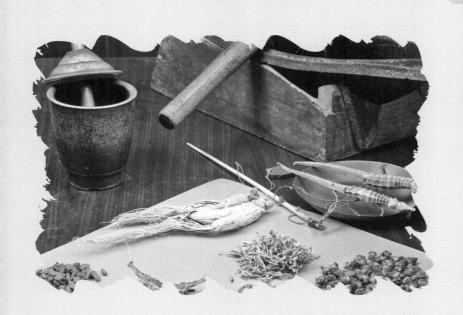

上海地区有着悠久的冬令膏方（在上海，膏方又被称为膏滋药）传统。其内容之丰富，记载之详尽，让人叹为观止，在全国声誉卓著，影响力最大。

在国家级非物质文化遗产（简称非遗）名录中，浙江方回春堂传统膏方制作技艺，江苏无锡江阴致和堂膏滋药制作技艺、山东济宁二仙膏制作技艺位列其中，遗憾的是，上海却未有项目入选。

上海冬令膏方秉承中医药的一贯特色，强调辨证论治、一人一方，药品与食品有机结合，治疗与补益作用兼具，性味与口味并重，是最能体现中华保健文化的载体之一。海派膏方具有处方周全、个体调治、用药道地、制作考究、易于保存等特点。在未病先防、有病早治、既病防变、病愈防复、摄生防衰等方面发挥了重要作用。

根据联合国教科文组织的《保护非物质文化遗产公约》定义："非物质文化遗产指被各群体、团体、有时为个人所视为其文化遗产的各种实践、表演、表现形式、知识体系和技能及其有关的工具、实物、工艺品和文化场所。"非遗关键词——实践、表现形式、知识体系、技能、工具、实物、文化场所等都能在上海冬令膏方中找到对应之物，上海冬令膏方的理论学说、诊治规范、熬制技艺、传习场所、节日庆典、时令要求、名人轶事、处方艺术、制膏工具等，均具有文化的独特性、新颖性，上海冬令膏方把健康、审美、思辨、工匠传统等精神文化内涵熔于一炉，具有十足的文化遗产魅力。

显然，上海冬令膏方是一种非物质文化遗产，但它应该归在哪一类别之下呢？从联合国教科文组织关于非物质文化遗产的分类标准而言，公约所定义的"非物质文化遗产"包括以下方面：① 口头传统和表现形式，包括作为非物质文化遗产媒介的语言；② 表演艺术；③ 社会实践、仪式、节庆活动；④ 有关自然界和宇宙的知识和实践；⑤ 传统手工艺。而根据《中华人民共和国非物质文化遗产法》规定：非物质文化遗产是指各族人民世代相传并视为其文化遗产组成部分的各种传统文化表现形式，以及与传统文化表现形式相关的实物和场所。包括：① 传统口头文学以及作为其载体的语言；② 传统美术、书法、音乐、舞蹈、戏剧、曲艺和杂技；③ 传统技艺、医药和历法；④ 传统礼仪、节庆等民俗；⑤ 传统体育和游艺；⑥ 其他非物质文化遗产。按联合国教科文组织的分类，我们认为，上海冬令膏方应归属于第四类，即有关自然界和宇宙的知识和实践。

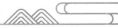

第一节　上海冬令膏方是有关自然界和宇宙的知识和实践

首先，上海冬令膏方强调顺时顺势调养身体，表达了先民对人与自然宇宙相沟通的独特时令节气观念，反映了中华民族的人生智慧。

中国古人，通过对大自然的细心观察，发现了自然界的运行规律，即"春生、夏长、秋收、冬藏"，《史记·太史公自序》："夫春生夏长，秋收冬藏，此天道之大经也。弗顺则无以为天下纲纪。"人为自然之子，也当顺应天道，如《荀子·天论》中说："天行有常，不为尧存，不为桀亡。应之以治则吉，应之以乱则凶。"汉代著名学者董仲舒在《春秋繁露·王道通三》中提出了"天人感应"论，他认为："天有阴阳，人亦有阴阳，天地之阴气起，而人之阴气应之而起；人之阴气起，而天之阴气亦宜应之而起。其道一也。"天与人通过气的中介作用而合为一体，又能相互感应，人不能逆天行事。

从"冬藏"的自然法则出发，中医学发展了早睡晚起，节欲葆精等养生方法；藏有躲藏之意，又有储藏之意，从"冬藏"出发，中医学引申出补益理论，对人体而言，"补"即是一种"藏"，"补"是补充人体之所需，能增强人体的营养储备，当人体处于"虚亏"之时，更需要补充不足，加强储备，这样"藏"与"补"就实现了完美的对接，中医学的"补益"理论也就丰满了起来。补益之中，有气血阴阳之别，补益药物又以药食两用之品最受青睐，而多气多血之品，则以来源于动物的药品——血肉有情之品最为典型，按此逻辑进行推演，寻找一种在冬令之际能够兼顾补益气血阴阳的解决之道就成为中医学家的重要目标。

因为中国幅员辽阔，物产、气候等天赋资源差别较大，冬令进补方案在各地形成了不同的特色。西南等地的解决方案是用滋补中药炖猪蹄、炖鸡汤，而在长江三角洲一带，则形成了以膏滋药为核心的冬令进补解决方案。

《素问·阴阳应象大论》曰："形不足者，温之以气；精不足者，补之以味。"杨上善《黄帝内经太素》对此注解曰："寒瘦少气之徒，补其阳气也；五脏精液少者，以药以食五种滋味而补养之。"许多膏方大家都引用《黄帝内经》中的这一句话为冬令膏方做注脚，所谓滋味，滋即是味。从西医学观点来看，冬季人类为了抵御严寒，需要更多地补充营养元素，尤其是增加脂肪的摄入，从这一点来看，上海冬令膏方文化和西医学也是相通的。另外，从上海地区的气候观之，四季分明，空气湿度大，冬令时分，含脂量高的膏方也只有在这个季节才不容易变质，利于贮藏和长期服用，这何尝不是对天人关系、对自然和宇宙的一种领悟呢。"有关自然界和宇宙的知识和实践"这一表述有较强的包容力，国家分类标准的"传统技艺、医药和历法"都可以被涵盖进去，比较遗憾的是国家对非遗的分类中，没有采纳"有关自然界和宇宙的知识和实践"的分类，造成了申报时的一些问题。

比如珠算，显然也是一种有关自然界和宇宙的知识和实践，但按国家的分类标准，就不能得到合理的归类；又比如农历二十四节气，也应该属于有关自然界和宇宙的知识和实践一类，但在国家的分类标准中，归类也出现难题。节气和历法的关系很紧密，照理应放入第四类"传统技艺、医药和历法"，但在实际生活中，很多节气和民间文化相结合，已成为人们的固定节日，伴有丰富多彩的民俗活动，既包括相关的谚语、歌谣、传说等，又有传统生产工具、生活器具、工艺品、书画等艺术作品，还包括与节令关系密切的节日文化、生产仪式和民间风俗等。因此，最后农历二十四节气被归类在了民俗国家级非遗目录中。

再如"兰州羊皮筏子"（甘肃省，X-5），如果把它归类在国际标准下"有关自然界和宇宙的知识和实践"一栏，不会有明显争议，然而，羊皮筏子的传统制作工艺十分考究，乘坐羊皮筏子的交通习俗也同样特色鲜明，按照国家的非遗分类标准，它既可以分类在"民间传统手工技艺"项下，也可以分在"民俗"项下。究竟该如何归类，争议比较明显，最终它也是成功申报为民俗类国家级非遗。

由此可见，在第四类"传统技艺、医药和历法"中，存在较多的和民俗交叉的情况，也提醒我们，这一类非遗，应更慎重一点，需要对个案一事一议，不轻易进行否定。

将来如果条件成熟，似应考虑修改国家标准，以和国际接轨，也更合乎实际情况。

第二节 上海冬令膏方可归类到民俗类非遗

今天，膏方仍然是上海在冬令最具代表性的文化符号。每年十月，上海便开启了膏方季，各大中医医疗机构、中药店，大张旗鼓，膏方节的大幅标语、支起的铜锅、熊熊的炉火昭示了开炉仪式的启动（图2-2-1），广播电台、电视台、网络集中制作与膏方相关的节目（图2-2-2）。冬至被视为膏方进食的标志性节点，这一天，上海人除了团圆祭祖，另外一件能与之呼应的事情就是一年一度的冬令膏方进补。

在中国的非物质文化遗产分类中，并没有直接沿用国际的分类标准，即有关自然界

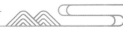

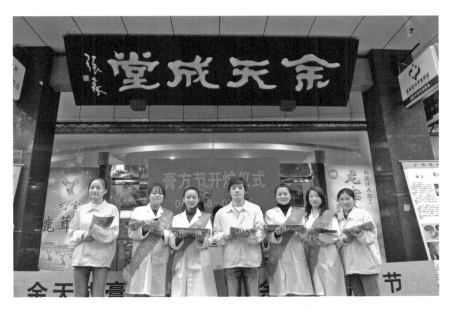

图 2-2-1 余天成堂举行膏方开炉仪式

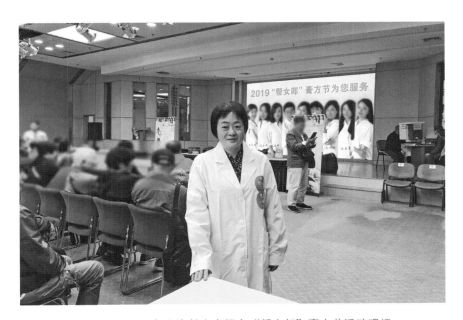

图 2-2-2 2019年上海教育电视台"帮女郎"膏方节活动现场

和宇宙的知识和实践没有单独列出来，这无疑是一个遗憾。在中国的分类中，列出了传统医药的门类。那么，将膏方直接置入传统医药的门类下是否合适呢？的确，膏方的制作技艺和传统医药类非物质文化遗产的要求是吻合的，一些老字号药店按此申报并无不妥。但是，膏方的价值核心并非仅限于制作工艺，它真正的核心价值在于医者匠心，在于民俗文化。冬令进补来源于中医学，后来慢慢演变成一种民俗，而这种民俗反过来又强化了中医学关于进补的理论，并发展出"以形补形""血肉有情""补肾填精"等学术思想，直接催生了相应的解决方案。

在冬天阴冷潮湿的江南地区，人们选择膏方为冬令进补的最佳滋补品。膏方组方庞杂，兼具各类补益之物，又常常以胶类等动物血肉有情之品入药，口味佳，滋补力强，且不易变质，与上海地区的地理、气候及上海人的体质、喜好相应。

从非物质文化遗产的角度而言，上海冬令膏方反映了上海先民对于天人相应思想的认识，反映了上海先民对于时令节气和健康关系的深层次把握，是上海地区以汉族人群为主体的关于自然和宇宙的知识和实践。从冬藏——冬补——膏方的发展线索观之，正是在中华天文历法文化的指引下，完成了膏方的进化。

从分类来说，它不能简单地用传统医药技艺来涵盖。冬令膏方有丰富的传统医学、营养学、天文地理学、民俗学等内容，民俗和自然知识相杂糅。上海冬令膏方已成为中医文化、中药文化、地域民间习俗文化的复合体，家喻户晓。开膏方已经成为高级中医师必备技能，制作膏方成为中药师经典绝活，服食膏方成为民众冬令进补首选。它更接近于国家非物质遗产中关于民俗的分类（图2-2-3）。

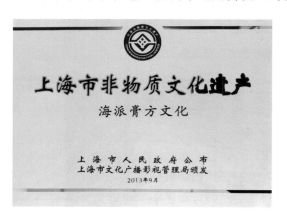

图2-2-3　海派膏方文化入选上海市非物质文化遗产名录的匾牌

2013年，由上海中医药大学附属曙光医院团队申报的"海派膏方文化"被列入上海市非物质文化遗产名录（图2-2-3）。

第三节　上海冬令膏方繁荣探因

我们如果仔细梳理一下膏方这些年走过的历程，不难发现，膏方于改革开放之初并没有今天这样的显赫地位，在中华人民共和国成立后相当长的一段时间里，定制膏方都只在一个小圈子中流行。上海龙华医院在1984年首开膏方门诊，当年仅服务千人左右，到2002年，也不及五千，在近二十年的时间里，对比经济的增速，膏方的发展不算快。膏方真正的崛起是最近十几年间的事情。

是什么推动了膏方的爆发式增长呢？

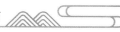

一、厚积薄发的膏方文化

以上海为代表的江南地区一直是膏方的中心，这和本地区的历史、文化、地理因素相关。

上海地区原属江苏，在开埠以前，中医师就有开膏方的传统，比如上海南汇人沈鲁珍（1658—1738年）《沈氏医案》中就记载有数个膏方医案。如崇明范锡凡案，范氏患痰火之哮喘，除豁痰降气清火之煎剂外，沈氏处以膏方，即以煎方去桑皮、甘草、莱菔子，加梨汁、莱菔汁、地栗汁、竹沥、姜汁，用饴糖四两，烊入收贮，炖热不时挑化。沈鲁珍是清代早期的著名医家，所用是典型的素膏，其用法和今天的膏方相似。清中期的一些名医还有膏方手稿流传，如在上海市历史博物馆就藏有张玉书的膏方处方原件，连同其后人保存的总数过百。近现代的海上名医也对膏方情有独钟，留下了海量的膏方医案，一些专著开始出现。这些医案处方的背后则是蔚为壮观的膏方服食人群，江南地区的民众自古就有服食膏方的习俗。

《内经》讲"春生、夏长、秋收、冬藏"，还有"秋冬养阴""藏于精者，春不病温"，这些理论对冬令膏方的产生是有启发意义的，但还不是最直接的关系，膏方的流行还需要进一步的理论铺垫。在其他地方，冬令可能采取炖品进补、参茸进补、药膳进补以及吃羊肉、狗肉进补等形式实践《内经》的学说，唯独江南地区表现出对膏方进补的偏爱，这是因为在江南及和江南连成一片的新安地区，肾命学派有很大的影响力，朱丹溪、薛己、赵献可、李中梓、张介宾等均为江南名医，又皆是肾命学派的代表人物，他们发挥演绎了冬令进补思想，这一点，可以参见顾植山的《膏滋方理论考源》，顾氏的文章中详细论述了江南肾命学派和冬令进补思想的关系，说明当时江南地区冬令进补形成了风潮，并慢慢向其他地区渗透。江南医家还敏锐地觉察到膏方和冬令进补存在天然的亲和性，"血肉有情之品"的概念就是江南医家的重要发明，膏方所喜用的阿胶、龟甲等都属于这一范畴，叶天士指出"草木药饵，总属无情，不能治精血之惫……"叶氏本人对膏方的发展起了重要的推动作用。

江南地区是膏方文化的发源地，创造了辉煌，历代医家给我们留下了丰富的膏方文化财富，简单整理一下，有名的膏方就有数十种之多，比如明代浙江医家张介宾《景岳全书》中的"两仪膏"，江苏苏州人张璐（1617—1700年）在《张氏医通》中创立的"二冬膏""集灵膏"，叶天士（1666—1745年）在《叶氏医案存真》中创立的"培实孔窍膏"，在《临证指南医案》中载有膏方医案，浙江海宁人王士雄（1808—1867年）在《随息居饮食谱》中创立的"玉灵膏"，江苏金坛人王肯堂在《证治准绳》中创立的"通声膏"，新安医家孙一奎在《赤水玄珠》中创立的"补真膏"。当然，其他地区也偶有膏方的记载，比如四川人韩懋在 1522 年所著《药性裁成》创立的"霞天膏"，江西人龚廷贤在《寿世保元》中创立"人参膏"和"茯苓膏"，但毫无疑问，江南一带才是膏滋药的中心，不管是在理论准备还是临床实践方面，均居领先水平。被后世广为传颂的膏方集中在长江三角洲地区，绝非偶然，体现了这个地区在中医药进补理论上达成了共识，中医医师在用药实践上形成了一致偏好，膏方进补也逐渐成为江南地区的一种民俗。民国时期上海很多著名的药号在无锡设有制胶厂，无锡和上海的经济社会文化联系十分密切，无锡人对膏方也情有独钟。无锡某报在一则《煎膏滋药之趣闻》中提到："时届冬令，富家大户往往延医诊脉，煎服膏滋，以资补益身体。然而人同此身，谁不思补益者，唯以金钱之关系，不能如愿者实比比然也。城中某姓妇于昨日煎熬膏滋药，而所雇之佣及婢不胜涎羡，煎药者察其情，顾谓二人曰：尔等既欲补益其身体，不妨将此药渣合炒，米磨粉，每晨调食之，其功用实较膏滋为优。于是佣妇闻之，喜不自胜，及煎毕，即药渣收拾以备如法炮制。不意婢女欲分润遂，致争执，致互相抢夺，偶一失手，撒布满地。主人睹状大声喝骂，并令速将药渣弃去，以息争端。二人无奈弃去，诚亦煎膏滋药之趣闻也。"（图 2-3-1）这则故事凸显了一个事实，膏滋药在普通老百姓心中颇有分量，奈何经济实力不够，只有望洋兴叹，所以即使是药渣废料也相当珍惜，愿意为之付出很大代价。

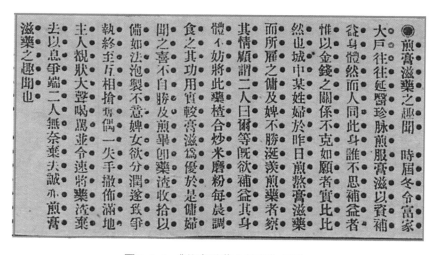

图 2-3-1 《煎膏滋药之趣闻》报道

二、市场各方的积极推动

上海开埠以后，成为长三角的中心城市，也是全国最大的工商业城市，大量移民涌入，高知、高消费人群云集，注重调理保养，养生保健市场活跃。膏方获得了一个发展

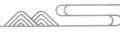

的良机。沪上名医传承沿袭了之前的膏方传统，并在理论和实践上做出了更多探索，将膏方提升到一个新高度。上海名医秦伯未先生于民国时期撰著《膏方大全》（上海中医书局 1928 年出版）、《谦斋膏方案》（上海中医书局 1928 年出版）。秦氏二书是最早的膏方专著，为中医膏方奠定了理论基础及临床应用规范。他把膏方定义为："膏方者，盖煎熬药汁成脂液而所以营养五脏六腑之枯燥虚弱者也。"他把膏方的用途阐述为："膏方并非单纯之补剂，乃包含救偏却病之义。"发展膏方市场对参、茸等其他补品的销售还有促进作用，精明的沪上商家自然不会错过这一天赐良机，每到冬令膏方季，药材价格都会有一定涨幅。如一篇《冬令膏滋动销》的市场资讯就提到："连日药材市场交易续见活动，尤以各种膏滋药更为动销。盖以时届冬令，进补声中对于驴皮膏、龟板膏、鹿角膏、虎骨膏等本客均有取办。今市驴皮膏即'阿膏'及龟板膏每斤十八元，关东鹿角膏及四川虎骨膏每斤均为六十四元，与去岁比较涨起一倍，其余如潞党参亦以货稀销活价叩八百元及鲜金斗以邮包来货极少，价须二十六元，尚有各种草药亦莫不以到货濡滞大致趋俏云。"另一篇《药材膏滋药均挺升》写到："连日药材市况涨多跌少，市场交易似以冬令补料为大宗，除驴皮、龟板、鹿角、虎骨膏等均在沪就供应外，其余上芪、潞党、明党、金斗、把虫草等，均以来源阻梗，搬运困难，到稀而市价步昂，今市阿膏及龟板膏仍售每斤十八元，鹿角虎骨每斤六十四元，西顶芪七百二十元，面芪五百六十元，把虫草五十六元，西潞八百六十元至七百八十元，当归头一千三百元至一千元，川金斗二百八十元，市面大都紧俏云。"显然，上海膏滋药的热销和药材市场的繁荣有着极大的关联，特别是那些珍贵的细料在膏方季随之走俏。

中华人民共和国成立后，上海的膏方传统并没有中断，今天我们仍然能找到许多20 世纪五六十年代的膏方处方。据上海曙光医院中药房的金培琪主任回忆，20 世纪 70年代初，当他十八九岁在药房当徒弟时，当时的曙光医院每年大概就要熬制两百料的膏方。当然因为受政治、经济、文化的大环境影响，膏方总体上还是明显衰落了，一个可以佐证的指标是这一时期几乎没有出现膏方专著出版。

20 世纪 80 年代以后，情况发生了转折，商品经济的浪潮让人们重新发现了膏方的价值。首先是大型中医医院恢复了膏方门诊，让积压已久的需求得到了释放，然后通过口碑传播，建立起膏方的美誉度，慢慢地市场一点一点培育起来。不过由于机制问题，在这个时期，膏方远不如"蜂王浆""太阳神"等保健品那么走俏，即使是中医院，也没有把它当成重要的收入来源，膏方在相当长一段时间里处于不愠不火的状态。进入 20 世纪 90 年代，市场经济的发展模式得以确立，对市场更为敏锐的商业公司嗅到商机，开始膏方的商业化运营，老字号药店率先打出了膏方节的旗号，努力营造膏方文化氛围，加大宣传力度，突出自己的药工文化和道地药材优势，吸引了大量患者，开方数量节节攀升，并且很快超过了医院，是当时上海唯一药店胜过医院的处方药市场。在

1998年，规模并不大的童涵春堂一年开出了近五千料膏方，超过同期上海龙华医院的水平。20世纪90年代末，保健品市场因过度炒作一度陷入低谷，"蜂王浆""太阳神"等保健品风光不再，膏方因其个性化、货真价实的特点一枝独秀，及时填补了市场的空白，走上了发展快车道。进入新世纪，各家中医院也深刻意识到膏方对于中医药特色保持的重要意义和可能带来的经济效益，在借鉴药店营销手法的同时，突出自身专家资源丰富、学科齐全的优势，逐渐夺回了话语权和主导权，实现了反超，由此，膏方在上海再次掀起了一股高潮，老百姓纷至沓来，冬令时节，各大中医医院的膏方门诊都排起了长龙，上海龙华医院的开方量从五千迅速蹿升到一万、两万直到四万。数量上的大幅增长倒逼生产形式上的改革，作坊式的生产也逐渐让位于工业化大生产，满足GMP生产条件的制药企业也加入膏方的产业链中来，但药工的传统没有丢弃，围绕膏方的社会化分工也更加成熟，医院、药店、工厂联动的趋势越发明显。在中医药行业主管部门的协调下，在中医药行业协会的牵头下，还出台了一系列的生产管理经营规范，让膏方始终保持在一个健康发展的轨道上，膏方的生产制作在卫生条件、质量控制等方面迈上了新台阶。围绕膏方，一些衍生产品和服务也快速跟进，膏方的包装出现了两种趋势，一是精细化、艺术化，瓷罐越来越精美（图2-3-2）。另一个趋势是袋装化，上海是最早开展真空包装膏方的地区，发明了专门的膏方包装机器，便于人们出行携带，满足了上班人士、出差人士的需求，另外，这样做可以定量化，密封的包装也更卫生，不易变质（图2-3-3）。

2009年上海还成立了专门的膏方学会，极大促进了膏方的学术研究水平。值得一提的是一些域外企业也助力膏方，比如东阿阿胶公司着力于阿胶文化和膏方文化的传播，建设阿胶博物馆，每年举办阿胶节，支持全国的膏方学术活动等，大资本的进入和商业化精耕细作，在提升了膏方的文化品位同时又增添了膏方的时尚元素，膏方市场迅

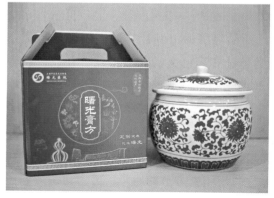 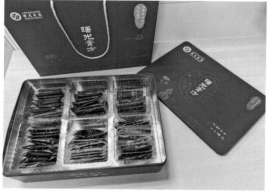

图2-3-2　上海中医药大学附属曙光医院青花瓷膏　图2-3-3　上海中医药大学附属曙光医院小包装便
　　　　　 方罐和包装盒　　　　　　　　　　　　　　　　 携膏方

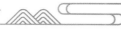

速膨胀起来。各方面力量的参与，让膏方摆脱了小众产品的地位，逐渐成为上海普通百姓家里冬令常见的养生保健佳品（图2-3-4）。

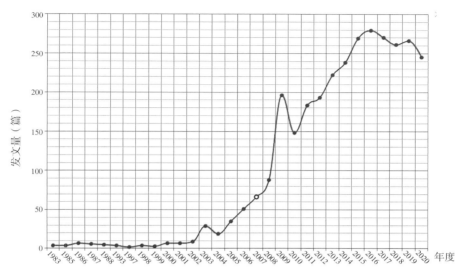

图 2-3-4　以膏方为主题词，CNKI 分年度检索的专业文章数量变化

三、地理、气候与大众心理因素

　　一方水土养一方人，地理、气候因素常常决定了一个地方的饮食文化习俗和日常养生保健方式。比如四川盆地湿气重，冬天也比较寒冷，当地人多喜食麻辣之物，火锅中的辣椒、花椒、八角、山柰等物不仅可以御寒开胃，还有预防关节炎、风湿病等疾病的作用。广东地处热带亚热带地区，多山峦瘴气，高温高湿，湿热之气交蒸，当地人体质特征以阳热体质、脾虚体质、气阴两虚体质为主。宋代医家陈昭遇在《太平圣惠方》中提及："夫岭南土地卑湿，气候不同，夏则炎毒郁蒸，冬则温暖无雪，风湿之气易于伤人。"广东人善于将养生元素融入日常的饮食中，酷爱饮汤，追求原料的本味、清鲜味，在烹调时喜欢将中草药放入其中，一来调味，二来养生，一道道脍炙人心的老火靓汤就诞生了。和其他地方一样，随季节、时令的变化，其"时菜"也在变化。

　　上海人喜欢吃甜食，这是申城文化传承和地域特色的体现。一方面上海是中国较早学习西方文化的城市，接触到外来的糕点、甜品等甜食文化，另一方面上海位于亚热带地区，气候湿润多雨，使得当地水果丰富，进而催生出当地的糖果制造业。此外最重要的是，上海的历史、文化以及民俗民风等形成了口味清淡、偏甜的风格。对那些不能摄入过多糖的特殊人群，上海的中医人创造性地引入了新的矫味剂，用木糖醇、甜蜜素等代替，这样即使是糖尿病患者也能服用，扩大了膏方的受众面。江南菜"素菜荤做"是一大特色：在蔬菜中加一点点猪肉、禽肉或鱼肉，进行调味，使其风味更为浓郁。膏方与江南的烹饪艺术有异曲同工之妙，大量的植物类草药配上动物来源的胶质类中药，既有中草药本来的自然本味，又有嫩而肥美的膏脂滑腴之味，色泽、形态都让人垂涎。

当然，更为重要的是膏方的纠偏祛病能力。膏滋方的补阳、补气、补血等作用正好可以对冲上海冬天阴冷潮湿气候所造成的人体不适，可以纠正人体之偏，膏方和上海人有一种天然的亲和力。我们可以简单比较一下上海与华南、华北的气候差异：华南一带过于潮热，冬天持续的时间比较短，华南人的气质和膏方的滋腻、热性较重性质并不匹配，因此华南重点发展了以煲汤为主要形式的药膳文化。而华北一带总体偏于寒冷，冬季时间跨度长，似乎比较适合冬令进补，但北方春夏秋冬的分界线不太明晰，冬天不是特别典型，为祛寒，似乎膏方的力度还不够，所以北方更喜欢饮酒、喜欢摄入高热量食物，这和膏方荤素搭配的风格相去甚远。另外北方人更喜欢咸，不喜欢甜，也不喜欢滋腻，这些也影响了膏方在北方的传播。

从可及性而言，以上海为代表的华东地区，正好处在南北交汇偏南的区域，南北干货在这里大流通，北方的阿胶、鹿角胶、饴糖等，南方的红糖、龟甲胶等制膏必备之品相对比较容易获得，助长了膏方的消费。

上海人讲究精细烹调，喜欢组配谨严的风格，膏方食药混搭精致灵动的特点正好迎合了上海人的口味。膏方的色泽有一点红黄隐隐、半透明，勺子舀起来，会出现挂旗的现象，颇能增加食欲。膏方的包装一般也比较考究，常用青花瓷罐，整体上符合上海人重视色调、重视审美的需求；"上海的饮食习俗还善于把祈福求吉，驱邪消灾，祝愿人寿年丰的心意等传闻融注到饮食之中"，膏方含有浓浓的感情色彩，我们常常可以看到全家男女老少同服膏方的盛况，一些企业也喜欢把中医师请上门给自己的员工集体开膏方，膏方和"亲情""关心""凝聚力"等精神方面的体验联接在一起。开膏方时，中医师往往正襟危坐，聚精凝神，运筹帷幄，下笔时注重理法方药，书法行文颇多讲究，这在当下流水线式的诊治活动中不多见，患者更能体会到那份精诚达仁的医者情怀。所以，膏方兼具品味情趣和艺术氛围，展示出上海独有的文士饮食文化风格，让服食者不仅得到健康的体魄和物质上的欢快享受，而且在精神上也感受到浓浓爱意和美的熏陶。

四、膏方崛起的思考

膏方的发源，并非只有上海一地，在整个长江三角洲地区，地理、气候相近，人文相亲，膏方作为一种重要的治疗与养生手段，都颇为流行，医生爱开，百姓爱服。早期，因为限于经济条件和工艺等因素的约束，膏方是偏于小众的。到了100多年前的清末明初，膏方在上海这个东方的大都市被越来越多的老百姓接受，走向大众。膏方对经济能力，对医师、药师技巧的要求比较高，在当时的中国，能满足这些条件的地方委实不多。只要我们翻看民国时期的报纸，就一目了然了。在上海的报纸中，关于膏方的报道、广告非常普遍，而在其他地方的报纸中则难觅踪迹（图2-3-5）。民国时期，上海的中医第一次把膏方推向了繁荣。在改革开放后，又是在上海率先实现了二次崛起，让冬令膏方走入了寻常百姓家。近代以来，膏方传承发展的主线越来越清晰，上海扮演了最吃重的角色。为什么是上海？正如熊月之所言："开埠以后，上海快速成为中国最重要城市，原因极其复杂。到1900年，上海城市人口已是全中国最多的……到1935年，上海

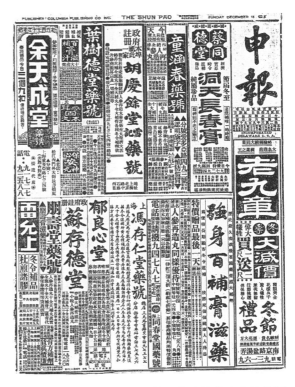

图2-3-5　《申报》冬令时节以膏滋补药为主的整版广告

成为全球第五大城市。到1947年，上海的人口相当于南京加北平加天津这三个城市。如果看经济体量，南京加北平加天津，三个城市的GDP加起来，在1947年的时候，还不到上海的1/3。这就是上海在近代中国城市体量当中的独特地位。"上海作为远东第一大都市，汇聚了金融资本家、产业资本家、买办阶层等，有消费高价膏方的能力。上海也云集了当时最好的中医医生，是中医创新的中心。上海冬令膏方的历史底蕴又最为深厚，原创性成果产出众多。所以，上海提供了膏方运用最合适的场景。

　　膏方是上海中医药一张闪亮的名片，影响力辐射到长三角，也稳步向全国扩展。总结膏方的成功，我们认为：跟流行音乐、流行艺术不同，一种养生保健模式的盛行不是一朝一夕的事情，需要长期的培育和文化习俗的滋养，这是中医药长盛不衰的原因。跟中医药有关的产品要实现长期的、可持续的健康发展，必须要有文化习俗的土壤，以及持续不断的浇灌和精心培育，否则极有可能是昙花一现，甚至损害中医药的声誉（图2-3-6）。

　　民俗活动如果仅停留在自发的、娱乐式的甚或是学术研讨的层面，也难以发展，必须要有商业底色的支撑。服食膏方从一般的民俗活动发展成一种流行的生活方式，离不开商界的推动。中医在保健领域具有独特优势是社会的共识，然而中药汤方所用药材深

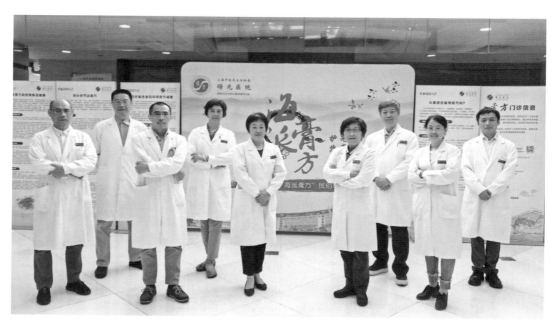

图 2-3-6　新一年的膏方季正式开启，上海冬令膏方开诊，朱抗美、余小萍带领膏方非遗传承团队在
上海中医药大学附属曙光医院东院有膏方非遗背景的门诊大厅集体合影

加工的少，附加值低，受限于低价、服用困难等，中医药的经济效益一直不高，而膏方通过商业活动，大大延长了产业链条，大幅增加了附加值，而且其增值的部分主要在于中医师的辨证论治和药工的精心熬制，这些是老百姓所愿意承受的。这是一个把民俗活动转变为市场消费的经典案例。

　　传统文化复兴需要借助一定的载体，要有良好的规划，要有保护和传承的具体措施，也要有创新的思维。膏方发展到今天，自始至终都有一个良好的引导和规范，每上一个台阶，就有相应的扶持、规范措施跟进。上海还率先将膏方的民俗文化列入了市级非物质文化遗产名录，在人才培养，尤其是中医师和中药师的培养上下足了功夫，建立了较高的行业准入壁垒。面对疾病谱变化的大背景，依赖上海中医药界的通力合作，医院、行业协会、中医学会等机构推陈出新，扩大了膏方的适用对象，让膏方的服食人群稳步增长。目前，上海的冬令膏方在各个方面仍然保持良好的发展势头，如每年发表的研究文章、人均服食数量都遥遥领先，膏方的学术组织和传播中心也多设在上海，国家质量标准规范的制定也由上海牵头完成，等等。

第三章

冬令膏方的理论与实践溯源

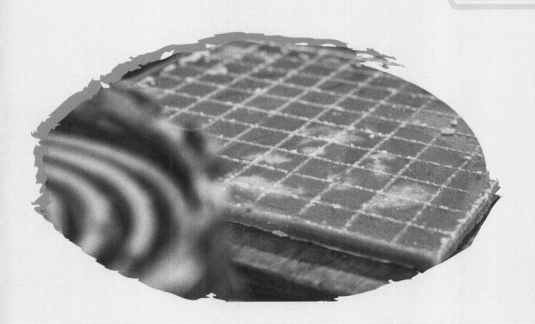

上海冬令膏方能取得今日之显赫地位，与膏方坚实的中医基础理论及丰富的临床实践密切相关，言之有据，施之有效。

第一节　血肉有情之品理论

膏方之为膏方，首先得有收膏的东西，这是膏方的最典型特征。当代膏方大量使用阿胶、龟甲胶等动物来源收膏用品，这和明末兴起的"血肉有情之品"理论有关。

血肉有情之品，其范围是有血、有肉、有骨、有髓、有类似于人体脏腑组织结构相同（相似、相近）的传统动物补益药。而血肉有情之品理论从发生学的理论来考察，又可以追溯到中国文化中的天人合一理论，交感理论，同气相求，等而下之，尚有"以形补形""以脏补脏""有形配有形""以骨补骨""以髓补髓""以心入心"等学说。

说到天人合一、天人交感，就不能不提到历史上有名的思想家董仲舒。气一元论是中国古代哲学的主流，天地之气和人体之气是相互贯通的，当然也是相互影响的，而要相互感应，则需要"情"的生发、推动。气与情是沟通天人、连接物与物的桥梁和纽带，《春秋繁露·王道通三》中提到："夫喜怒哀乐之发，与清暖寒暑其实一贯也。喜气为暖而当春，怒气为清而当秋，乐气为太阳而当夏，哀气为太阴而当冬。四气者，天与人所同有也，非人所能蓄也。故可节而不可止也，节之而顺，止之而乱。人生于天，而取化于天。喜气取诸春，乐气取诸夏，怒气取诸秋，哀气取诸冬。"《春秋繁露·阴阳义》篇则说："天亦有喜怒之气、哀乐之心，与人相副。以类合之，天人一也。春，喜气也，故生；秋，怒气也，故杀；夏，乐气也，故养；冬，哀气也，故藏。四者，天人同有之，有其理而一用之。与天同者，大治；与天异者，大乱。"显然，天也有人的喜、怒、哀、乐之情，人也有原本属于天的春、夏、秋、冬之气。

"情"其内涵是指因外界事物所引起的喜、怒、爱、憎、哀、惧等心理状态，是对事物的关心和牵挂。《说文》解释为"人之阴气有欲者"。可见，情与"感应"息息相关，与阴气同属。

中医药学中的"有情"还和佛教的认识和传入有关。

佛教把有智识之物称为有情之物。所谓"有情"，指众生：如人类及一切有情识者；还包括畜生、饿鬼以及诸天界。有情之物不仅要有生命，还要有情感。而所谓

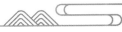

"无情"，则指无情识之物，如草木瓦石、山河大地，人们吃的五谷、蔬菜、瓜果都在无情之物行列。

据何绍奇考察，"血肉有情"的提法，最早见于唐代孙思邈《备急千金要方》，孙思邈引入了佛教有情、无情的概念和感应的观念，其书卷九"风毒脚气"门虎骨酒条下有云："虎啸风生，龙吟云起，此亦有情与无情相感。""有情"，这里指虎骨，"无情"，系指邪风。而在明代韩念《韩氏医通》"异类有情丸"条下首开用有情来为方药命名的先河，并指出："鹿，阳也；龟，阴也。血气有情，各从其类，非金石草木例也。"

同类相感，同气相求，而有情之属表现更为明显。因此，用有情之药治有情之身的观念在一些医家的心中逐渐定型并传播开去。

在《丛桂偶记·卷一·伤寒》中进一步指出："甚哉！医之难学。夫医虽末技，原为政之一端。凡有情之物，不能无疾病。唯童便一味为上药尔，童便味咸性温，温可养元，咸则归肾速，而能引火下实，人身中之气血药也。用治本元亏损之病，则同气有情而易入，较效于偏性之草根木皮甚远。"

同样，以形补形、以脏补脏的观念也开始流行起来。清代费伯雄在《医方论·经产之剂·当归羊肉汤》中为仲景名方"当归羊肉汤"进行了注解："黄芪一两，人参、当归三钱，生姜五钱。用羊肉一斤，煮汁去肉，入前药煎服。肉血有情，补形补气，故元气敛而汗自收。"

与血肉有情之品对应的是草木金石之品，根据朴素直观的观念，血肉有情之品比之于草木金石更接近人"情"，朴素认为更有益于人，就是以现代的眼光来看，血肉有情之品在物理、化学及生物学属性等方面的确跟人体组织更加接近，在一定程度上也存在相互对应的补益作用，比如动物血液被人体消化吸收以后，大部分虽被分解，但铁元素得到保留，对贫血状态可以产生一定的调节作用。《本草纲目》的编目顺序显然受到有情学说的影响，从水到石，再从草到谷、菜、果、木、器、虫、鳞、介、禽、兽、人，其有情值在不断提升过程中。叶天士利用传统中医理论在划分药物档次的时候，提出了"降人一等，禽与兽也；降禽兽一等木也，降木一等草也；降草一等，金石也"的论断，虽然有一些原始思维的痕迹，但这种分类方法无疑也有其科学的内涵，在实践上也证明有一定作用。

清代叶天士进而提出："夫精血皆有形，以草木无情之物为补益，声气必不相应，桂附刚愎，气质雄烈……血肉有情，栽培身内之精血，多用自有益。"只有"血肉有情之品"，质重味厚，才能有"栽培身内之精血""充养身重形质"的作用。除了历代沿用的羊肉、鹿茸、羊肾、人乳、龟甲胶、鹿角胶、牛羊髓、坎炁、紫河车等之外，江南所产之黄鳝、淡菜、海参、鲍鱼也出现在他的处方中，成为别具特色的虚劳用药。自此，血肉有情成为中医对动物类补益药的固定描述用语之一。血肉有情之品便更加广泛地用于临床。血肉有情之品主要用于治疗虚损之病证，如精血亏虚、肝肾不足等，成为中医食疗与药疗相结合的一个特色。

血肉有情理论和膏方的繁荣有莫大关系。后世章次公就曾经指出："膏方之制，不见仲景、思邈之书，即金元四家亦未尝有焉。溯其所自，实始于明代注重血肉有情之物，为虚赢不足者辟一新途径。今考《韩氏医通》，实为用膏方治虚劳之嚆矢者，然亦因病施药，毫不驳杂。"早期膏方以素膏为主，《灵枢·五癃津液别》曰："五谷之津液，和合而为膏者，内渗入于骨空，补益脑髓。"《小品方》的"单地黄煎"堪称有文献可考的最早的滋补内服膏方。素膏的口感、色泽都较差，难以做到膏润爽口微腻、黑泽透亮，其补益的效果也比较普通，因此素膏没能将膏方推向高峰。膏方之膏，从词源学考证，和肉、脂肪等相关，不管是外观、色泽、气味、口感、补益能力等，荤膏相比于素膏表现出明显的竞争优势，人们对荤膏更加偏爱。从隋代宋侠《经心录》的"陆抗膏"开始，（《备急千金要方》《外台秘要》二书共引录）。荤膏逐渐取得了主流的地位。陆抗膏："治虚冷枯瘦，身无光泽，虚损诸不足。牛髓、羊脂各二升，蜜、酥、生姜汁各三升。先煎酥熟，入姜汁，次入蜜，再入羊脂、牛髓，微火煎，令水气尽，即成膏。温酒化服。"陆抗膏煎熬众药之汁液精华而凝练成膏滋，最大的特色就是大量使用血肉有情的动物药，极具滋补人体之功。这类动物药本身就是高热量的食品，含有丰富的营养物质，陆抗膏的加工方法较为特别，先煎酥（即牛羊马之奶酪）熟，然后将姜汁、蜂蜜、羊脂（即羊油）、牛髓（即牛骨髓）依次投入，微火慢煎，水尽成膏，诸物之精华均融入其中。用温酒化服，以利药性流行，便于消化吸收。因此，这首膏方对于营养不良、阴阳气血俱虚的赢瘦之人（虚冷枯瘦，身无光泽），具有极佳的滋补作用。又，此方用牛髓、羊脂、酥，颇具西北地域色彩，很可能是六朝时期由西域传入的医方。

叶天士特别重视应用"血肉有情之品"，其在《临证指南医案》中对阿胶、鹿角、鹿茸、鹿胶、羊肉、紫河车、龟甲、人乳、牛羊猪脊髓等多种动物类补益药研究颇深，善施广用，大收殊效。如《临证指南医案》曰："凡虫蚁皆攻。无血者走气，有血者走血，飞者升，地行者降。"按物类偏性理论及人们对滋膏气味的感知，膏方的应用和血肉有情之品理论结合捆绑有必然性。

膏滋方常选用滋腻多脂质的药材如地黄、山茱萸、山药、枸杞子、菟丝子、女贞子、麦冬之类以及阿胶、鹿胶、龟甲胶等所谓"血肉有情"的药物，因这些药物容易出膏，也与膏剂的特性相谐。而药性清淡少汁的药物就较少入膏。《国语·晋语》曰："嗛嗛之食……不能为膏。"虽不是讲制作膏剂，但意思有可相通处。

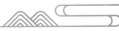

第二节 肾命学说

肾命学说是在中医经典理论肾与命门的基础上经历代医学不断发挥、发展而形成的学说性理论。肾命学派在江南的根基尤为扎实。肾命学说创造了"命门"的概念并与"肾"同举，据此又发展出成系列的理法方药。滋阴补肾的诊治思路是肾命学说最突出的成果。在其他地方，冬令可能采取炖品进补、参茸进补等形式实践《内经》的学说，唯独江南地区表现出对膏方进补的偏爱。中医界对滋阴派了解甚多，但要追溯滋阴派的来历，和肾命学说不无关联。江南肾命学派的医家觉察到膏方和冬令进补存在天然的亲和性，将具有滋补功效的内服膏方在冬季用于补养人体，使人体在"主收藏"的季节得以充分吸收五谷百药之精华，形成人体所需的"精气"。这就是今日"冬令进补，膏滋摄生"的主要理论依据。鲁兆麟、陈大舜等主编的《中医各家学说》对此有清晰的阐释。

命门的名称，早在《内经》就有之，云："太阳根于至阴，结于命门，命门者目也。"（《灵枢·根结》）《难经·三十六难》对此进行了发挥："肾两者，非皆肾也，其左者为肾，右者为命门。命门者，诸精神之所舍，原气之所系也，故男子以藏精，女子以系胞。"文中明确指出右肾为命门，是人体精神之舍，原气所附之处。其后晋代王叔和承《难经》之说，在《脉经》中提出命门的诊脉部位："肾与命门俱出尺部"，从此开后世左尺候肾、右尺候命门之说。唐太仆令王冰在阐释《内经》时有一段论述："大热而甚，寒之不寒，是无水也；大寒而甚，热之不热，是无火也。无火者，不必去水，宜益火之源，以消阴翳；无水者不必去火，宜壮水之主，以镇阳光。"王冰此论对后世探讨命门的性质，研究肾命的病理变化，制定治疗大法等影响很大。金元时期刘河间、张元素提出命门相火说，首先是金代刘完素将命门与相火联系起来，《素问病机气宜保命集》又曰："左肾属水，男子以藏精，女子以系胞；右肾属火，游行三焦，兴衰之道由于此。故七节之旁，中有小心，是言命门相火也。"即相火为命门所属与包络、三焦相联系，命门之功用是通过相火来实现的。金代张元素其说也大率如此，指出："命门为相火之原，天地之始，藏精生血……主三焦元气，三焦为相火之用，分布命门元气，主升降出入，游行天地之间，总领五脏六腑、营卫、经络、内外、上下、左右元气。"（《脏腑标本寒热虚实用药式》）此论明确指出，命门是相火之原，三焦是相火之用，把相火与命门、三焦联系起来。在浙江人朱丹溪之前，医家对"肾命"多限于理论论述，缺乏对肾命相关病证的立法、处方、用药的研究。丹溪凭其理学方面的造诣，对相火问题继续深入研究，明确提出相火有"常"与"变"之别，在《格致余论·相火论》中认为："天主生物，故恒于动，人有此生，亦恒于动，其所以恒于动，皆相火之为也。"指出"天非此火，不能生物，人非此火，不能有生"。然而这种相火、动气其"动"必皆中节（无过无不及），如果相火妄动，则成为亢烈之火，而耗散人体正气，故相火过妄一变而成贼邪。相火过旺显然带有病理性质，如何消除呢？丹溪提出以滋阴降火为总治疗原则，指出："阴虚火动难治""补阴则火自降，炒黄柏、生地黄之类""实火泻之，虚火补之；君火正治，阴火反治，神静则心火自降，欲断则肾水自升，除有余之火在于破气，降不足之火在于滋阴"。即丹溪对相火失常，尤其属于阴虚而火旺者，制定了初始的补血填精、滋阴降火的治疗法度，成为滋阴派的先驱。另外，丹溪倡阳常有余、阴常不足之论，倡言补阴抑阳，对妄动之相火多言抑之，滋阴以降。苏州人薛己主张脾肾并重，提出了肾命即阴阳水火说。他在《明医杂著·或问东垣、丹溪治病之法》所加按语中指出："两尺各有阴阳，水火互相生化，当于二脏中各分阴阳虚实，求其所属以平之。"在辨证方面，他对肾命阳亏、阳衰之证，遥承王冰之说，认为："大寒而甚，热之不热，是无火也；大热而甚，寒之不寒，是无水也。倏忽往来，时动时止，是无水也。对肾命诸证的治疗，重视肾中阴阳水火的调补，对肾之阴精不足，阳无所化，而致虚火妄动者，用六味地黄丸补之，使阴旺阳化，若阳不生阴，阴亏而致虚火内动者，用八味地黄丸补之，使阳旺阴生。"薛己对肾命的认识以阴阳水火、互相生化而概之，补肾中阳气用八味丸，补肾命之阴用六味丸。浙江人赵献可善于《易》，喜从太极之说来论肾命，他认为命门就是人体先天之太极，命门没有具体形态，命门先天之水火是一种无形之水火，无形之火即元气，无形之水即元精，水火之总根就是两肾间动气。"火乃人身之至宝"，命门之火是十二官功能活动的原动力，为生命之根本。阴阳互为其根，阴精亏耗不仅为阴虚，而且每多出现阳虚之证。赵氏特别重视命门先天水火的治疗，且多有发挥，指出对先天无形水火，要以无形治无形，"火不可水灭，药不可寒攻"，认为命门水火无有余之证，故其在《医贯·内经十二官论》中提出"火之有余，缘真水之不足，毫不敢去火，只补水以配火。壮水之主以镇阳光；火之不足，因见水之有余也，亦不必泻水，就于水中补火，益火之源以消阴翳。"赵氏发挥阴阳互根思想，指出："取之阴者，火中求水，其精不竭，取之阳者，水中寻火，其明不熄，斯大寒大热之病得以乎矣。"具体用药，壮水用六味丸加减，益火用八味丸加减，至此，中医肾命学说又较前有很大的发挥与发展。

明末浙江人张景岳认为命门元阴元阳，是先天无形之阴阳，元阳的生化作用代表生命的功能，元阴有"长"和"立"的作用，也就是"天癸"。提出"命门与肾，本同一气""命门总主乎两肾，而两肾皆用于命门"。对于肾之阳，张氏在《大宝论》中言："天之大宝，只此一丸红日，人之大宝，只此一息真阳。""故命门者，为水火之腑，为

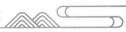

阴阳之宅，为精气之海，为生死之窦。若命门亏损，则五脏六腑皆失所恃，而阴阳病变，无所不至。"（《类经附翼·求正录》）然而他又认为真阴是阳气的根本，提出"真阴"论点。① 真阴之象：阴为精，阴成形，此精此形，即是真阴之象。观外在形质之坏与未坏，即可以察其真阴之伤与未伤。② 真阴之脏：肾命为真阴之脏。命门居于两肾之中，藏精化气，兼具水火，为性命之本。③ 真阴之用："命门之火，谓之元气；命门之水，谓之元精。五液充，则形体赖而强壮；五气治，则营卫赖以和调。此命门之水火，即十二脏之化源。故心赖之，则君主以明；肺赖之，则治节以行；脾胃赖之，济仓廪之富；肝胆赖之，资谋虑之本；膀胱赖之，则三焦气化；大小肠赖之，则传导自分。此虽云肾脏之伎巧，而实皆真阴之用。"④ 真阴之病：将错综复杂的虚损病证划分为水亏、火衰两大类（命门水亏证、命门火衰证）。⑤ 真阴之治：真阴之治应补肾命之水火。用六位之意，而不用六味之方，自制左归、右归，用甘温益火之品补阳以配阴，用纯甘壮水之剂补阴以配阳，作为治疗真阴肾水不足和元阳虚衰的主方。至此，中医学的肾命说发展基本成熟与完善，六味、八味补肾阴阳的理法方药得以确认，补养肾阴之品，性必滋润，填精益髓，及血肉有情等已被世人接受，《难经》"命门者，神精之所舍，原气之所系也，故男子以藏精，女子以系胞"的观点经历代医家发挥，临证印证，则更为具体，更为详切，使肾命学说成为指导临证虚损病证治疗的重要学说性理论，显然，主要用于调补虚损病证的膏方，脱离不了肾命学说的影响。

第三节 冬令进补思想

膏方，又有人习惯称其为冬令膏。顾名思义就是在冬令季节里服用。为什么要在冬令时节服用膏方呢？这要从人的生命活动和自然气候环境息息相关说起。

自然界气候环境的运动变化，无时无刻不对人体产生影响。"春生、夏长、秋收、冬藏，此天地之大经也，弗顺则无以为纲纪。"冬季气候寒冷，主封藏。根据一年四季的气候变化，即春温、夏热、秋凉、冬寒，谨慎地起居饮食、衣着行走是十分重要的。《灵枢·本神》指出："智者之养生也，必顺四时而适寒暑，和喜怒而安居处，节阴阳而调刚柔，如是则僻邪不至，长生久视。"人是适应自然界而生存的物种，秋冬季节是收获的重要季节，人体为适应外界渐冷的气候会作出相应的调整，如消化系统中灌注的血液增多，消化腺、消化酶分泌增加，消化功能增强，食欲旺盛，因此时体内对高热量食品的需求增多，故对这些食物也容易吸收，并把营养藏于体内，同时代谢降低，消耗减少。在天寒地冻的时分，最好的办法也是封藏自身：躲在温暖的房间里，穿着较厚的衣服，尽量摄取更多的能量。冬季也有利于储藏，新鲜的东西不容易腐败，人体的消化吸收储纳功能比较旺盛，冬天的收储做得好，可以保证来年的消耗。《素问·四气调神大论》指出："冬三月，此谓闭藏，冰冻地坼，无扰乎阳，早卧晚起，必待日光，使志若伏若匿，若有私意，若己有得，去寒就温，无泄皮肤，使气亟夺，此冬气之应，养藏之道也。逆之则伤肾，春为痿厥，奉生者少。"适应冬天气候环境，是一种养藏的方法。如果违反了这种冬令的养生方法，到了春天便要发生痿厥一类疾患，使人们对春生之气的适应能力减弱。

冬至是膏方服用的重要节点，医生常常叮嘱患者从冬至这天开始服用。哲学家楼宇烈曾经讲过直觉的智慧，谈到董仲舒曾经举个例子讲一年四季的阴阳消长。他说冬至观察到的是白天最短，黑夜最长。白天是阳，黑夜是阴，这说明冬至这一天，是阴长到了最高点，阳降到了最低点，所看到的现象就是一年中间这一天，白天最短，黑夜最长。不用其他理论来解释，直接亲眼看到的，亲自感受到的。物极必反，于是冬至之后，阳一天天往上涨，阴一天天往下降，所观察到的现象就是白天一天天变长，黑夜一天天缩短。到了春分，阴阳平衡，白天黑夜一样长。春分过了以后，阳还是往上长，阴还是往下降，阴降到不能再降，阳长到不能再长，就到了夏至这一天，白天最长，黑夜最短。夏至以后，又物极必反，阴又往上长，阳又往下消，消长到了平衡，到了秋分。秋分以后，阳继续往下降，阴继续往上长，回到冬至就完成一个循环。冬至是直接观察到的，不是用理论推出来的，这就叫直觉的智慧。

膏方多用阿胶、龟甲胶、鹿角胶等收膏，还常用到黄芪、人参、地黄、当归、石斛、冬虫夏草、肉桂等益气、养血、滋阴、温阳之品，此时补充往往可起到事半功倍的效果。上海地区流传着一段民谚："寒冬腊月膏进补，春至体壮可打虎，秋燥时节必无苦，夏日无风也可过。"膏方的服用呈现明显的季节性，以冬季为主，强调顺时顺势调养身体，"冬令潜藏，人亦应之"。

冬藏的观念由来已久，而跨越到冬令进补并不是一蹴而就的事情。在古医书里几乎找不到冬令进补的原文，也许作为一种民俗，冬令进补的时间更长一些，但医家却不太关注。直接谈及冬令进补应该是19世纪中后期的事情，《老报》曾经登载一篇《冬令进补话采参》的文章，作者为辽鹤，时间为19世纪70年代。文中写到："冬天到了，正是有钱人们进补的时候，国产补品中，以人参为第一，人参为吉林之名产，世界驰名的'吉林三宝'，即人参、貂皮、乌拉草是也。上海一般参号的野山人参即产自吉林，为当中最上品，采时殊不容易，因为野生，须向深山寻觅，而吉林又山脉连绵，多未开发，显无路径，故须结伴而行，为有组织的动作，吉林土下林参，辄于春季，结合二三十人，组成一队，若行……然由一领队为采参者指挥，每人腰缠红布数条，以为……入山抵相当地点后，领队者一声口哨，众人散队，各自为战，分头觅参，然每人相距不得过二里，以免失踪，觅得一参，先解一条红布缠住，然后告诉领队，大呼我中彩了！于是多人聚集欢呼祷颂，然后掘采，倘不先绑红布，发现一参，便告大众，得意忘形，比及返回该参时，已述失参之所在，便追悔莫及，反受同伴咎责了。然一人发现，利归全队，观哥伦布寻觅新大陆的伙伴，团结有加焉，采参之费手脚如此，宜野山参之贵也……"这篇文章生动形象地展示了上海冬令进补热潮搅动远在千里之外吉林采参作业的画面。

此后，在现代主流传媒工具——报纸的宣传普及下，冬令进补迅速被接受，仿佛是存在了很多年一样（图3-3-1）。冬令进补要有实际的内容，而膏方是上海地区冬令进补不可或缺的一颗"明珠"。中原在《谈谈冬令进补》（《新闻报》民国三十七年一月二十五日）中指出："我觉得我们中国人有一个奇怪的习俗，就是冬令进补，许多人求其是老派而比较省俭的人，一年四季中，春夏秋三家，虽然终

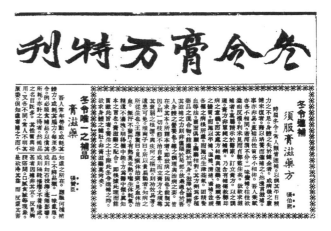

图3-3-1　《新闻报》（1939年1月10日）的冬令膏方特刊，主打"冬令进补"概念

日辛劳，但一日三餐之外，什么补品都不吃，可是到了冬天，就要预备许多桂圆、胡桃，或白木耳膏滋药之类，来大大滋补一下。冬天好像是人体备藏养料时期，只要那个时期储足了养料，就足供一年之用了。因着这习惯，渐渐地养成了一种成见，更渐渐地养成了一种风气，现在每年冬天，卖补品的店家总要大登广告，大赚钱，又每年冬天，中上人等人家的交际往来，也多以赠送补品为礼。"

另一篇文章《冬令最简便之膏滋补剂》（《美商总汇报》1939年11月27日）总结道："为什么进补一定须冬令，这是需要先决的一个条件。先说春、夏、秋三季为什么不相宜呢？大凡春季为人体生发之期，万物向荣，草木俱长，其生发之机能自强，无须培养之品，夏季气候酷热，脾胃枢运锐减，饮食极宜单薄，补品多滋腻之质，有阻脾运化之力，秋季气候寒热未定，人体虽适应气候之骤升骤缩亦不易，且疾病之发也多，所以补品不宜。冬天气候寒冷，百物潜藏蛰居不动，脾胃消化之力亦强，且因来春之生发，须有强大之潜力，方能见功效。人多于此时进补，增进殖生之机能助长气血，益以大剂营养之品，此时胃能化之，精英之华，涓滴不泄，凡亏损之体，终年积劳之质，咸以此时进补为良好之机。"作者直接明了地解答了进补一定要在冬季而不是其他季节的疑问。潜藏以备春之生发，可收事半功倍之效。

另外，中国传统上是一个农耕社会，每至冬季，大部分地区都是天寒地冻，劳作不便，这为勤劳的中国人创造了一个绝佳的休养生息的好时机。冬季的寒冷，还有利于动物类食品的保存，制作各类需要久藏的食物以备数月乃至一年所用是这个季节的主要工作之一，腌制腊肉、蔬菜，熬制动物脂肪油，做腊八粥等，都是对寒冷气候的有意识利用。在江南一带，人们对制作膏方情有独钟，世代相传，始有今日之习俗。

由此可见，冬季是一年四季中进补的最好季节。长期以来，人们就讲究"冬令进补"，在冬天，内服滋补膏方，强壮身体，到了来年春天，精神抖擞，步行矫捷，思维灵敏，在民间也有"冬令一进补，春天可打虎"的说法，是很有道理的。

冬令进补的思想依据的是"冬藏精"和"秋冬养阴"的理论，"藏"是状态，养是调养，不等于单纯的补。肾命学家深得其中奥义，故张介宾提出："善补阳者，必于阴中求阳，则阳得阴助而生化无穷；善补阴者，必于阳中求阴，则阴得阳升而泉源不竭。"

膏方运用最好的季节是冬季，但并不意味着膏方在其他季节完全不能运用。有人认为进补不一定要在冬季。"人皆尽知冬令进补之重要而忽于夏令，实则就人体之消耗而论，夏令进补更较严冬迫切，许闻医云：清血液、助消化、通大便为夏令人体三大要害。清血液，则内部充实，抵抗力强，可以避免一切时疫；助消化能吸收多量营养素，以抵补各项损失；利大便，则可清肠热，调理体温，是故消夏健身之法，宜于常服四川商店道地四川银耳，因其清补力强，对以上之事由特殊之功能也。"（《东方日报》1940年6月22日）历史上膏方也曾经不分季节地被使用，只是后来人们发现其使用效果要差一些，保存也困难，大浪淘沙的结果就是服用时间逐渐聚焦到冬至之后。由于膏方既有滋补身体的作用，又有治疗预防的功效，因此，即使不在冬季，如处在慢性损耗性疾病的过程中或大病后、手术后，患者身体非常虚弱时，据虚弱情况，进行中医辨证，可以采用膏方调治，在滋补的同时，配合理气、和血、调中、化浊、通腑、安神、固涩、通络等药物一起使用。高明的药师制作的膏方可经久不坏，即使环境温度偏高，仍然可以保存较长时间，故而新加坡等东南亚地区现在也有较多的膏方应用案例。古代《云笈七签》（公元1019年）记载的"滋润气液膏方"也曾提及这一点："天门冬煎五升，黄精煎五升，地黄煎五升，术煎五升，已上煎，各煎讫，相和著茯苓二两，桂心二两，薯蓣五两，泽泻五两，甘草三两，炙右并捣，以密绢筛令极细，内诸煎中；又内熟巨胜、杏仁屑三升，白蜜二升，搅令稠，重汤煮，搅勿令住手，令如膏便调强为佳，冷凝捣数千杵，密器贮固之。少出充服，每早晨以一丸如李核大，含消咽之，日再三。此药宜八月、九月合，至三月已来服之。若三月、二月中更煮一度，令稠硬，则经夏不复坏。"膏滋药经过二次处理，出掉水分，即使在高温的夏季也可以进行保存。当今，有的中药房一年四季均可为患者加工膏方。

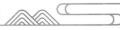

第四节　开路方策略

　　国庆节后，江南地区就进入了膏方季。各大中医医疗机构、中药店都纷纷开设专门的膏方门诊。十月的时候，人们来膏方门诊，很多不是直接来配膏方的，他们之所以提前来门诊，为的是找中医师配"开路方"。膏方偏于滋腻，容易碍胃，服用时间长，价格又昂贵，开方之前一定要慎重。中医师需要详细了解患者的体质、慢病管理、饮食起居等，斟酌后才能处方，过去的大户人家甚至还会将医生延请到家里同吃同住，掌握第一手的情况。在正式进补之前，需要先派出"开路先锋"，就是所谓的开路方，一般是汤药，目标第一是扫清障碍，涤荡肠胃，解决痰湿淤堵及外邪等问题，防止"闭门留寇"，让人体保持良好的消化吸收状态，以方便后面的"主力军"进驻补养全身；第二用来摸摸底，了解辨证是否精准，观察患者用药的反应情况，哪些药吃了不舒服，哪些药用了感觉通体舒泰，这些都会被记录在案，待到膏方处方，有的放矢，通盘解决。开路方通过驱邪导滞，先清其源，再议固本。

　　开路方思想是中医膏方学中特有的一个内容，具有深邃的内涵。开路从本源上讲和军事有关，后来被医学引入。笔者查到最早记载"开路"一词的医籍文献当属孙思邈的《眼科秘诀》，书中记录了一个方子开明汤，用于治疗眼睛昏蒙有翳的患者："眼有七十二症，症多，方乱用，医之不效，后将真人总理七十二症之法，其真口诀相授受者鲜矣。孰不知肝气上冲、脑汁下坠、翳障遮睛……赤眼烂弦、羞日怕光、螺蛳突旋、蟹眼、胬肉攀睛、头风患目等症，皆用十大将军冲翳散，此真人立名曰先锋开路散。"文中多次提到"真人"，可见，最初开路药是受道教医学的影响。在《目经大成》中有一节专门讲开导之术："开导之理同乎战，请以战喻。今列阵图八：盖百会、后顶、攒竹、睛明、上星、内眦、左右风池、左右太阳也。内眦乃摧坚破垒之先锋，其任居一。太阳、风池，攻其左右翼也，任次之。上星绝其粮道也，后顶断其归路也，粮绝路断势必北，壮士正可效其命力。百会捣敌之巢穴也，凯旋虽速，乘险而征也。睛明、攒竹特击其游骑耳。斩寇立功，端不外此八者。所谓不入虎穴，焉得虎子者也。伊人形实病浅，攻其内则邪自退。倘六阳炽盛，头痛目伤，或肿胀瘀肉，药力不及，不能开导以宣泄其壅蔽，吾知其焦槁不在期月，而在时日之间也。或谓开导如遇鼠窍，人寡势弱，我塞窦而贼擒矣。设群盗凶獗，迫无出路，必有击触之变。所谓与其闭门截捉，不若开路逐之之为善也。嗟夫！由余之说，是美开导之法，由或之说，是慎开导之用，语似异而意则一也。医昧于轻重缓急，以辟止辟，当行不行，而以暴易暴，可止不止。方诸谋士，则蒋干往复东吴，安得不没全军于赤壁！"显然开导之术的思想发源和军事有关，医学受其启发，邪盛之时，用开导之法是让邪有出路，而不会产生反噬。

在《鼠疫约编·治法篇》里讲到发核之症，挟痰者甚多情况的处理办法："若见痰壅神瞀谵语，当先服万氏牛黄清心丸，为开路先锋，后再用本方加味，方能挽回重症。"这里的开路药，在使用上和膏方学所讲的开路药颇有些相似，急则治其标，开路先锋其速度快，消导能力强，在解决最棘手对手之后，再缓缓图治。《学穷源集·水运年》曰"湿火上炎，木气拘挛，只是用古针法刺次指、中指去爪甲一韭叶许，其救急最捷。否则，权用吹药开路，再用金汁、金银露、浮小麦、鲜生地汁冲服，以治其标。"吹药，指用喷药器或消毒细竹管装药吹入人体孔窍的外治法，也是用于应急处理，辅助治疗湿火上炎、木气拘挛之证。清代周学海（1856—1906 年）《读医随笔·发明欲补先泻夹泻于补之义》对先导性的用药展开了详尽论述，他说：

"孙真人曰，凡欲服五石诸大汤丸补益者，先服利汤，以荡涤肠胃痰涎蓄水也。初亦赞此法之善，乃今益有味乎其言也。凡人服人参、白术、黄芪、地黄而中满者，皆为中有邪气也。盖服此药之人，总因虚弱，虚弱之人，中气不运，肠胃必积有湿热痰水，格拒正气，使不流通；补药性缓守中，入腹适与邪气相值，不能辟易邪气，以与正气相接也，故反助邪为患矣。"

"故凡服补益者，必先重服利汤，以攘辟其邪，以开补药资养之路也；或间攻于补，必须攻力胜于补力，此非坏补药之性也。如人参、白术，合槟榔、浓朴用，即初力大损，合黄柏、茯苓、桃仁、木香用，乃分道扬镳，清湿热以资正气者也。抑又有要焉，胃中痰水，不先涤去，遽行健脾补气，气力充壮，将鼓激痰水四溢，窜入经络，为患更大。每见有服补药，反见遍身骨节疼痛；或有块大如桃李，行走作痛；或肢节忽然不便；或皮肤一块胕肿麻木，冷痛如冰，如刺如割；或脉伏结不调；人以为补药将痰补住，非也，是补药将痰鼓出也。张石顽谓：有一种肥盛多痰之人，终日劳动，不知困倦，及静息，反困倦身痛者，是劳动之时气鼓痰行，静息即痰凝阻其气血也。夫痰饮既已窜入经络，断不能复化精微，从此败痰流注，久郁腐坏，而痈痿、瘫缓、痹痛、偏枯不遂之根基此矣。不知者，以为补药之祸，非也，不肯攻泄之祸也。喻嘉言亦谓：痰盛之人，常须静息，使经络之痰退返于胃，乃有出路，不宜贪服辛热之剂，反致激痰四溃，莫由通泄也。然但禁辛热，不如用苦涩沉降之剂，轻轻频服，以吸摄膜络之浊恶，挟之而俱下，斯胃中常时空净，而可受温补，亦不妨辛热矣。凡药味辛麻者，最能循筋而行，亦最能引痰入络也。"

"故凡服补益者，必先重服利汤，以攘辟其邪，以开补药资养之路也"一句颇为传神，点出了服食包括膏方在内的补剂要先用汤剂开路辟邪的道理。

开路一说，并非中医首创，而开路方的实践和广为人知确是起于膏方，又以上海的

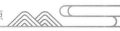

医家贡献最大。

　　膏方开路方，是指在正式服用膏方之前，往往要用普通的中医汤剂先行调理，为时约两周，以涤荡肠胃，祛除邪气，万事俱备后，方"开门迎客"，服用相对比较滋腻的膏方。开路方顾名思义，其意义在于用开路先锋先行试探，观机体之反应，为之后"将帅"率"主力部队"平定四方——膏滋药进补奠定基础。这一用药方式暗含以药测病的道理，但更加高明，不仅是测试，开路方和膏滋药之间还有前后相续、主辅相成的内在关联，起到了协同增效的作用。这样的用药思路非常独特新颖，对现代医药学创新发展也有借鉴价值，举个例子，注射青霉素之前要做皮试，是不是和开路方的意思有点款曲相通？

　　开膏方之前用开路方开路的思路之发端，笔者所见，最接近的早期文献当属上海名医张聿青治疗产育频多一案提到的"开手"。"吴（右），产育频多，木失涵养，风木上干胃土，中州不舒。胃纳因而日少，甚则涎沫上涌，有似湿从上泛之象。非湿也，正与厥阴篇中肝病吐涎沫之文相合。时辄不寐，所谓胃不和则卧不安也。然阳明之气不衰，风木虽从上干，胃气自能抵御，何至土为木乘乎。阳明以通为用，则是通补阳明，平肝和胃，为开手第一层要义。宜先用通补煎剂以治肝胃，俟胸宽纳谷渐增，再以膏剂养肝之体。煎方并附。"开路方的意义就在于先予治疗、解决一些问题，防止闭门留寇，疏通气血经络，利于后续的吸收，如果不用开路方，原本存在的一些痰瘀互结、气血壅积、宿饮停水、湿痰内阻等情况，在服用偏于滋腻与滋补的膏方以后，可能情况非但不能缓解，还会加重。

　　说到底，开路方是一次试探，为大部队铺路，遇水搭桥，逢山开路，通过开路方，可调节脾胃功能，使其健运，改善消化吸收能力，祛除体内的痰、湿、瘀等淫邪，防止"闭门留寇"，同时，也了解患者体质和对药物的敏感性，为长期的治疗做准备，为后续的选方用药做参考。所谓闭门留寇是指进补之时处于封藏状态，不能外泄人体之精，但同时如果体内还有邪气，可能趁机作祟。冬令进补，在服用膏滋补剂之前，先服数剂汤药，就是要防止此情形的发生。

　　上海医家对开路方阐发甚多，如沈裁之所撰《膏滋方论》（《道报》民国二十七年十一月二十八日）："再在未服膏的前，最好先诊治，先迟几贴煎药。宿名开路药，这是很要紧的，并且是不可算省的。一则因为药不对症，繁盛弊病，已如上面所说得，再来因为吃膏方的时候，倘有轻微的碍胃或者胃肠积滞未清，都是不能吃的，假使不先服开路药，□胃□化，胃肠的积滞消导，那末也会不但不见功效，反而要将感冒和积滞补住而化生他病，或病症加重了。假使在吃膏滋药的时候，遇到这种情形，也应将膏滋药暂停，候感冒积滞等病症好全后再吃。"这段话通俗易懂，点明了开路方的使用要领，即消导积滞，防范化生他病。

第四章
冬令膏方的民俗、医俗与药俗

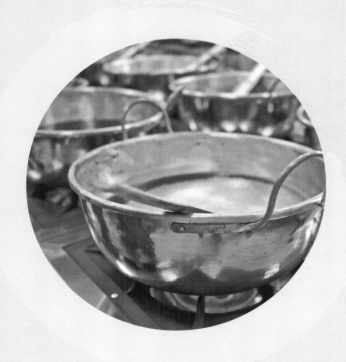

按国家的分类标准，上海冬令膏方兼具传统医药和民俗两方面特点。

上海冬令膏方以冬至为节点，之前是医生开方、药工熬膏，之后是服膏，冬至之日始，至阴已至，一阳又起，应天时服食，可涵养精气，养生命之灵机，膏方极大地充实了冬至的民俗内容。冬至为二十四节气之一，二十四节气又是国家级民俗非遗项目，与之紧密相关的冬令膏方归类在民俗类下逻辑上讲得通。细细梳理一下，在膏方的流行过程中，并存有三种风俗，我们将之称为医俗、药俗与民俗。在其中，民俗是底色，医俗是源头和核心，而药俗则最直观，可视程度最高。三"俗"的汇流与交融，造就了灿烂多姿的上海冬令膏方文化。如果细心考察上海冬令膏方这一传统文化事象，在整个价值链中，医生的处方对于一料膏滋的保健疗效、美观度、口味等具有决定性作用，对制作流程也有一定指引，医生位居上游，是上海冬令膏方文化传承、创新的主要动力；制膏虽然也扮演了重要角色，但主要是遵医嘱严格按规操作执行，起到的是配合辅助作用。因此，仅以制作工艺名义列入传统医药类非遗，太过狭隘，不能体现上海冬令膏方的丰富内涵。

我们曾经开展过一次关于膏方文化的问卷调查，共有 129 人次参与了调研，其中，女性占比 70.54%。45 ~ 60 岁年龄段人数占比近半数，其余各年龄段人数均衡。调研人群职业范围广泛，27.13% 从事专业技术相关职业，20.16% 为国家机关、党群组织、企业、事业单位负责人，办事和有关人员、商业、服务业人员、农林牧渔生产人员等也有一定占比。文化程度上，本科及以上学历 84 人，大专及以下学历 45 人。另外，出生地和现户籍地均在上海的人数达总人数的 48.06%，港澳台或外籍人士也有涉及。

调研结果显示被调研人群了解膏方的途径多种多样，56.59% 的人通过身边的亲戚朋友口口相传，29.46% 的人在医疗机构认识膏方，其余还包括新闻媒体宣传、药店宣发和病友推荐等途径。大多数人群已服食膏方 1 ~ 6 年，另有 11.63% 的人服食达 7 年及以上。56.59% 的人认为膏方的口味和气味比较好，62.02% 的人认为自己服用过的膏方黏稠度正合适，4.65% 的人认为膏方太过黏稠，另有 3.87% 的人认为较为稀薄。73.65% 的人对服用膏方的效果表示满意，高达 81.40% 的人在服用后将膏方推荐给了身边的人。

84.5% 的人对于膏方的特点和用途较为了解。被调研人群更注重膏方滋补身体、预防并治疗疾病的作用，更看重膏方"一人一方"对症下药的针对性优势，"滋补力强"也是膏方胜出其他诊疗手段的一大特点。绝大多数人群更倾向于在市级医疗机构开膏方，也有部分人群认可通过医生个人或区级、社区及民营医疗机构开具膏方的途径，表现了患者对专业医疗机构更高的信赖度，且高达 88.37% 的人倾向于在中医医疗机构制作膏方，可见患者对膏方这一中医传统诊疗手段权威性的看重，专业医疗机构（三级医

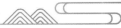

院、各二级医院与社区卫生中心等）对膏方的制作与应用的主导作用十分明显。

　　一料膏方的质量高低被认为与开方的中医师、所用药材的品质和熬膏的中药师傅均有所关联，其中，78.29% 的人认为开方的中医师和膏方的质量最相关，然而，49.61% 的人表示在膏方疗养过程中最大的困扰是找不到合适的医生，这提示我们要继续扩大膏方良医的队伍，通过社区科普宣教、医院宣传栏等方式推广上海膏方名医，最大限度地解决最多患者的最大困扰。另外，也有患者表示膏方价格过于昂贵，50.24% 的人将这一问题归咎于名贵中药材添加较多，也有人认为制膏人工费、商家炒作、开方中医师劳务费等都是提高膏方成本的原因。

　　在对膏方的常识认知方面的调查中，64.34% 的人认同冬令进补约等于服食膏方，68.99% 的人表示较为了解开膏方之前常需要用开路方。在膏方处方和一般中药处方的不同之处方面，更多人群认为膏方以补益药为主，兼顾治病，且对医生的辨证论治水平要求更高；也有少数人认为膏方药物种类更多、量更大，更体现医理与文学艺术修养，另有极少数人认为服膏方是为滋补养生，而不是为治病。在被问及上海冬令膏方是否是一种民俗时，44.96% 的人表示肯定是，也有 4.65% 的人表示肯定不是。38.76% 的人认为膏方罐是最能代表上海冬令膏方的文化符号，另外，膏方门诊、紫铜锅、膏方处方签、膏方节典礼仪式、众生服食膏方的民俗图像和熬膏竹片都被认为可以作为上海冬令膏方的文化符号。

　　北京民俗博物馆的关昕总结了民俗类非物质文化遗产的三个基本特征，以此来衡量上海冬令膏方，符合度很高。民俗类非物质文化遗产的第一个特征：某一地域或群体的标志性文化特征。在上海地域范围内，人们对冬令膏方的认知度、参与度、美誉度都很高，有关数据显示上海一个冬季仅一人一方的膏方就要超过 30 万料，尚不包括成品膏方的数量。膏方反映了上海地区独特的保健方式，是冬天家喻户晓的一件盛事，足以成为上海地区的标志性文化特征。民俗类非物质文化遗产的第二个特征：以群体传承为主的综合性传承方式。即"体现地方社会生活整体特征，在传承上以群体传承为主，但又容纳了其他传承方式的综合性民俗事象"。上海冬令膏方的技艺与文化并不是掌握在个别人手里，也不是掌握在某个家族手里。全体中医、中药师傅和一些服食者共同参与了冬令膏方事象的塑造，以群体传承为主，家庭（或家族）传承、社会传承为辅的特征十分突出。民俗类非物质文化遗产的第三个特征：在具有核心象征的文化空间传承。联合国教科文组织宣布的非物质文化遗产代表作《申报书编写指南》对文化空间这样界定："这种空间可确定为民间或传统文化活动的集中地域，但也可确定为具有周期性或事件性的特定时间。"关昕认为："文化空间是由场所与意义符号、价值载体共同构成的，通过集体行为体现'核心象征'，即其成员所共同认同的意义体验和价值表达。"上海冬令膏方周而复始，具有周期性特点，且集中在冬季的中医诊疗和中药炮制煎煮场所，带有明显的仪式和节日庆典风格，有多种文化符号进行表达，是一种集体参与的保健"狂欢"，具有深刻的五官体验和情感维系。

第一节　上海冬令膏方的民俗底色

一、上海人对"膏"情有独钟

中国文化中素来有药食同源的传统，食物和药物的混搭现象非常普遍。不同的配比，就是不同的产品。药梨膏和梨膏糖名称不一样，但实质的指向却是一致的，经营者的不同、宣传策略的不同、监管政策的差异、口语习惯等都会影响称谓的呈现形式。据传，上海城隍庙的梨膏糖（前人多称之为药梨膏，为国家级非物质文化遗产）距今有1300余年的历史。

和膏滋药并行，卖梨膏糖也是沪上当年的重要营生。画面配的文字非常直观地反映了售卖梨膏糖与众不同的方式，即始终伴随着唱小调（图4-1-1）。"卖梨膏糖。小锣鐣

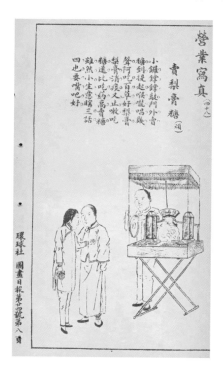

图4-1-1 《图画日报》中所绘营业写真图（1909年第24期）

鐣敲，门外卖糖到。提起喉咙唱几声阿，吃百草好梨膏。梨膏消痰又止嗽，吃糖远比吃药高。卖糖虽然小生意，瞎三话四也要嘴吧好。"

药梨膏也一直是药店重要的经营品种，某药店丸散膏丹部就把经营类别分为本帮、广帮、京帮、成药组、药酒、药梨膏六种。药梨膏的配方为雪梨、贝母、百部、前胡、款冬花、杏仁、生甘草、制半夏、冰糖、橘红粉等，制作方法是先煎、浓缩、再切块包装，和早期的膏方甚为相似，即配伍不少滋阴润肺之中药，再用蔬果之类来收膏，清代上海人沈璠（鲁珍）撰于雍正八年（1730年）的《沈氏医案》中崇明范锡凡案中的膏方配方制法是："半夏、广皮、苏子、杏仁、石膏、黄芩、蒌仁、枳壳，加姜煎，加梨汁、莱菔汁、地栗汁、芦根汁、竹沥、姜汁，用饴糖四两，烊入收贮，炖热不时挑化。"恪修兄案的膏方配方为生地黄、牡丹皮、麦冬、地骨皮、川贝母、瓜蒌仁、白芍、天冬、梨汁、藕汁、

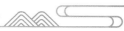

茅根汁，骏老案中的膏方配方为生地、当归、白芍、苏子、杏仁、瓜蒌仁、柏子仁、梨汁、茅根汁。可见药梨膏和上海冬令膏方神形俱似，有颇深的渊源，上海人对"膏"的情有独钟由此可见一斑。在过去，像这类果蔬汁液收膏的"膏滋"多是在家庭的环境中自行熬制的，药店中一般并不会配备梨汁、茅根汁、藕汁等物品。

二、独特的养生文化心理

清末民初以后，社会更加开化，媒体逐渐发达，给我们观察上海冬令的民俗演变以极佳的窗口。

膏方是中国养生文化和江南地域文化结合的产物，其流行和上海人特有的文化心理有密切关系。《申报》（1897 年 11 月 7 日）之《论中西养身之法不同》提到："华人之讲养身者，以为节劳苦也，少思虑也，美饮食也，厚衣服也，其富有多金者甚且饱食暖衣，无所事事终年跬步，不离庭户，食则肥甘膻饫，非鱼翅即燕窝，衣则文绣章身，非绫罗即狐貉，腹既饱矣，再有语以加餐者，体既暖矣，更有劝以添衣者，问其故，曰恐或受饥耳，或受寒耳。愚之甚者，更于无病时而服滋补之剂，芝苓参术几如饮食之不可须臾，离冬则必延医者写膏方，杂进浓腻之品，务使肠肥脑满。"

华人的养生文化大异于西人，西人养生："平日习劳动、慎语言，晨起必散步花间，以抒筋力，入晚必略饮美酒以畅肢骸，自孩提以迄成童诵礼之余，必使其蹴鞠秋千、驰马、荡桨，俾百骸四体不致因懈弛而渐致衰颓，饥则食，寒则衣，务剂其平，无过饱过暖之弊，遇疾则立即延医疗治，病退则从无有多服补剂以致肠胃壅滞不通者。而又精究格致之书，使日用起居事事有益，而无损仆尝从事于医术矣。"

作者的用意是通过比较中西养生方法的不同，批评中国人的固有习惯，这明显受到当年西风东渐的影响，服食膏方的习俗也受到波及。

另外一篇《论膏方》（王惠苍，1935 年）的文章则写道："世人每冬令，辄喜饵膏滋药。较贫者，则购药店所煎之现成膏。经济稍裕者，则多配方自熬。盖均以为服膏滋药，无病之人，可却病延年；患病之人，则祛病健身。此种笼统观念，由来已久，相习成风，牢不可破矣。"把当年沪上膏滋习俗的成因分析得颇为透彻。

三、自己动手做膏方的传统

进补服食是一种民俗，而自己动手制作则更能加深民俗活动体验。

家里熬膏造成的火灾引起的关注度比较高，一些记载从侧面反映了民间熬制膏方的情况。《申报》（1893 年 12 月 28 日）报道了一起新闻，讲的是嘉善西塘某磁器店因煎膏滋药后炭火复燃致七十余间房屋被焚毁的突发事件："嘉善县属之西塘镇东街同源磁器店于十二夜四更时失火，锣声起处各水龙奋勇交驰，汲水浇灌，无如封姨助虐延烧甚速，直至次晨始得救熄，自北塘桥起至东南隅之烧香港口止，西至中塘桥止，塘东街上下两岸，焚毁店铺四十余家，计房屋七十余间，此处市面最为繁盛，如衣庄皮货店南北杂货茶叶烟店等皆系巨铺，一旦付之一炬，良堪惋惜，幸人口尚无伤损，其起火之由，闻因煎膏滋药后炭火复燃致肇此祸云。"

《申报》（1925 年 12 月 24 日）报道松江的夏宅发生火灾，讲到起火原因尚不明确待查，主要怀疑就是煎膏滋所致。"城内佛字桥下塘夏叔良宅，于二十二晚七时许，楼上忽然失火，顿时冒穿屋顶，致成燎原，不可向迩，迨鸣报警，由各洋龙驰往灌救，已焚去楼房两幢。当即竭力扑灭，始免延烧。至起火原因，言人人殊，有谓煎膏滋业失火者，有谓房中泼翻油灯延烧者，刻由警区查询呈报"。

《申报》（1940 年 5 月 1 日）报道菜市街昨晨大火的情况："刘养和堂国药号本开设虹口……店面开设药店，楼上分租与人，国医刘惠林设诊该店。平日营业不恶，昨三十晨大未黎明，约三时许（店堂后面灶披间内起火烧膏滋药不慎所致），霎时间，满店堂是火。巡街捕瞥见，叩门不应，即将排门撞开，而火已不堪收拾，顿时扶梯烧断，火势蔓延至楼上。"该起火灾造成养和堂药店全部被焚毁，三四楼房客均未及逃出，损失惨重。

失火一般都在深夜，常常是业务繁忙的深冬，膏滋药业务量大，白天来不及赶工，经常要拖到晚上，这样，火险的敞口扩大了。

那个年代，普通百姓家里也会自己熬上一料，只不过选材范围比较小，质量比较普通，但由此也激发了群众智慧，比如没有足够的胶，就用猪骨髓、牛骨髓、狗骨髓代替，或者熬些素膏，用蜂蜜、白糖、梨汁等收膏，减少药材的种类尤其是降低细料的使用。那时候，老百姓自制比较多的如芝麻核桃膏。

简单的膏滋可以自己煎熬，而随着历史发展，用药更加考究，制作的要求越来越高，其处方更为繁复，如果追求更高的质量，不免价格昂贵，大多数人的心理是怕浪费了这些名贵之物，所以有些钱的要吃膏滋药，一般是请有名望的中医开具，再请专门的中药师傅熬制。家庭制膏不再是主流，逐渐让位于药店。但冬令服食之风却延续下来，成为一种自然而言，习以为常的习俗。"宁吃一料膏方，不求金玉满堂"的上海地方谚语广为流传。

四、患者的服食感言

一些病患在服用膏方或者看到别人服用以后，做了记录，留下了脍炙人口的感言，由此我们可以观察冬令膏方的民俗变迁。

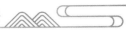

《申报》（1873 年 8 月 16 日）登载了一则《扬名报恩》启事，直观地体现了膏方在病后康复中的应用情况，经济尚可的上层人士在大病之后常常会求一料膏方以培补身体。

扬 名 报 恩

无锡张廷卿于辛未秋售货枫泾，次日即患时疾，延程蔡二医，服药增剧，吐泻昏迷，危状百出，伊皆束手。众拟恭请兰堂吴老夫子诊，云症势虽盛，大局无妨。开药一剂，翌日病去大半，稍可饮食，神清，连治五日竟获全愈，接服补剂回沪又求膏方，是冬合服，至今毫无小恙。衷心感激无以为报，现逢兰翁济世来申，鄙意切思写此缘由，嘱明《申报》布闻。

同人倘有病恙即可请教，毋庸错过，以共济云。兰翁现寓大马路后平阳里西壁鸿茂丰绸店内。

癸酉夏日张廷卿谨启

张君受惠于老夫子和膏方，挺过了病危的关口，身体状态恢复颇佳，因此才有了登报报恩的义举。

《申报》（1929 年 2 月 1 日）笔名为日下客的人写了一篇《灵膏记》，记录了作者朋友夫妇服食膏方后的巨大变化，字里行间不吝笔墨展示了膏方无与伦比的效果："……驱马往访老友黄健华。观而后，见健华神采焕发，健语滔滔，与前此萎靡不振、有声无气之形态判若两人。不暇寒暄，讶询其故。健华曰：以昔日之予，与今日之我相较，自无怪子之讶异然，吾能臻今日康健之域者，则不得不感谢上海苏存德堂培天大补膏之功。予先天既感不足，幼遭大故，后天又失于营养，及壮，复奔走四方……头晕、目眩、盗汗、夜遗，诸项虚损之症，咸集矢予身。购市上培补之药，亦不知浪掷几许金钱，迄鲜效果。今秋复变本加厉，偃卧床褥，苦不胜言。幸经友人之介，往该堂购培天大补膏，每晨冲服一茶匙。初亦不过尝试而已，讵竟出乎意料，服未匝月，即觉精神倍增。嗣后常服，洎乎今日。诸病不期遁迹然形……内子媚娟……倍觉劳形，遂患经水不调、带漏诸症……予因该膏系以人参为君，佐以大补气血诸品制成，性极和平，毫无燥烈之弊。用是劝服，亦收奇效。盖固本培元之圣膏也……予思自西药盛行，国人每摒弃固有国粹，若不屑一顾。该堂能潜心研讨，修合灵膏，以福世人，乌可淹没……"（图 4-1-2）

这篇文章文采斐然，以自己的观察和朋友亲身之体验，为中医国粹点赞，为培天大补膏喝彩，雄辩地反击了部分国人对中医药不屑一顾的态度。

膏滋药价格昂贵，当时，一般人的经济条件难以承受。因此大发感慨吐槽或者借此表达优越感的人也间或有之。

靈膏記 白下客

服鼓頗健，年事將闌，因擬吳作歸計。征驗市卸返鄉，馬往訪老友黃健華，暇而後，見健華神采煥發，健談滔滔，與前此萎頓不振。有聲無氣之形，恍若兩人。不暇寒暄，詢問其故。健華曰，以昔日之予，與今日之我相較，自無怪子之訝異，然吾能臻今日康健之域者，則不得不感謝上海蘇存德堂培天大補膏之功，予先天既感不足，幼遭大故，後天又失於營養，及壯，復奔走四方，不遑寧處，浸假而釀成頭暈、目眩、盜汗、夜遺、諸項虛損之症，成藥矢乎身，歐市上滋補之藥，亦不知浪擲幾許金錢，迄鮮效果，今秋復變本加厲，偃臥床蓐，苦不勝言，幸經友人之介，往購該堂培天大補膏數料，每晨沖服一茶匙，初亦不過嘗試而已，詎意出乎意料，服未匝月，即覺精神增增，嗣後常服，消乎今日，諸病不期遁跡無形。不寧惟是，內子婀娟，年來科痛湯藥，主持中饋，頗覺勞形，遂患經水不調，帶濁諸症，日漸憔悴，予因該膏，係以人參為君，佐以大補氣血諸品製成，性極和平，毫無燥烈之弊，用是勸服，亦收奇效，遂同本培元之靈膏也。寄子猶為文張之，予思自西藥盛行，國人每屏棄固有國粹，若不闡一顧，該堂能潛心研討，使命靈膏，以福世人，烏可淹沒，歸後泚筆記之，以告病者，俾便問津焉。

▲藝術界消息 吳郡顧青瑤女士，繪事篆刻，久為藝林稱重，自變初與皖中金石家何汨鍾君結褵後，秋間由歸返滬，茲復遷居於廈門路衍慶里三弄一九六號，電話為六二五六八號，凡金泰南君書畫金石，及新婚樂贈刻篆篆印者，均可直接往求云。

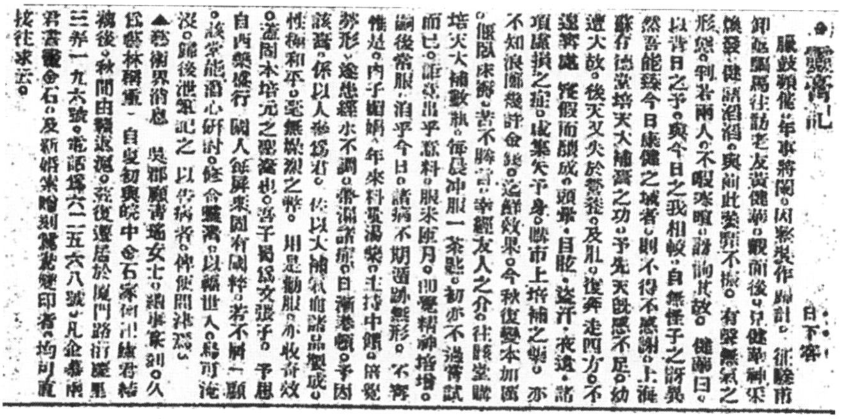

图 4-1-2 《灵膏记》原文

青子就在《社会日报》(1944 年 12 月 23 日）上以《膏滋》为题谈了他作为旁观者和参与者的一点看法：“有人在某中医处以万金之数开得膏方一纸，复斥巨金购致陈年阿膏以及人参之类，然后持膏方向购国药肆中配制，其人与药店中人稔，故开价时有特别折扣可打，店中人反复拨其算盘，既打八折，复去其零头，实数为二十一万，余在一旁闻之，咋舌不能自已，药物之贵，确有一至于此哉？服后能保余不死，则倾我所有亦必项他一记，舍此这宁愿项在女人身上，不欲耗此灰钿也。余千年一度病肺，根治之后，阿父为我煎服膏滋一料，至今膏方犹存旧箧内，当时所费不过数百金，依今日之涨风算来，倘亦几十个草字头矣。”（图 4-1-3）

1944 年，正是物价飞涨之时，而膏方的价格涨幅尤大，让人咋舌。

膏滋 ·青子·

有人在某中醫處以萬金之數開得膏方一紙，復斥鉅金購致陳年阿膏以及人參之類，然後持膏方向某國藥肆中配製，其人與藥店中人稔，故開價時有特別折扣可打，店中人翻覆撥其算盤，既打八折，復去其零頭，實數爲二十一萬，余在一旁聞之，咋舌不能自已，藥物之貴，寔有一至於此哉？服後能保余不死，則傾我所有亦必項他一記，舍此則寧願項在女人身上，不欲耗此灰鈿也。余前年一度病肺，根治之後，阿父爲我煎服膏滋一料，至今膏方猶存舊篋中，當時所費不過數百金，依今日之漲風算來，倘亦幾十個草字頭矣。

游戲文章

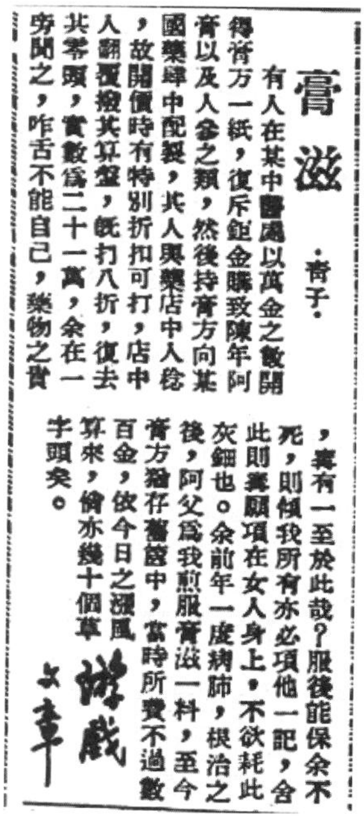

图 4-1-3 《膏滋》原文

五、经济纠纷、相关案件时有发生

因为膏方涉及金额较大，经济纠纷事件也时有发生。《社会日报》(1945 年 2 月 28 日）报道，蔡同德堂药号控诉客户买膏滋药，开空头支票，要求调查出票人滥发支票，附带民事诉讼请求偿还六万九千四百八十元的购膏款。

熬膏、服膏还牵涉另外一些民事甚至刑事案件。1932 年 1 月 10 日，《申报》报道了一起药店主疑被店伙毒害，服膏药后百病俱作的案例。法租界蒲石路一百十三号庆生堂药店主刘如桃，因为自己患胃病，托伙友陈秉生拟一膏方，嘱另一伙计鞠锦文配药熬

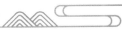

膏，但是服后顿觉身体不适，有头晕、眼红、身热、便赤、痰中又复带血等症状。初始陈秉生另外给开了普通的清凉汤方以缓解症状，不想，当晚，鞠锦文上门来索要药方，并要求刘如桃将未服之药膏倒弃，并声言如果出事致死概不负责等。这让刘怀疑鞠锦文通过膏方下毒，即报官，后鞠锦文承认虽按方抓药，但药量有变，被告因此被收押。

六、争议与质疑

膏方的疗效被普遍首肯，但并不妨碍少部分患者发出异议，争议本身恰恰是膏方大众化的一种标志，上海冬令膏方流行的全景图才得以绘就。如《申报》（1922 年 10 月 26 日）叔恒就提到："余幼时体弱多病，致有耳聋之患，每逢深秋即发，必待春日融和始愈，医者多谓系先天不足肝阳上升，故每届冬令所服平肝补肾膏滋等药，综三十年而计算大可开一中等药铺，结果并无效验。"

滥服补品的情况在中国各个时代均有发生，而对服用补品始终警惕并发声的贤达也并不鲜见。徐笑云就非常正式地发表了《敬告同胞幸勿无病服药》（《申报》1922 年 2 月 18 日）的文章："药物是用他治病，人人都晓得的，若是无病便不须服药，但现在却有一般人他并不害病，也要时常服药，什么大补丸咧，补心丹咧，以及杜煎的补膏咧，每天早晚按时进服，好比日常饮食似的缺少不得。"可见，当时补风盛行，而补膏之泛滥也位列其中，大有比肩日常饮食的架势。

近代医学教育家丁福保（1874—1952 年）1913 年 8 月 5 日撰文《却病条件廿二条》，对远离疾病，提出了二十二条建议，涉及平常的衣食住行、生活习惯等内容，其中一条是专门针对当年流行的膏滋方："小病不可服药，冬日禁服膏方，小病本二三日可自愈者，往往因不对症之药而迟至六七日始愈，冬天之膏方能使人消化力减少，或生湿或太燥或遗精或鼻孔流血，连服数月无有不生流弊者。"丁福保精通西医，对中医也素有研究，也看到了滥服的潜在恶果，其本意是提醒人们要注意规避膏方的滋腻，脾胃功能不好者要慎用。

在一些情况下，服补品不得其道，逾量可能致病，因而需要额外的干预。《医林琐志》1930 年 4 月 25 日推荐灸法和推拿疗法，举实例证明了推拿疗法对于膏方不良作用的干预效果："予友邵仲煜君之父病笃，中西医俱绝望，亦经黄氏推愈。盖他医皆谓难治，黄则谓病根虽深，而所以危殆之故，则在药不在病。患者服膏滋太多，致外邪蕴于内，与痼疾相固结，驯致正气大伤，顾此内失彼，束手无策。前星期一帕克路有张姓老翁，与予侄有葭莩谊，亦因服参过度，又感寒疾，成痰厥之象。予为之介绍黄氏，一推而愈。由此可见补品不合体气，因而致疾，或冬令滋补太甚，偶受外感，当春而发者，以一指禅推拿之法治之，却有特效。"

文中提到的黄氏应是当年在上海行医，颇有些声望的一指禅名家黄汉如。黄氏著有《黄氏医话》一书，其中也记载了一个"体已多痰犹进补"的医案，可互为印证。"余等在杭时，有督署科员张铭新君，因其子病，延推治。时张于正卧于迎门之沙发上，余见其面色，即谓张君曰：'令郎之痰甚重。'张君曰：'先生犹未诊脉，何以遽知其痰重？'曰：'望而知之矣。令郎近来之病状，能详以告我否？'曰：'此儿常患晕厥。至友某君，现任督署付官，固知医者，谓为亏症，处一膏方，令其进服。'余未待其言毕，即告之曰：'服膏方后晕厥更甚，此则不待检视药方而可知者也。令郎之病在痰，误以为虚，而用膏方以补之，则痰乃益重，痰益重则其晕厥之次数必愈多，此一定之理也。'张君曰：'小儿服膏方后，晕厥果较前更为频数。''请十日不服膏方，专以一指禅之法推治。在此十日之内，若晕厥如常，不妨继续再服膏方。若晕厥减少，则请尽弃膏滋，静心推治。且十日之时期甚短，补之未必竟全功，不补不致有急变。'张君颇以为是。遂逐日为之推治，十日之内，果晕厥减少，后仍继续推治。一日，张君忽谓余曰：'戚友中有主张为小儿早日完婚者，先生以为可行否？'余曰：'令郎既为痰困，且发育犹未健全，胡遽成婚耶？'张君聆言遂辍是议，迨推治三月后，公子之病果愈。"

该案的核心内容就是患者本有多痰之疾，不适合用补药，但患者不管不顾，依然进食膏方，以致流弊丛生，不可收拾。推拿之术，可消导积滞，调整气血，使用得当对膏滋药引发的痼疾确有奇效。这类情况属于对膏滋药用药不当进行的事后补救，和开路方的应用等进行搭配，一理贯之，全过程监控，可护卫人体健康之周全。

膏方的富营养造成的反噬，实际上众医家对此有共识，膏方的本质是膏滋，适应对象主要是有虚损情况存在的人群，这样的观点甚至跨越重洋，影响到一衣带水的邻邦——日本。日本今村亮成书于日本文久元年（1861年）的一部内科类中医著作《脚气钩要》中，对膏滋的使用也曾发出过警讯。《食戒》篇中指出："人之所以生，因饮食。滋养身体，以饵为主。然此病禁粱肉滋味，不可不最严也。其故何也？膏粱者，其性油腻。平时多吃，犹胶滞血液，沮其宣布。况其婴病，药力难达，毙命必矣。病者能守禁忌，断乎无有不效之药。严断膏滋，淡泊摄养，古来以为良策。其可吃者，不过红豆碎麦平淡渗通之品。患者犯戒，责效于草根树皮则非也。凡人好良膏滋，不能中土为之分布，肠胃阜敦，身体肉胀，是以豪家多病，而荜门少患。王公贵人，身无操作之劳，体有暖饱之佚，不唯荜屋之宴安，更拥衽席之翠珠，颐养过厚，体力软脆。以故患脚气水肿者，十居七八。藜藿之家，则吃蔬取劳，以坚筋骨，以运气血，病之难犯，不外于此也。东坡蔬食三益之说有云：宽胃以养气，病家能晓此理，省膏滋，而服药石，何忧其不瘳。此不特疗脚气，戒之乎平生，则摄生保寿必可期矣。"这里讲的膏滋并不是药品意义上的膏滋药，而是指膏粱厚味，在《黄帝内经》时代，已经明确指出："膏

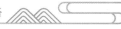

粱之变，足生大疔”，显然，古今的认识是一致的，膏滋药与膏粱厚味虽不同，但同样存在滋腻的问题，《食戒》篇对膏滋药的使用极具启发意义。

七、名流的追捧

上海冬令膏方因其独特的魅力，也受到不少社会名流的青睐，而名人雅士的示范引领，又进一步助推了服食的风尚。我们统计了一下民国时期见诸报端的名人服食膏方的公开报道，不下数十人。比如政界的杜月笙、林森，商界的詹沛霖、荣德生，演艺界的陈翠娥、丁是娥、张美云、袁美云、范雪君等（图 4-1-4 ～图 4-1-6）。

如《申报》（1932 年 9 月 30 日和 1933 年 9 月 6 日）两次追踪报道国民政府林森主席抵沪就医的新闻：“本人此次来沪并无若何任务，因旧病尚未完全复原，故特来沪继续就医，京中无良医，上海医生不能以余个人之故延至京中诊治，而耽误上海之病人，

丁是娥吃膏滋藥

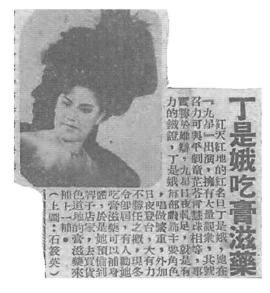

图 4-1-4 《沪剧专刊》1948 年刊登的“丁是娥吃膏滋药”文章

老牌坤伶張美雲冬天及時進補

今年二月裏戒除嗜好之後回復少壯青春

已往經驗冬令一服膏滋藥明春定將發福

图 4-1-5 《申曲剧讯》张美云冬令进补服食膏方的报道

請陳翠娥吃膏滋葯

昨天四點鐘，吾在報社門前水門汀上閒立，看見兩個婀娜娜的女郎，東斜西倒的走來 仔細 瞧，原來是新世界名角合衰的陳翠娥與陳翠鳳，伊們二人，走到報社門口 翠娥不知怎樣跌倒在報社門上，幸虧被翠鳳雙手拉起來，那時燕子愛棠兩位先生恰巧從新世界裡出來，見了這事不禁哈哈大笑，燕子先生說，翠娥你為什麼跌倒呢，不是因為今天人家點一你六齣戲唱得聲嘶力竭的緣故嗎，翠娥聽了，面紅得不聲不響，還是翠鳳代他答道，因為一個不當心就被風吹倒了，燕子先生又接着說道，翠娥你腳這樣沒力，一定在藝術上太用功了，所以我想請你吃一帖膏滋藥補補能，翠娥聽了這話，嫣然一笑，同着翠鳳向北去了，

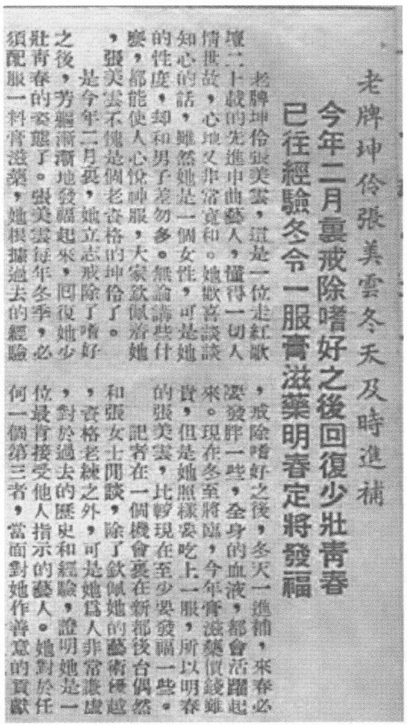

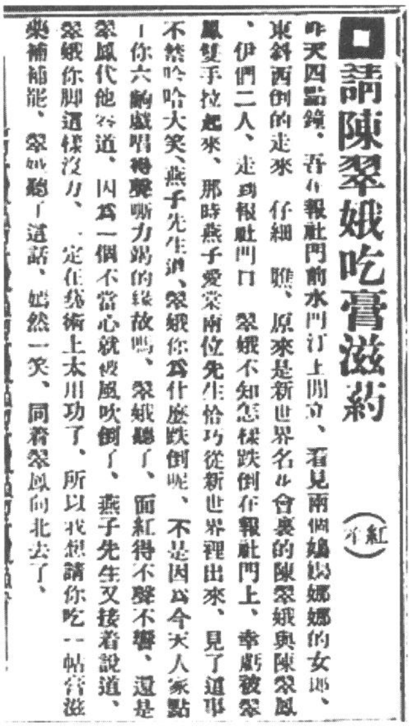

图 4-1-6 请艺人陈翠娥吃膏滋药的新闻

故特来沪诊治，并配制膏滋药，以备回洛服用，盖该地不独无良医，且无良药也。""国府主席林森……此来专为就医，随从甚简，预定在沪休养三数日后即行返京……虽患气喘，而精神良佳……召国医陆仲安来寓为之诊视……林病气喘已数年，入冬必发，两年来均由余为之诊视，并拟方煎成膏滋药，携京服用，幸未复发，故此来完全因病，无他特殊事务。"上海的膏方声名远播，政要们不辞劳苦，千里迢迢也要寻访膏方名医，对膏方之效，信之甚笃。在中西医论争中，林森力挺中医，其由来或许可从上述报道中看出一些端倪。

因为膏方，促成医患结缘的案例不在少数。陈存仁曾经自诉："我慢慢取得了杜月笙的信任，特别是一些我开的膏方让他感到效果明显，于是一些涉及医药行业的事情也让我去处理。例如在上海闹得沸沸扬扬的童涵春堂膏方事件。"这段话不长，但两次提到了膏方，第一是讲述陈存仁因为所开膏方效果好而获得杜的信任，第二件事则是去处理膏方事件。

因为膏方，人们的社会交往方式甚至也会发生变化，膏方的出现为人们提供了一种有吸引力的生活方式，一些社团由此而兴。《申报》1930年1月9日刊发了一则简讯《家庭医药顾问社冬汛膏方忙》："本埠蒲柏路贝勒路口家庭医药顾问社，为章一山太史与严苍山医士所创办，时仅半载，社员达一百余人，受其惠者，无不异常感激。兹因

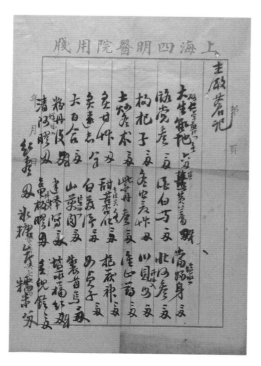

隆冬之际，阳气潜藏，社员为预防疾病起见，多纷纷来社检验身体，以凭开处膏方，非社员之因此入社者，亦颇踊跃云。"在名医严苍山的精心打理下，家庭医药顾问社后来发展到上千人的规模，膏方的聚人气功能体现无遗，对吸引社员加入功不可没（图4-1-7）。

高达在《春海》中以《詹沛霖一帖膏方二百万》为题报道了巨商令人咋舌的奢侈生活。"詹生平自奉节俭，经常老布鞋一双……每逢冬季，辄及时进补，以保贵体。詹沛霖亦不能例外……膏方一纸，为丁济万所开，代价为一百五十万元，总计一贴膏方需二百万金之巨。"当年，詹沛霖所服的膏方价格并不是最贵，作者话锋一转："今年配膏滋药一贴，传代价最贵者，须费达五百万元之巨，面粉大王荣德生曾服二帖，由海上五位名医联手处方，药料系由徐重道、蔡同德等十号子集

图4-1-7　严苍山的膏方处方原件，现藏于上海中医药大学附属曙光医院院史馆

体拆来者，俱为顶上之选，煎而成膏，费时三昼夜，其名贵可想而知。"上海滩富豪们挥金如土，媒体推波助澜，让冬令膏方这一进补方式蒙上了一层神秘高贵的面纱。这段文字也忠实记录了一料顶级膏方开方制作的全过程，要动用五名顶级老中医，十家老字号的力量，成膏殊为不易，其轰动效应可想而知（图4-1-8）。

演艺界服食膏方的报道，也多体现了健康、美观等风向标，不乏一些人借机炒作。《新世界日报》（1922年12月15日）："著名艺人陈翠娥在报社门口跌倒，被燕子先生看到，翠娥说被风吹倒了。'翠娥你脚这样没力，一定在艺术上太用功了，所以我想请你吃一贴膏滋药补补吧。'翠娥听了，嫣然一笑。"另一篇："越伶范瑞娟，昨晨十一时许，在顺昌路老药店，配制膏方一缸，耗资五百另七万元正，胸闷胃涨，四肢乏力，头眩汗虚，冬令进补云。"膏方的形象在众多名流的参与下，更趋高大，许多平常百姓也把服食膏方作为冬季生活大事。

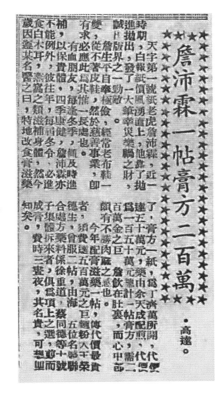

图4-1-8　《詹沛霖一帖膏方二百万》的新闻报道

八、保健品标杆，精致生活品质的体现

民间进补中，以膏方最为亮眼，其他进补方式相对失色。人们喜欢用膏滋药充当参照物，以此衡量各类进补的效果。

有一种普通保健食品"猪油嵌枣"，《申报》（1917年8月29日）一篇介绍家庭常识的文章中写道："猪油嵌枣，冬日取猪油切成小块如拇指大，用白糖腌透，另取上等黑枣去核，将猪油块嵌入置诸碗中，隔水用文火煮之，以黑枣酥软为度，取出藏好，日食十余枚，匀分数次，食时先在饭锅蒸，其滋补不下膏滋药也。"膏滋药成为保健品中的标杆，其他保健产品以跟膏滋药同台竞技为荣。

膏滋药的流行在当时已经成为一个标志性的事件，吃膏滋药代表了一种身份，代表了一种时尚、前卫、体面又不失传统的生活方式，因此一些文化人也常以此为切入点来议论社会现象，或针砭时弊。《申报》（1915年8月20日）一篇《说吾》写道："长跪乞怜以求禄位，手生三只百计搜括以求资财，吃醋争风以求妻妾，膏滋补药以求长生，碌碌焉终其身，惟是以求，以为是皆吾所宜有者也。"求官、求财、求色是人之大欲，而用膏滋求长寿也是一种大欲，与前几种大欲一样，都是人们值得用一生来追求的。

服用膏滋药具有庄重性，还带有一定的仪式感。因此，如果放弃一年一度的进服，对于个体来说，常常意味着做出牺牲和奉献。《申报》（1885年11月18日）就提到："盛泽吴善士移冬令服膏方费三元助赈。"显然吴善士的善举因为挪用膏方之资而更显高尚。那个年代，有时还把慈善捐赠雅称为"膏雨常滋"，冥冥之中，似乎早有安排。

民国时期，历法改革大刀阔斧推进，原有的阴历（旧历）逐渐边缘化，根据太阳公转的运动周期为基础制定的阳历和公元纪年成为正统。在过渡时期，很多场合下，仍然存在混用的情况。觉迷1928年1月1日在《申报》发表了《统一阳历管见》："徂矣旧岁来者新年，民国肇造，颁行阳历。然而十六年来，民间率用阴历，则以阴历沿用已久，积习难返也……社会首当奉行阳历……爰将应改阳历之处，更以管见，□陈于左，则万国观胆之上海。阳历当有统一之日……"作者列举了应该将阴历改为阳历的重要场合十余处，如钱庄商家本票、支票、期票、汇票、划条，商家礼券、货券、赠品券、廉价券，民间卖契、典契、借契，中医药方、膏方，向邮局寄件，婚丧喜庆等，文中将中医的药方和膏方并举。在阴阳历法转换的历史潮流中，中医药领域被特别关照，而膏方的地位尤为瞩目，反映了当时上海社会膏方应用的普及程度和重视程度。

九、"低迷时期"的顽强发展

从中华人民共和国成立后到改革开放前的一段时间，是上海冬令膏方发展的低谷，但即使是在经济低迷的情况下，膏方仍然有顽强的生命力。这段时期，一人一方的膏滋数量显著降低，以成品膏方为主。

1949年前，上海制售的膏滋品种有十全大补膏、滋润琼玉膏、党参膏、洞天长春膏、夏枯草膏、益母草膏、枇杷叶膏、雪梨膏等25种。上海雷允上、童涵春堂、蔡同德堂、上海胡庆余堂等"上海中药四大户"均有自产膏滋品种，尤以蔡同德堂所产"洞天长春膏"最为知名，受到不少海上名人的赏识（图4-1-9）。清末民初（1904—1914

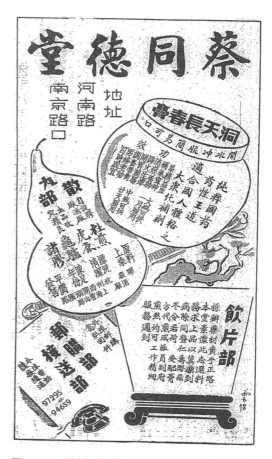

图4-1-9 《申报》蔡同德堂的洞天长春膏广告

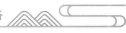

年），行业中称为中型户的郁良心、奚良济、苏存德、叶天德、叶树德、王大吉 6 家药店也均自制膏滋产品。

1952 年，《上海市国药固有成方统一标准草案》收载品种 16 个。1958 年，上海雷允上、童涵春堂、蔡同德堂、上海胡庆余堂"上海中药四大户"工场部分合并，上海地区主要的膏滋产品均归口上海中药联合制药厂（后改名上海中药制药一厂）生产，品种 13 个。该年产量 8.04 万千克。1959 年，上升到 18.23 万千克。1960 年，上海黄浦中药联合制药厂（后改名上海中药制药三厂）生产膏滋剂品种 4 个。此时，上海生产的膏滋剂品种共 17 个。

20 世纪 60 年代，上海新增膏滋品种有参鹿养荣膏、人参滋补膏、康复膏、人参鹿胎膏 4 个，后因长期不生产或原料原因而淘汰的品种有党参膏、两仪膏、代参膏、雪梨膏、二冬膏、桑枝膏、药梨膏、纯阳膏、调理膏、康复膏、人参鹿胎膏 11 个品种。1969 年末，品种降至 10 个。20 世纪 60 年代前期产量上升，1961 年产量 48.85 万千克，年均产量 24.29 万千克。后期，受"文化大革命"的影响，产量下降，年均产量 14.25 万千克，其中 1967 年产量仅 7.21 万千克。

1973 年，上海中药制药一厂新增补气养血膏。1979 年，上海中药制药一厂投产新品种健身长春膏（图 4-1-10），上海中药制药三厂恢复生产洞天长春膏。至此，品种增至 12 个。20 世纪 70 年代产量回升，年均产量 29.24 万千克，1979 年达到 46.15 万千克。

1980 年以后，开发膏滋新品种的厂家较多，品种不断增加。1980 年，上海中药制药一厂投产康福补、稚儿灵，上海中药制药三厂投产双龙补膏。1981 年，上海中药制药二厂投产葆春膏，1984 年，又开发人参大补膏。1987 年，上海静安中药厂投产参贝北瓜膏。1990 年，上海园林中药厂生产加味益母草膏。20 世纪 80 年代，年均产量 107.35 万千克。其中 1982 年和 1985 年的年产量分别达到 156.71 万千克、156.56 万千克。1990 年末，共有膏滋剂品种 18 个。

《人民日报》1958 年 2 月 24 发表了《上海国棉十二厂反浪费反保守运动势如疾

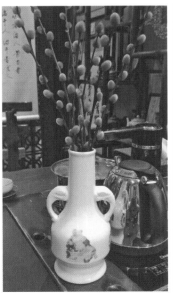
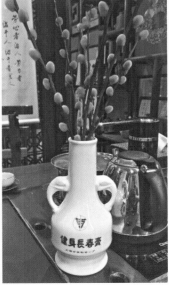

图 4-1-10　健身长春膏瓷瓶

风骤雨——痛击官气阔气，横扫娇气邪气》的文章，工人们指出了实行职工福利和医疗方面的过分"娇气"，举例："女工身体不舒服，就看中医，一律发给一瓶冬令补品'洞天常春膏'，滋补身体。有的还发十全大补丸、鱼肝油等，每年花了大量的钱，工人们批评领导说'你们把人弄得太娇了'。"1958 年中国进入了"大跃进"时期，经济形势逐渐恶化，但补膏仍然是市面上流行的保健品，颇受人们关注。

我们可以从部分档案中一窥当年成品膏方的火热盛况。枇杷膏、药梨膏、桂贝膏、参鹿膏等一直维持生产，且规模不小。

1956 年公私合营中西制药厂打了一个报告给上海市卫生局，要求用桃仁代替杏仁为原料制造枇杷膏。因为杏仁在市场上缺货，桃仁含青酸在百分之一以上，技术人员认为在杏仁缺货时，可以用桃仁来代替。这一要求被上海市卫生局驳回，理由是桃仁虽有润燥之功，却为破血之剂，虽亦能治咳逆上气，但实与杏仁之效能有所区别。

益民食品四厂 1961 年写报告给上海市卫生防疫站，请求化验酪乳补膏证明可供实用（图 4-1-11）。配方为食用酵母、炼乳、砂糖、饴糖、糖精、苯甲酸钠、香草粉、蛋奶香精。生产过程：鲜实用酵母同以上配方，不锈钢锅中熬煮，浓缩，装瓶冷却后，在制品上再加一层少量糖浆以防表面败坏，然后封口。食用方法：可涂于面包或糕点上作果酱用，或用 5 ～ 6 倍沸水调和后饮用。

此膏有点中西合璧的意思，和传统补膏相距甚远，但沿用了补膏这个名词。在配方、生产、食用方法等方面吸收了传统补膏的一些方法。

1964 年中国药材公司上海公司给上海市第一商业局打报告"报请批准调整参鹿补膏等六种滋补药品批零价格"写到："参鹿补膏、补片等六种滋补药品，由于价格偏高影响销售，自 1961 年以来销售量逐年下降。冬令习惯进补期将届，根据所述药厂生产成本不断降低，今年 7 月初总公司下达朝鲜参降价指示，经调查研究核实生产成本进销差价，具备适当降低批零价格条件，以利于这些品种的销

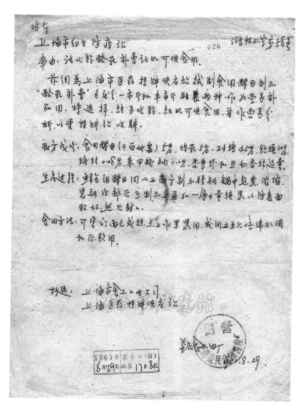

图 4-1-11　益民食品四厂写给上海市卫生防疫站的报告（现藏于上海市档案馆）

售。""1964 年计划在市内销售参鹿补膏（图 4-1-13）5000 瓶，人参滋补膏 3 万瓶。"（图 4-1-12）其中还提到参鹿补膏本品主销本市，基本上不外调，故费用率 7% 即可。而片剂则发往外地的为多。销售量方面，1961 年销售 34139 瓶，1962 年销售 13734 瓶，1963 年销售 195 瓶，1964 年上半年销售 116 瓶。下半年计划销售 5000 瓶。人参滋补膏 1960 年销售 4966 瓶，1961 年销售 135554 瓶，1962 年销售 124867 瓶，1963 年销售 38961 瓶。1964 年上半年销售 6543 瓶。可见 20 世纪 60 年代的服食规模比我们想象得要高。

郊区、农村的消费能力低一些，但对膏方仍然十分偏爱，中国药材公司上海市公司在"关于郊县中药店自产自销的冬令补膏拟生产第二方的请示报告"中就写到："关于郊县中药店生产冬令补膏，自你局（64）沪卫药政字第 611 号批复的统一处方进行生产供应以来，很受广大贫下中农欢迎。由于处方中有驴皮胶一味原料货源紧张，不能扩大生产供应，产生了供不应求现象。例如六六年我公司安排二千料，

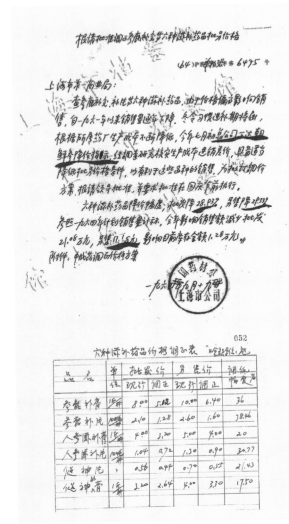

图 4-1-12　中国药材公司上海公司给上海市第一商业局打报告要求调整参鹿补膏等六种滋补药品批零价格（现藏于上海市档案馆）

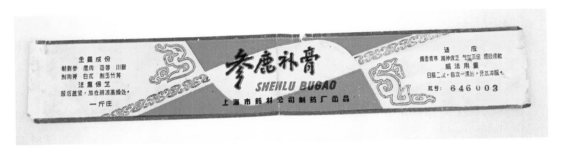

图 4-1-13　参鹿补膏产品标贴

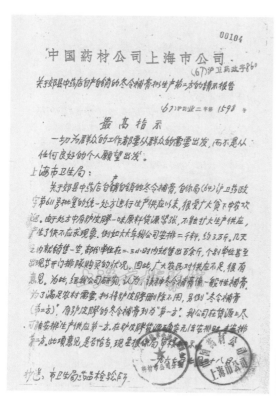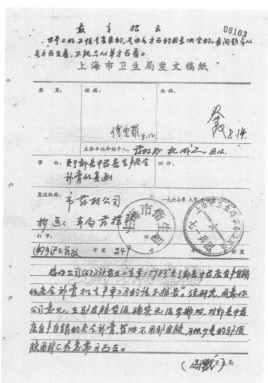

图4-1-14　中国药材公司上海市公司"关于郊县中药店自产自销的冬令补膏拟生产第二方的请示报告"与上海市卫生局的批复（现藏于上海市档案馆）

约3万斤。几天之内就销售一空，部分单位二三小时内就售出百余斤，个别单位甚至出现等开门排队购买的状况。因此，广大农民对供应不足，很有意见。"（图4-1-14）

上海市卫生局"关于郊县中药店生产冬令补膏的复函"同意市药材公司在驴皮胶货源确实无法安排时，对郊县中药店自产自销的冬令补膏，暂时不用驴皮胶，可使少量的驴皮胶用到医疗急需方面去。

在劳保医疗待遇中，曾笼统规定滋补药费用不予报销，而在实际执行过程中，各单位标准不统一，因此，1964年上海市总工会和上海市卫生局联合发文，对不属于报销范围的滋补性药品进行了罗列，其中膏方占了相当比例，涉及健神膏、补血益气膏、参燕滋补膏、龟鹿二仙胶、桑葚膏、秋梨膏、枇杷膏、雪梨膏等。当年膏滋补品的品种丰富程度超过了很多人的预想。

中国药材公司上海市公司在1967年7月打了一份报告给上海市卫生局，提到："我公司所属上海中药制药一厂生产的'参鹿补膏（片）'因销量逐年扩大，而其中甜苁蓉一味药，货源有困难，无法维持正常生产供应。经与原处方单位上海中医学院联系，由该院方药药理教研组陶云，认为甜苁蓉与锁阳在性质与功效方面基本相似，甜苁蓉货源供应比较紧张时期，可以用锁阳投料生产。现经我公司有关部门研究，同意参鹿补膏（片）处方中的甜苁蓉按等份改用锁阳投料生产，现呈报你局审核批示。"（图4-1-15）

1969年上海市卫生局在写给上海市药材公司的函中写道，将桑枝膏列入报销范围。桑枝膏内服主要用于骨伤科，可见，当时对一些治疗性成品膏方，政府的支持力度还是较大的（图4-1-16）。

1973年上海中药制药一厂研制了新产品补气养血膏，上海市卫生局药品检验所1974年初对产品质量标准进行了审核，同意其生产（图4-1-17）。制法是将处方红党参至甘草13味，加工整理后，加水煎煮2次，第一次4小时，第二次3小时，合并两次药液，静置沉淀，滤过；将阿胶用适量水烊化后与药液合并浓缩，再加已经酸转化后的蔗糖液浓缩至比重为1.33（80～85℃，热测）即得。补气养血膏由16味药组成，从党参到甘草，另外加用阿胶、蔗糖等组成。

性状：本品位棕黑色稠厚半流体状膏滋，味甜而微苦。

检查成品加2倍水稀释后比重为1.10～1.12；无糖的结晶析出（不"返砂"）。

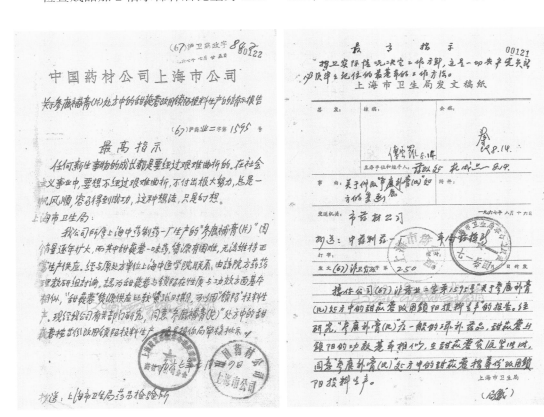

图4-1-15　中国药材公司上海市公司关于参鹿补膏（片）处方中的甜苁蓉按等份改用锁阳投料生产的报告与上海市卫生局的批复（现藏于上海市档案馆）

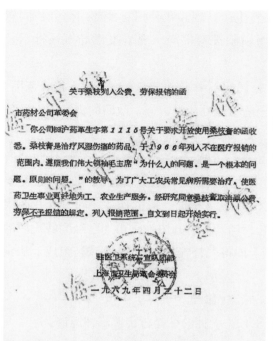

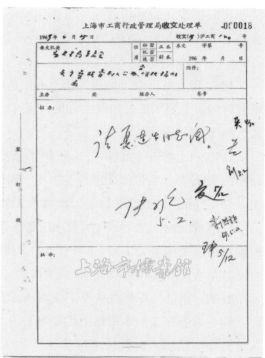

图4-1-16　将桑枝膏列入报销范围的文件（现藏于上海市档案馆）

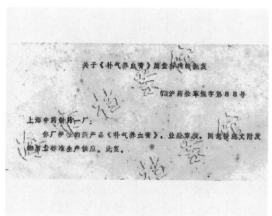

图4-1-17　上海市卫生局药品检验所对补气养
血膏产品质量标准进行审核的文件
（现藏于上海市档案馆）

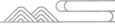

显然在那个年代，对成品膏方的质量控制还是比较严格的。

上海中药制药二厂在 1975 年 10 月 7 日提交了关于参鹿补膏修改用糖量的备案报告，上海市卫生局在 1976 年初同意了参鹿补膏修改用糖量（图 4-1-18）。

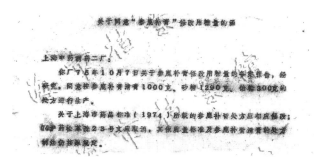

图 4-1-18　上海市卫生局革命委员会同意参鹿补膏修改用糖量的批复（现藏于上海市档案馆）

上海市第一商业局 1977 年在写给上海市革会财贸组的报告中写道："鉴于天马鹿场原有益母草膏、枇杷叶膏尚有年产 160 万瓶供应全市药用的生产任务，又增加人工天竺黄的生产，产生了争场地、设备、劳动力的矛盾。经公司研究决定，天马鹿场确保人工天竺黄的投产，将益母草膏、枇杷叶膏二个药品转交松江县泗泾铝灰厂生产，自七六年十月起，益母草膏、枇杷叶膏日产 8000 瓶左右，预计年产可达 200 万瓶，可保证市场供应。"因需求太过旺盛，以致生产用煤不足，需要提请政府协调增加煤的调度，可见当时的成品膏方呈现了一种供不应求的状态，生产资源比较紧张（图 4-1-19）。

图 4-1-19　上海市商业局关于转产益母草膏、枇杷叶膏落实用煤渠道的报告（现藏于上海市档案馆）

上海中药制药一厂 1979 年报审新补膏"养身延寿膏",上海市卫生局研究后同意按照质量标准进行生产供应,品名改为"健身长春膏",该膏处方含 15 味中药,另加砂糖收膏。用于补气血,养肝肾,用于气血不足,肝肾阴虚,神疲乏力,头晕眼花,耳鸣心悸,失眠,记忆力减退等症(图 4-1-20)。

在城市,据当时上海中医学院附属曙光医院的老药工回忆,20 世纪 70 年代初,院内制剂培源煎、育阴煎等膏滋成药就可供患者选用,而一人一方的膏滋药一直有配,每年大约可以熬两百料。

上海具有独特的舌尖文化,此地居民比较喜欢在制作菜肴时放糖,喜欢浓油赤酱,而膏方的甜和稠厚,正好迎合了上海人的口味。膏方所用的饴糖等辅料颇受上海人的欢迎,旧时上海人家祭灶的食品主要就有麦芽糖,既甜又黏,"人们希望灶神爷在玉帝面前多说好话,希望以此封住灶神爷的嘴巴"。上海人讲究精细烹调,喜欢组配谨严的风格,膏方食药混搭精致灵动的特点正好迎合了上海人的口味。

"上海的饮食习俗还善于把祈福求吉、驱邪消灾、祝愿人寿年丰的心意等传闻融注到饮食之中",膏方含有浓浓的感情色彩,膏方兼具品味情趣和艺术氛围,展示出上海独有的文士饮食文化风格。

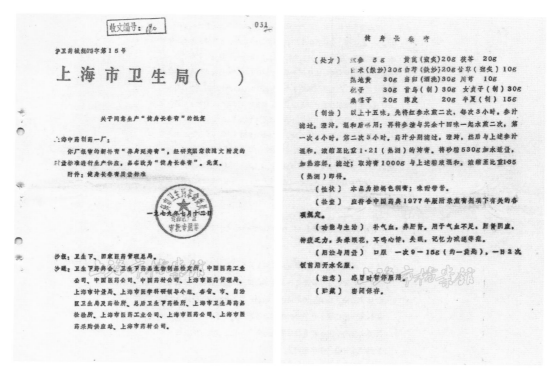

图 4-1-20   上海市卫生局对上海中药制药一厂报审新补膏"养身延寿膏"的批复(现藏于上海市档案馆)

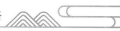

第二节 上海冬令膏方的医俗核心

上海的中医界素来有"宁看十人病，不开一膏方"的说法，可见开膏方对医师极具挑战性。开膏方，不仅考验医者的中医造诣，也考验医者的传统文化修养，还对医者的药学水平提出了较高要求。上海的中医专家让膏方第一次形成了系统的、自洽的理论体系，完美诠释了从冬藏到冬补再到处方、制膏、储藏、禁忌的一系列思想精髓与技术操作要领。膏方已经成为海派中医最具特色的一种诊疗手段。

一、促成膏方和冬令的联姻

上海的中医界对冬令进补的源起、内涵进行了严肃的讨论，最早将冬令进补的民俗和膏方建立起直接的关系，成果最为丰硕。我们在前面已指出，膏方和冬季的关系并不是天然形成的，在膏方还没有从传统的膏剂中完全脱胎出来之前，冬令膏方的概念并没有树立起来，因此在早期，人们在熬制今人意义上的膏滋药时，不太注重时令季节。后来通过慢慢摸索，在天人相应、春生冬藏的思辨哲学指引之下，把膏方的功能用途更多往补益聚焦，动物的膏脂大量入药，又考虑到保存方便、服用周期延长等因素，逐渐促成了膏方和冬令进补的联姻，清末民初才把冬令补膏的内涵确定下来。上海的中医学界为此做出了最为突出的贡献。

《卫生报》（第 96 期），秦丙乙曾作《冬日卫生问答》："问，卫生之道，不胜枚举。冬日卫生，究以何者为最要乎？答：冬主潜藏，故花木□□，禽鸟敛飞，地坼天冰，万象肃索，人当此际，厥宜节欲，若不知惜精，勤于房室，常令坎阳泄露，损耗真元实多，不病于冬，必病于春，伏病所发，噬脐莫及矣。"这一段论述清楚地表明了冬天节欲葆精、顺天应时的道理，为冬令进补的民俗做了很好的注脚。

丁仲英在《冬令进补之意义》（《康健周刊》，第 16 期）中讲到："冬日宜于进补，肠胃之消导能力以冬时最强，补品多腻，凡平时所不能受者，惟冬时能消导之，而生其功效，且冬时进补，瞬息即为春季，春时乃生发之季，冬时进补者，一至春时，受此补力之助长，人身各部皆特别发达，故冬日乃进补之时机，亦可以名之曰进补季。"丁仲英把冬季明确为进补季，意义重大，另外，这段话中把冬春之间的承续关系用补益生发之理来阐释，让冬令进补更有说服力。

二、将膏方定义为冬令进补的最佳方式

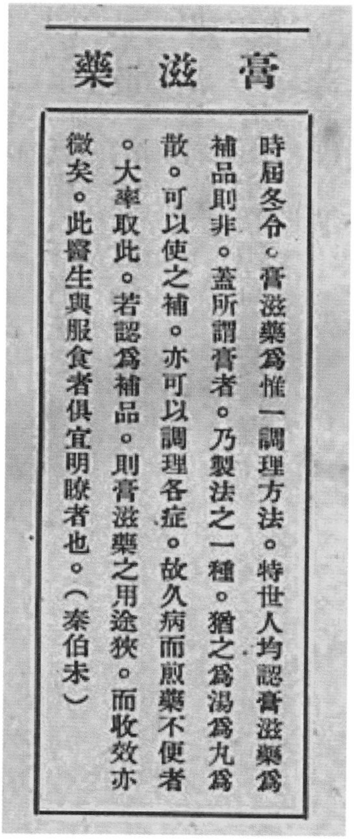

膏滋药

时届冬令。膏滋药为惟一调理方法。特世人均认膏滋药为补品则非。盖所谓膏者。乃制法之一种。犹之为汤。为丸。为散。可以使之补。亦可以调理各症。故久病而煎药不便者。大率取此。若认为补品。则膏滋药之用途狭。而收效亦微矣。此一生与服食者俱宜明瞭者也。（秦伯未）

图4-2-1　秦伯未将膏滋药定义
为唯一之调理方法

秦伯未倾注大量心血投入到膏方的理论研究、临床实践和学术传播，是现代上海冬令膏方发展史中的代表性人物之一。民国二十一年在《卫生报》第九十五期上，秦伯未先生开宗明义将膏滋药定义为冬令唯一调理方法，并强调了膏方的补益、调理二元作用，将上海冬令膏方的保健作用提升到前所未有的高度："时届冬令，膏滋药为唯一调理方法，特世人均认为膏滋药为补品则非，盖所谓膏者，乃制法之一种，犹之为汤、为丸、为散，可以使之补，亦可以调理各症，故久病而煎药不便者，大率取此，若认为补品，则膏滋药之用途狭，而收效亦微矣，此一生与服食者俱宜明了者也。"（图4-2-1）

冬令进补独尊膏滋药，并不只是秦伯未的观点，名医陈存仁也有类似的表述。他在《补品丛谈》里就讲到："惟补品之作用，在于滋补虚弱，若不问己身虚弱在于何处，不问虚弱至于若何程度，一知补品，贸然进服，亦非所宜。故为详述如次，其最适宜者，莫若就医诊察，订立膏方，盖其收效较为确切而无流弊也。"在冬令进补中，慢慢形成了膏滋药效力最好的专家共识。"这许多方法之中，以膏滋药为最有力量，滋补之功最大"。

《膏滋药是合理的补品》（《新闻报》，1947年1月1日）一文这样讲到："膏滋药者，乃配集各种合乎各个人体质之药物，煎熬而成之滋补药液，实为一种合理的复方，其利在不篇补一方，例如单服人参为补气，服阿胶为补血，均不能及膏滋方之面面顾到也。膏滋药，何以最宜于冬令，旧以冬令闭藏，此时最宜进补，肠胃容易受纳……得遂……营养之价值也，在此时，更宜久服，不致变质也。"

"及时的进补，四季之中，以冬令为进补最相宜的季节，这时的脾胃，有特强的消化力，许多平常身体衰弱的人，正可乘此机会施以调补，把一年来所感觉到的虚弱，可以设法使你满足补品之中，可以照身体所须要的成分去选择，加入一种单纯的病态，可以用一种单纯特效的成药，一方面便利，一方面经济，比喻说，本身觉得胃的消化力不长，可以用一种单纯的助消化药去增加消化，要是你有一个复杂的疾病，消化力不足之外，更有心脏衰弱、遗精早泄、腰酸、精神萎靡现象，混合许多种不同的药剂，来适应

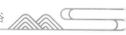

你的复杂症象，在这种情形之下，可得两种办法来解决此问题，第一个办法，先根据所见确定一方，每日观察病态之变化，随时增减，再予固定，第二种是用膏滋药，先得请医诊脉，病之虚弱深浅，用以多量的药品，使每一种疾病中须要的药剂，可集中在一起，煎成膏滋，很简便的，每日早晨和晚上吃上两勺，不过……可以随意进入，随机更变，后者又煎成膏滋，实难变更，故当开膏滋药之时，一定要选择平素对于你身体有相当认识者，或者是确有真实学问者，方所托付，要是一时失于检查，待膏滋药已煎成，服后不见其好，而反觉不适，那没道整个的东西，全都送掉，这许多方法之中，以膏滋药为最有力量，滋补之功最大，要是有相当的医生，很仔细把你一切的来源病象，诊断得一些不错，制了膏滋药，一定有很好的成功。"

上文清楚地阐述了膏方之于汤方、单方的若干优点。其一，大复方的"多靶点、全覆盖"作用，即面面顾到；其二，冬天胃肠道疾病较少，人体有更强的受纳转化能力；其三，久服不变质。这里对病患还给予提醒，开膏方不同于一般的诊疗活动，要尽量找熟悉的医生，要找有真本事的医生等，体现了膏方活动中医俗和民俗的互动关系。

膏滋药之所以能在冬令进补中定于一尊，与其独特的优势不无关系。膏滋药最为突出的是药方的药味多、量大，这样干预、补益的范围广，持续作用时间长；其次，膏滋药在中医看来，比起一般汤药，更有治本之效。

名医张赞臣则以"冬令唯一之补品膏滋药"为题，对冬令膏方推崇倍加："吾人常年劳动，或耗其体力，或耗其脑力，每至冬令，例必服食补品，以偿其所耗，亦计之得者。然补品之名既多，其性质与功用，又名不同。常人不明其原委，但知虚者补之，而不知虚之所在，应服何种补品，不辨品类，一味乱服，或者如石投海，毫无影响，或者隔靴搔痒，不着痒处，甚或因补非其宜，反见胸脘痞闷，口腻食减等现象。是欲得其宜而反蒙其害也。□诸修筑马路，凹下低洼者，填而平之，则坦直而步履安稳矣。若不填其陷落，而反增筑其平坦面之处，则愈觉其高低不平，有行路难之叹矣，乱服补品，亦有是也。"这一比喻颇为传神，进补所补的是不足，而不是在中正平和之上强行加注，更不是补有余。

民国时期，医患之间经常通过在媒体上你问我答的形式进行沟通，这也是医生推广自身学术观点吸引患者的有效方法。陈存仁当时的年龄不算大，但已颇有医名，他答患者问十分精彩。如《膏滋药方——陈存仁医士答（张仲辉来函）》："吾人碌碌终年，自知身体日渐虚弱，大不如前。但以环境厝，不克耐心服药调补。平时呢拟待至冬令进服补方。今者攸届严冬，正是进补之时，鄙人系肾亏之症，请拟一补肾之膏方，以便择用，实为至感。"答："中医治病，擅长以慢性之药性，复方配合，面面顾全，培植其本能。而后除其病之根蒂。即所谓治本不治标之理。冬令为病家订立膏方即其一例也，膏方之目的，在调治秉着全身之缺点，必须穷本探源，追查病根之所虚，立方不厌其烦，用药不厌其繁，通常用药约二十余味，煎熬称膏。开水冲服，不仅取效周全，日常服一二月之久，可口适味，绝不若别种药剂常服即易倒胃，膏方之特长在此，慢性之病症，在事实上非长时期服药不能奏效，故宜在冬令订立对症之膏方以调治之。膏滋之药汁，以冰糖、阿胶等收熬而成，味甘驯，绝无药气药味，令人久服不厌。一膏方约能服至二月之久，经此常时期之调治，自能根治而收效悠久矣。”（图 4–2–2）这段医患之间的对话颇有可以圈点之处，重点强调了膏方在治本方面的显著优势，而能治本的原因又主要和它面面顾全、长期作用有关，药效的横向到边、纵向到底，这样的说辞的确很有说服力。

膏滋藥方 陳存仁醫士答

(張仲輝來函)吾人碌碌終年。自知身體日漸虛弱。大不如前。但以環境關係。不克耐心服藥調補。今者倏屆嚴冬。正是進補之時。鄙人知中醫所開『膏滋藥方』煎服膏滋。進服一冬。收效最宏。鄙人係腎虧之症。請擬一補腎之膏方。以便擇用。實爲至感。

(答)中醫治病。擅長以慢性之藥性。複方配合。面面顧全。培植其本能。而後除其病之根蒂。即所謂『治本』不『治標』之理。冬令爲病家訂立『膏方』即其一例也。膏方之目的。在調治病者全身之缺點。必須窮本探源。追查病根之所虛。立方不厭其複。用藥不厭其繁。通常用藥約二十餘味。煎熬成膏。開水冲服。不僅取效週全。且常服一二月之久。可口適味。絕不若別種藥劑常服即易倒胃。膏方之特長在此。慢性之病症。在事實上非長時期服藥不能奏效。故宜在冬令訂立對症之膏方以調治之。膏滋之藥汁。以冰糖阿膠等收熬而成。味甘馴。絕無藥氣藥味。令人久服不厭。一膏方約能服至二月之久。經此常時期之調治。自能根治而收效悠久矣。以通常經驗論。慢性病症。如本元虛弱•血虛肝旺•腎部虧弱•久咳痰飲•子宮寒冷•白帶便血•頭暈虛痛•遺精早洩。痔漏陰疽•陽虛衰萎。及癆損虛羸等症。較易收效。蓋此類病症本非短時服藥所克根治。膏滋藥劑。補益本元。苟能對症發藥。膏治療該病之相當藥物於膏方之中。成效自宏。故膏滋藥方。在冬日治療上。恆須施用。

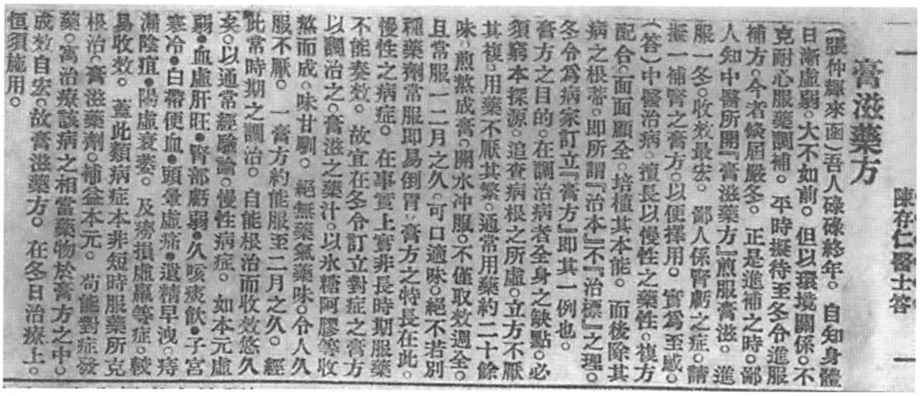

图 4–2–2　陈存仁答患者问

见诸报端的膏方问答还有不少，再举一例，一患者写信求教，所问如下：“余患遗泄已久，近则腰酸背痛，如眩泛恶，纳少神疲，阳事不举，神衰等症。今照定户减半之例，寄上大洋二元，请开膏方一张，以便冬令进服也。”中医魏立民做了回答：“向患遗泄，延今已久，近则腰酸背痛，头眩泛恶，纳少神疲，阳痿不举，神经衰弱。考肾为阴，主藏精。肾之阴亏，则精不藏，故为遗泄。腰为肾之腑，背为肾之路，肾虚骨失荣养，故腰背为之酸痛。加以水亏不能涵木，肝木势必横逆。升腾于上，则为头眩。克制于脾，则为泛恶。且肾阴不足，则肾阳亦为之衰微，不能下驰宗筋，故阳道为之痿废，此阳痿症之所由起也。至于神筋衰弱者，因肾与脑有连带之关系也，据症论治，宜阴阳并补，助以平肝潜阳，固摄精关之剂。际此冬令，膏滋代煎，缓图功效。吉林参须另煎汁冲一钱，抱茯神三两，桑寄生三两，菟丝子三两，璐党参三两，米炒于术一两五钱，金樱子三两，制首乌三两，清炙黄芪三两，淮山药三两，青龙齿四两，制黄精三两，明天冬三两，甘杞子三两，牡蛎四两，血燕根三两，大生熟地各三两，山萸肉三两，炒滁菊三两，肥玉竹三两，熟女贞三两，厚杜仲三两，大白芍二两，剪芡实三两，潼白蒺藜各三两，川断肉三两，杜狗脊三两，白莲须一两五钱，广橘白一两，炒谷麦芽各三两，

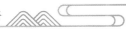

补骨脂二两，合桃肉去紫衣四两。右药加砂仁末四钱，鹿角胶一两，龟甲胶三两，清阿胶二两，陈酒炖化，再入白水糖半斤，烊化收膏。每早晚各服一调羹。如遇外感，暂时停服。"（图4-2-3）答问者深谙患者心理，在膏方前面加症状或疾病名，直截了当点明立方用意，起到了良好的传播效果。

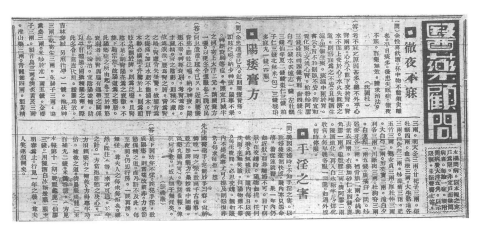

图4-2-3 "医药顾问"栏目中关于膏方诊疗的医患互动

三、充分论述了服食膏方的注意事项与禁忌

因为膏滋药的滋腻，处方不当容易加重脾胃的负担。一些医生由此反对冬令膏方。1913年8月5日，中西医汇通派代表人物之一丁福保在《申报》发表了《却病条件廿二条》一文，却病的第二十一条为"小病不可服药，冬日禁服膏方"，原因是"小病本二三日可自愈者，往往因不对症之药而迟至六七日始愈，冬天之膏方能使人消化力减少，或生湿或太燥或遗精或鼻孔流血，连服数月无有不生流弊者。"世间没有完美之物，围绕流行不可避免会产生争议，不夸大其词，通过学术论辩，拨乱反正才更加有利于冬令膏方的良性发展。上海的医家为冬令膏方的规范使用做了许多有价值的工作。

《申报》（1886年11月22日）胡悦彭发表了一篇《补药宜慎论》文章，反对蛮补，文中对当时沪上冬令时节膏滋药盛行的情况做了描述，提醒大家在服膏之后不要忘乎所以，必要的克制、必需的养生原则还是要坚持：

"……夫人之脏腑犹一室也，疾病之起犹贼之入于其室也，驱之之法，唯有开其门而逐之于外，然后高枕无虑。岂可掩其扉而楼索于丙，徒滋扰乱，漫不可得。今之喜服补药者，毋乃类是，当其用药之际，不思治其致病之由，徒以数味之补药，谓可以延年却病，我恐病之不能却，并将平昔素蕴之邪，补之入内，遗患无穷，真可叹也。此风惟沪上为最盛，每到交冬之际，稍有资斧之辈，即召医生到家订一膏滋补方，以为一年之内，可以恃而无恐，因兹以酒为浆，以妄为常，纵恣于曲房隐邃之间，既竭其精又耗其神，不知保养，肆情放逸，试思以有限之精神置之于无底之欲壑，乃欲以区区之膏方以为弥补之备其可得乎。每见此辈，华服障其外，精而枯其中，未寒而先寒，未热而先热，每交节候，浑身节骨酸楚，年未半百则已衰矣，更成稍袭风寒病者，自虑其虚思有以补之，不知身体虽虚，而贼邪之致，患者本自不虚，以不虚之体强欲用补以泥之，遂致虚者愈虚实者愈实，渐至不可救药，岂不冤乎。当其病之初入也不思开门而驱贼，反欲掩门而静待其遗患，胥由于此，然不能归咎于有病之人，以本不知医，岂识病之虚实，症之表里。想有识之士洞悉《内经》之典，精通诸家之方者，决不书此蛮补无理之方要，皆不学无术之徒胸无点墨，□顾从事营谋计巧，工于语言不识阴阳之变化，气血之消长，居然言虚道实，偏见由其月旦，指热为寒，肆言出于唇吻，只知肥己，遑顾他人，此之谓医中之贼，其罪可胜诛哉。夫补药非调不可服，服不如法，多见其害，服之中病未始无益要亦，病已即止，非如五谷乃可久服以养身。然而五谷之中尚有分别，如谷食宜于东南，麦饭宜于西北，盖西北风气刚强，其脾胃之性最喜香燥麦饭是也，东南之人风气柔弱，其脾胃之件最喜甘温谷食是也，以五谷有情之物尚有攸分，登草木无情之品可以蛮补而常服乎？质之明哲之士，其以余之斯论以为善乎，否乎。"

　　服膏滋方，需得辨证准确，不能千人一方，尤其是一些流弊需要革除。《膏滋药》一文中（《申报》1927年12月16日）说到："俞鉴泉曰：予见俗于冬令，喜服膏滋药，而阴足阳秘脾胃壮健者，参芪地竹之品，力足以运行，服之尚无害，若阴虚体质，即足以动肝阳而耗肾阴，陆定圃曰：世俗喜服热补药，如桂附鹿胶等，老人尤甚，以其能壮阳也，不知高年大半阴亏，服之必液耗水竭，反促寿命。"二氏为中医泰斗，所言自有见地（图4-2-4）。

　　云裳所撰《冬令卫生为第一要义，是经验得来，非向壁虚构》（1934年1月22日）曰："膏滋药滋补力之伟大，夫人皆知，惟处方时当审慎为要，盖苟药不对症，较不服为更有害也。"他在极力褒奖膏滋补药的同时，也不讳言其负效应。

　　张汝伟在《医学杂志》第

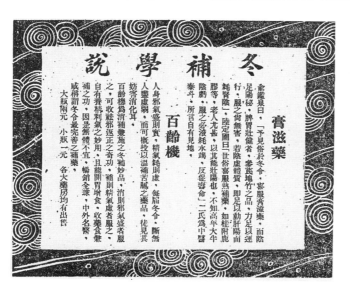

图4-2-4　冬补学说

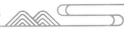

十七期撰文《冬令补剂利弊论》一文中指出膏滋药久服的问题："药以去病，无久服补药之说也。即仲景之圣，如四君子之补气，四物之养营，阿胶鸡子黄之育阴，亦随病体而变迁，未有起居如常，而久服补剂以为强身宜体之用。自薛立斋为人治病，创药宜久服之说，而张景岳因之，揆其取意，本之《内经》精不足者补之以味一语，而创用全鹿丸入药，劝人久服，受其毒不可胜计，光绪乙巳间，中权居士在杭州演讲时，亦曾痛论，鄙人问世以来，一至冬至，每有人求膏滋方（即补药）者，不得已一味轻清，不事重滞，一补一运，以对付之，反观各医立方，参茸桂附辛温大补，而病且摆出，爰中权居士之意，而推论其利弊于后……"病愈之后，不必久服膏滋方，而在处方之时，更应通补兼施。

　　陈存仁在《膏方浅识》一书中提出了"四不可"和服用建议。① 不可滥用方药，"调理虚弱，决不可滥服成药，亦须因人体质而各异其方""若但知膏方为唯一补剂，抄得成方，贸然进服，不特收效难期，或者反滋流弊"。② 不可滥订药方，"不服膏方则已，欲服膏方，则须自检已呈虚象，就诊于有经验医家，研究症状，详考虚实，细察脉证，订立对症之膏方""苟抄录成方，或由知医理者滥订药方，虽满纸参术，皆表面有益，与实际何益"。③ 不可以价论效，因"有一般不明底蕴之人，咸以为价愈贵者，补力愈大，服膏方贵者，欣欣然以为处方力宏；价稍低贱者，以为效力不甚充足。其实此种心理，大为谬误""须知药力是否宏大，要在处方得宜，效力大小，不在价之高低"。④ 不可盲目进补，曰"有可笑者，常人略知党参、黄芪、龟板、阿胶之名，但问其药力之补不补，不问自己身体之宜不宜，熬为膏滋，滥行进服，是颇有因是而流弊丛生""药物之功，虽能治病，亦能成病，补药亦然"，故体内有邪者"均须顾及，毋留邪，庶几能受滋补之益。故在未服膏方之前，须服开导剂，以收除旧布新之效，即俗中所称之开路药者是也"。另外还提出"每冬医生所订之膏方，务须保存。今年服后，明年定能康强无病，待至明冬如再订服膏方，则收效更宏，可将前方参酌过去实效，再作更进一步之滋补办法"。

四、将冬令膏方发展成为独立的时令性中医特色门诊

　　节令是中医里一个非常重要的观念，它是根据季节变化、天气温度等因素来判断人体阴阳气血的变化规律，从而采用不同的调养方式。在中医理论中，每个季节都有自己的特点和规律，人体也随之发生相应的变化。例如，在冬季，由于气温较低，人体阴气旺盛，因此适合进食一些滋阴增液的食物和中药，以调养人体，增加机体的免疫力。而面对冬季所特有的气候条件，膏方就成为非常有利的滋补剂型，其能最大限度地给予人体养分以及帮助人体恢复活跃状态，提高人体防御能力。

除了季节方面，节气也对膏方的选择有所影响。比如，在秋分的时候，气温骤降、空气干燥，很容易导致人体的阴阳失衡，这时适合食用具有润肺滋阴功效的秋梨膏，以增加人体防御力、预防咽喉疾病的发生。

总之，节令与膏方是紧密关联的。因此，在日常保养防护中，根据不同季节和节气，选择适合的膏方，有助于增强人体免疫力、预防疾病的发生，保持身体健康。

与膏方的高保健价值对应，它的价格也相对高昂。民国时期的中医已经意识到膏方在整个诊疗业务中的重要性和特殊性，纷纷将膏方门诊独立设置，已便更好地对患者进行健康管理。膏方的价格高，一方面原因是诊金更高，膏方门诊的诊金与普通门诊诊金相比，有大幅提升，一般为 2：1 的比例。如 20 世纪 20 年代初，陈存仁普通门诊挂号费为 2 元，膏方的挂号费则要 4 元。其他名医开出的诊金价格结构与陈类似。如果专门延请，诊金则要另议，名医出诊可达天价。膏方的价格高，最主要原因则是名贵药材的使用多，加工费不菲。《药店老板生财有道，一贴膏滋药代价五千万》一文中写道："江浙一带'大国民'，每届冬令时期，辄及时进补，得弄一些滋补的东西来吃，算是慰劳一年的身子。滋补品中，以膏滋药似乎最为普遍，此一补物，在过去身价原也贵重异常，目前因受物价高涨的影响，市面也更加大了，据记者会上探悉，目前请丁济万、王大苏等名医，开膏方一张，其值竟需半根小黄鱼之巨，拿了方子到徐重道之类去配一配，再请他们煎一煎，则需三十余万金，吃一帖药，实支五十万左右，听听已足吓坏人了。"（图 4-2-5，图 4-2-6）

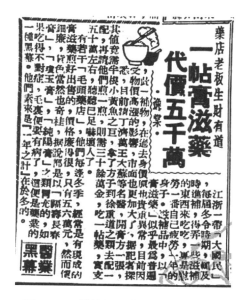

图 4-2-5　媒体爆料膏滋药价格惊人

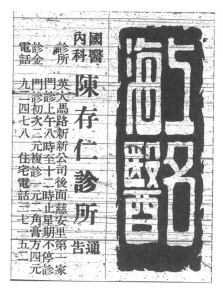

图 4-2-6　陈存仁诊所通告，诊金约定
初诊为 2 元，复诊 1 元 2 角，
膏方门诊则为 4 元

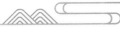

半根小黄鱼约合今天的 15.6 克黄金，顶级名医的出场费果然惊人。一些医生在为自己做软文广告的时候，也常常把膏方业务单独拎出来，以体现自己的身价。《申报》1935 年 12 月 9 日以《名医夏莘夫诊务忙碌》为名报道夏莘夫的门诊情况："浙西名医夏莘夫先生，曩在石湾悬壶应诊，垂三十年，活人无算，浙西一带盛誉久着，今夏应沪上亲友敦促来沪，现设诊所于北京路泥城桥宏兴里二弄廿三号，日来门诊，拥挤异常，膏方尤多，幸其女公子平如女士家学渊源，侍诊开方颇为得力。"这段话内容不长，但包含的看点颇多。找上门开膏方的患者社会、经济地位一般都不差，同时也相对比较挑剔，建立对医生的信任常常需要较长时间，外来名医想要在上海站住脚并非易事，然而夏莘夫一开始就诊务繁忙，殊为难得，该报道也许有做广告夸大其词的嫌疑，但所表述的基本事实应能成立，我们依稀看到了女中医随父应诊为膏方诊疗活动加油助阵的繁忙身影。

今天，膏方门诊的形式继续得以保留，诊金翻倍的传统依然有效。每年冬天，中医医疗机构都会开设专门的膏方门诊，配备专门人手负责挂号、核价、开方、熬膏、取膏等，形成了专门的流程规范。另外，冬令膏方的团购活动也分外红火，和过去大户人家的包场有异曲同工之妙。热热闹闹的膏方门诊构成了上海冬日独有的一大景观（图 4-2-7）。

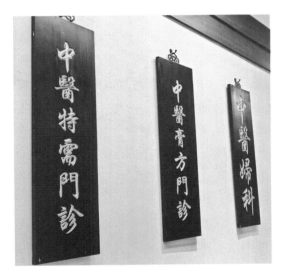

图 4-2-7　上海童涵春堂悬挂的招牌，中医膏方门诊和特需门诊、妇科门诊并列，已然成为最重要的季节性特色门诊

第三节　上海冬令膏方的药俗图像

姜衍泽堂药店是土生土长的上海中药店，距今已有 300 余年历史，后来，外地药号纷纷抢滩上海，有胡庆余、童涵春、蔡同德、雷允上、郁良心、奚良济、王大吉、姚泰山、叶树德、叶天德、苏存德、徐重道、李众胜、冯存仁、虎标永安等老字号，促进了上海中药行业的繁荣。在上海的中药行中，膏滋是一个重要的经营门类，是各家药店的兵家必争之地，上海的中药店和老药工为膏滋药的传承做出了杰出贡献（图 4-3-1）。

一、到府上熬膏

在社会上一直有传说，说的是解放前某某大户人家请中医和中药师傅上门配方熬药，颇多讲究，如处方熬膏之前，患者需沐浴更衣，净身祷告，医家和病患一起长期生活，观察其起居生活，以利于处方精准等，神乎其神，煞有其事。那么真实情况如何？上海市中医医院的董耀荣主任和雷允上的老药工胡惠民在《海上中医之药食同源》栏目中确认了这一传说："钱多的家庭请名气大的中医，一家男女老少把脉都搭一遍，一人一方，再请药工挑着榨床、锅子、炉子到府上熬膏。"当年真有如此盛况吗？有没有直接的证据？我们检索了一下，发现这类传说并非空穴来风，而有着确切

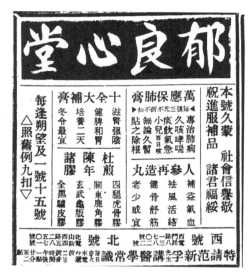

图4-3-1　郁良心堂的成品膏方广告

的证据。1930年1月4日，《医药讯》栏目万年青药号推出的广告中，明言："际兹冬令，正宜进补。各界仕女如欲煎熬膏滋药者，可向本号接洽。价格公道，货料认真，并可唤至家中煎熬，以示并无虚伪云云。"《申报》1946年12月23日发表了《节届冬至及时进补》的编辑部特稿："代客煮药是徐重道所发明的。过去许多大药铺中，神气傲慢，到现在仍不肯代客煮药。但膏滋药素来由药店代煮，甚至把紫铜锅、炭炉、榨床等挑到你府上，当面煮熬，以示慎重。膏滋药的煮法和普通的药不同，药量既多，还要分别药性，加以泡浸，煮的时候，那几味先煮，那几味后下，多少时间用武火煮，多少时间用文火煮，都有讲究。尤其是最后'收膏'的一个阶段，如何用阿胶，那时放冰糖，不能随便。一个不会煮药的人，简直不知如何把这满满的一大锅药材煮成小小一磁缸，平白地把许多贵重的药品浪费了。好在膏滋药是药铺里的好买卖，所以不惜移尊就教，代为煮熬。"显然，患者有需求，药店有动力，促成了上门代煎的壮举。

膏滋药在药店经营中占据独特地位，膏滋药因为价格高、制作费时长、技术要求高，在老百姓心中的形象高贵，能够彰显药店整体的实力，又因为利润丰厚，药店往往也愿意做更多的投入，药工更愿意花时间去细心打磨，专研，精益求精，甚至愿意打破常规上门为客户煎药。上海中药行业的工匠传统和工匠精神，也借膏方这一行业明珠，得以升华彰显。

《新闻报》（1939年1月10日）的冬令膏方特刊中有一则同春堂国药号打的大幅广

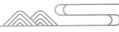

告，标题就是"代煎膏滋，手续可靠，纯洁浓醇，胜人一筹"。内容中用醒目的黑体字标注了该堂煎熬膏滋药的特点，就是"造府面煎，可随尊便"。另外，同春堂的膏滋可以做到"电话通知，随接随送，送接迅速，稳妥便捷"。广告中还对煎熬膏滋的专业性进行了全面描述："煎熬膏滋，认为火候、时间、劈沫、提炼等事项，于膏滋之优良、逊劣，攸关密切，如火候不匀，时间不准，劈沫不净，提炼不精，则质液不纯，不特能消化，抑且功效不彰，久藏质味易变，若取此饮服，焉有何益，故本堂煎熬膏滋之时，均由专家煮炼，而火候之适宜，时间之准确，劈沫之洁净，提炼之精粹，已凑于完善之境，并能选

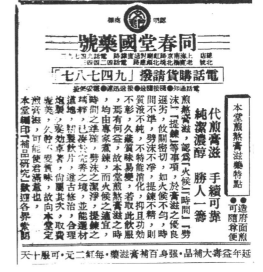

图4-3-2　《新闻报》同春堂国药号的膏滋药广告

材道地，精制饮片，遵古修治，合理炮制，奏效卓著，尚属其次，取费廉美，久贮不变质味，故向本堂定煎膏滋，可能使君满意也。"这一段话，非常简要地表明了膏方的若干优势，冬令膏方的选材、炮制方法、煎熬技巧、疗效等都有独到之处，一料成功的膏方，滋味香甜，不易变质变味。通过熬制膏方，一批药工的心性得到锤炼，他们的中药学技艺也得到突破，更加精湛（图4-3-2）。

二、专门的职业和部门

因为上海冬令膏方单价贵，而且颇有规模，形成了完整的产业，也催生出专门的职业和部门。

《申报》1931年7月13日药业职工会呈给上海特别市执行委员会民众训练委员会的公文《历呈有组织工会之理由》，表述为什么要成立工会，其中提到药业职工的工种：第一个工种为刀上，专司制切饮片煎煮虎鹿龟驴诸胶等事；第四个工作为料房，专司水泛蜜丸熬煎膏滋等事；第六个工种为细货房，专司管理一切贵重货物，并拣剔原货工作；第十个工种为胶厂工人，如杭州之西湖、无锡之惠泉、本埠较大各药铺，俱分设胶厂于各该地，每至冬季皆派工友赴厂熬煎虎鹿龟驴霞天等胶。刀上、料房、细货房、胶厂工人这几个工种和制膏滋药都有颇为密切的关系，尤其是胶厂工人，冬天的主要任务就是配合膏方旺季进行生产。

阿胶虽以山东聊城所产为最佳，然而囿于当年路途遥远，成本更高，沪上用胶又

大，又遇到阿井堵塞，因此上海的老字号药店纷纷在无锡、杭州等地进行布局生产阿胶。生产阿胶传统上要用到金铲银锅，增加了阿胶的神秘感和高贵感，膏滋药的定位趋于高端。朋寿堂药号当年的一则广告保留展示了当年外埠生产上海销售的运营模式（图4-3-3，图4-3-4）。

朋寿堂药号照常接方送药

敝号自创业以来用货地道，真实无欺，荷蒙各界赞许，迩来时接顾客来函及电话，要求敝号接方送药并代客煎药，本主人为应社会之需要起见，故决于国历十二月一日起实行接方送药，无论远近，电话通知，立刻派自由车接送无误。惟代客煎药尚在考虑之中。再者敝号鉴于山东阿井淤塞后，惟无锡惠泉经历代名人品定为天下第二泉，已为全国之冠，故敝号于民国十二年冬自建厂屋在无锡公共体育场对面，特备金铲银锅用惠泉水熬煎虎鹿龟驴诸胶，发兑以来久已脍炙人口，毋庸赘述。现届冬令进补之期，循例举行，廉价十天。特将杜煎驴皮胶龟板胶、虎骨胶、鹿角胶以及人参再造丸各种膏滋补药参燕银耳一律廉价，本外埠同业批发尤加欢迎，邮费加一。

《申报》1946年12月23日发表了《节届冬至及时进补》的编辑部特稿，开篇即是"从膏方说到国药"："说到冬令进补，当然要提及膏滋药。本来国药店的营业，夏季忙而冬季赚钱，钱就赚在这膏滋药的营业上。因为膏滋药中，有许多是名贵的药物，像人参、鹿茸之类，而收膏的时候，必须用驴皮胶、龟板胶，亦为珍品。今年市价，一服膏滋药恐非四五十万元不办，药店的利息素厚，假使能多接得几张膏方，不是可以快快乐乐地过年了么""可是在大药铺中，则各有专职，切片的称为刀上先生，小抽斗中装药

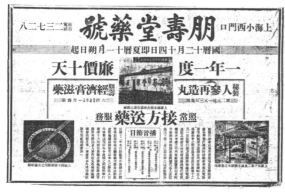

图4-3-3　朋寿堂药店的膏滋药广告

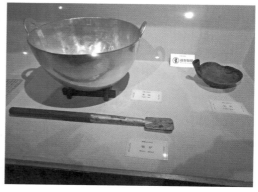

图4-3-4　东阿阿胶博物馆中摆放的"金铲银锅"展品，可印证当年朋寿堂药店广告中提到的熬胶用具

的称为夹斗房，制造丸散，亦有人专司其职。规模极大的胡庆余堂，有五大房六小房的名目：饮片房、丸散房、细料房、大料房、刀房则属于大房，拣药房、庄计房、细膏房、细货房、草药房、货房属于小房，全部职工，约共三百余人"。（图4-3-5）

可见，膏滋药在当时已经是药店经营最重要的利润来源，一些大的老字号，抓住冬令这一膏方旺季，收益颇丰，并以此为契机，设立了"细膏房"这样的专职部门，设置了制膏工的专业岗位，由此不难管窥当时膏滋产业的繁荣景象。

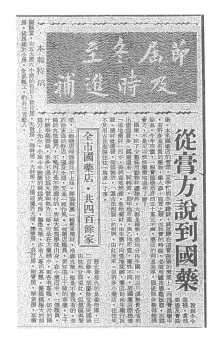

图4-3-5　《申报》的《节届冬至　及时进补》编辑部特稿

三、专业工具

此外，因为膏方制作的特殊要求，一些专门的制作工具也被开发了出来，比如紫铜锅、榨床、挑化所用的专门竹片等。如前面的编辑部特稿："膏滋药素来由药店代煮，甚至把紫铜锅、炭炉、榨床等挑到你府上，当面煮熬，以示慎重。"《申报》1920年10月29日在讲到制白蜡方法时就提到："阅者诸君曾见药店中制膏滋药之器具否，盖一简单之榨床也，从沉锅底之杂质制蜡亦用此器，所异者藤袋之内更须置一细麻袋防压榨之时杂质之进出可矣。"榨床可以让膏滋汁液尽可能多地挤压出来，以实现最大程度的利用，紫铜锅是熬膏滋药的标配，铝锅、铁锅都不合适，紫铜锅已隐隐成为膏滋药的文化符号。现在童涵春堂博物馆还保留有最早熬膏方的紫铜锅，据传有两三百年历史（图4-3-6，图4-3-7）。

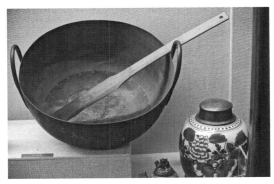

图4-3-6　铜锅和竹铲，膏方制作工具（现藏于童涵春堂博物馆）

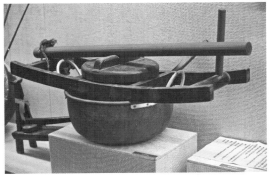

图4-3-7　榨床，膏方制作工具（现藏于童涵春堂博物馆）

在四明医院（上海中医药大学附属曙光医院前身）的院史资料上，1954年四明医院更名为上海市第十人民医院，与第十一人民医院相邻。根据市政府安排，第十人民医院将中药制药设备整体移交给市第十一人民医院，其中就含大中小紫铜锅6口，紫铜煎药罐12口，绢筛4个，片刀1把等，这些设备和膏方的制作关系密切。可以推测，当年四明医院熬制膏方已形成相当规模。

四、特殊用途的膏方

一些有特殊功效专门用途的膏方也被开发出来，当年不少人深受服食烟土之苦，身体虚弱，又不得戒断，一些药店看准时机，推出了以林文忠公命名的戒烟膏滋药，颇受市场欢迎。《申报》曾经报道：1928年香山堂生意红火，购买膏滋药贴的人应接不暇，著名的戒烟圣剂林文忠公膏滋药，该号每逢朔望就会推出半价发售的优惠，销售量竟然超过了三百料。此外，阳痿膏方、肺痿膏方等也颇受欢迎。

五、薪火相传，再续膏方辉煌

今天，在上海中医药大学附属岳阳中西医结合医院、上海中医药大学附属曙光医院，每到膏方季，上百口紫铜锅一起点燃，蔚为壮观。因为熬膏需不时搅动，不然容易糊化粘锅。中药师傅选定冬竹为材料，经过切削，制成熬膏专用竹片，熬膏的时候用来充当搅拌工具，不导热，长短宽窄可随心所欲砍削，用起来非常轻巧、顺手。收膏时，竹片也有妙用，如冬令膏方特有的挂旗、滴水成珠现象，就是竹片从膏里搅拌后拿出来，膏药会像一面旗一样挂在竹片上，而膏从竹片上滴入水中也不会溶化，表明火候恰到好处，大功告成，此景象让人大开眼界（图4-3-8）。

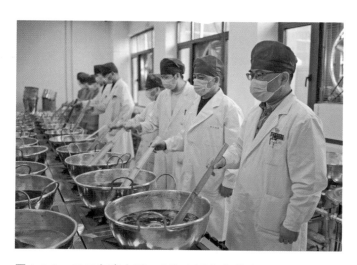

图4-3-8　2022年膏方季，上海中医药大学附属曙光医院恢复了自制膏方的传统，开炉点火以后，熬膏师傅手持竹片，整齐划一地站立在铜锅面前，开启了新一年冬季膏滋药的煎制

上海中医药大学附属岳阳中西医结合医院膏方新楼2021年启用。"岳阳膏方楼"共两

层，面积达 1000 余平方米，由国医大师严世芸教授题写匾额。一楼为岳阳医院膏方制作基地，用于传承传统技艺熬制膏方。基地设中药饮片浸泡区、煎煮区、浓缩区、收膏区、盛装区、凉膏区及膏方取药区，共有 100 口紫铜锅，传承传统技艺熬制"岳阳膏方"。100 口紫铜锅开炉，经过 6 个多小时浸泡的第一批膏方药材入锅煎煮，药工在热气腾腾的火炉边不断搅拌，黑色汤汁在锅里翻滚跳跃，浓郁的药香扑面而来。随着炉火越来越

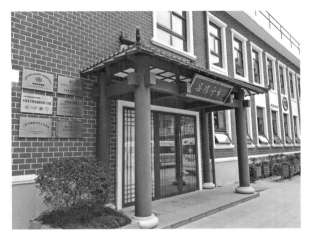

图 4-3-9　上海中医药大学附属岳阳中西医结合医院膏方楼外景

旺，室内温度达到 40℃……每年立冬，上海中医药大学附属岳阳中西医结合医院的冬季养生序幕都在这里拉开（图 4-3-9）。

膏方制作室里，经验丰富的药师用竹搅片翻着紫铜锅里的药材。岳阳医院始终坚守古法炮制工艺，用紫铜锅煎煮，分七个步骤：配方、浸药、提取、浓缩、收膏、分装、晾膏。这七个步骤需要一天半到两天时间，最终出炉的是一人一方、原汁原味的"岳阳膏方"。开炉的第一料膏方往往出自名家手笔，如 2022 年的头料膏方即由国医大师严世芸教授处方，每一个步骤都有严格的规范，药材跟着处方走，确保质量安全。"头汁"煮好后，取出药汁，再继续煎煮、压渣提取"二汁"，"头汁""二汁"合并放置在容器中沉淀，然后压渣。老药师娓娓道来："很多有效成分都含在药渣里，只有榨得干干净净，才对得起定制者花的钱。"第二天，膏方开始收膏。收膏前，药师还会按照处方，依次兑入阿胶、鳖甲胶、黄明胶等胶类及黄酒和糖类，还有各种珍贵的细料，如冬虫夏草、人参、鹿茸等。考虑到细料昂贵，若过早加入，有效成分会被药渣吸收，所以要在收膏即将结束前再加。文火熬制中，黑色膏体逐渐变稠，用竹板挑起膏体检查，能滴下成片，也就是"挂旗"，才算收膏完成。随后，经过分装和晾膏，就大功告成了。

二楼为徐玲玲工作室和海派中医膏方文化展厅，精心设计的透明玻璃地板，能让市民和学员站在玻璃地板上从上往下观察，沉浸式体验膏方制作的魅力，零距离了解中医药非物质文化遗产——海派中医膏方熬制技艺。每当秋冬开炉后，这栋楼就是医院整个冬天最忙碌的地方之一，只为将膏方如约送到定制者手中。

上海中医药大学附属岳阳中西医结合医院膏方门诊至今已有 40 余年历史，历经几代中医人薪火相传，"岳阳膏方"形成了特有的海派中医特色品牌，成为沪上中医养生的一张名片，深受百姓喜爱，现在每年要制作 2 万料。

六、带动周边产品旺销

膏滋药的成功，也带火了一批膏滋的周边产品。制膏常用到黄酒，绍兴的花雕酒在上海颇负盛名，在膏滋药的热销浪潮中，他们的行情也随之水涨船高。《申报》1935年12月17日就提到："本埠四马路中市高长兴酒栈，在越地设厂自酿各种美酒，营销南北，驰名已久。该号开设沪地已有二十年，营业发达，为绍酒业中之巨擘。所售各种佳酿，味醇质冽，以太号花雕为最著名。每日送酒恒在数百瓶以上，备有自由快车，随叫随送，迅速异常，闻太号花雕为冬令煎膏滋补品所必需。"

七、难以撼动的市场地位与持续百年的支配力

近现代以来，上海的膏方在居民养生保健市场占据了独特的位置，但同时也受到其他养生保健产品的市场冲击，和上海冬令膏方竞争的产品层出不穷，但始终并未撼动膏方在上海保健养生产品中的重要地位。

19世纪末、20世纪初，因为上海特殊的历史、地理地位，从国外传来不少保健养生时尚，比如牛肉汁、鸡汁、补片等纷纷开拓上海市场。商家大力推销这些舶来品，为吸引买家，还常常借冬令进补的本地风俗，在冬季进行营销，一个常用的方法是将其产品和膏滋药进行横向比较，来提高知名度。这些产品在传播之时也常常采用中医的术语来阐述自己的保健功效，如肾亏、虚弱、补肾、补精等词汇常夹杂其中见之于广告词。

1929年1月1日有厂商为百龄机补片打广告，其话语模式还是中式的。广告用冬补开头，"吾国各界向于冬令进补，以偿一年来精神心血之耗费。惟补品万千，倘非选择适宜，不但无功，抑且有害。惟百龄机补片，为吾国著名医学博士研究配制之清补妙品，补精补血补气，六脏六腑补力无处不到，男女老幼，调补无所不宜，允为补品之大王，较诸旧日膏方之配制费事，舶来补品之有不合体质之虑者迥不可同日而语。"

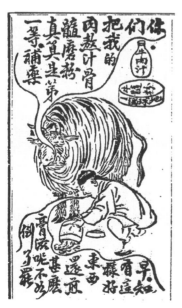

图4-3-10 牛肉汁广告，和膏滋药比疗效

《申报》1907年11月1日某牛肉汁商家广告词的内容为"你们把我的肉熬汁，骨髓磨粉，真莫是第一等补药，早知有这样好东西，还煎甚么膏滋呢，不如倒了罢"（图4-3-10）。1908年12月9日《申报》牛肉汁商家继

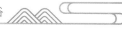

续打广告："真正西国第一驰名补身牛肉汁，服此汁一瓶，胜服膏滋药一料。"（图4-3-11）

当时还流行服食自来血，实则是人乳，是兼具中西文化背景的补益之品。1910年1月17日《申报》有自来血商家的一则广告称："自来血男女咸宜之铁证，人乳汁、内人乳，胜于膏滋补药。"（图4-3-12）

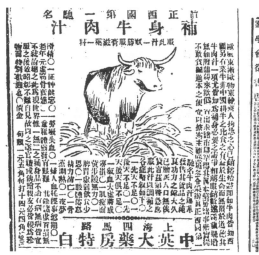
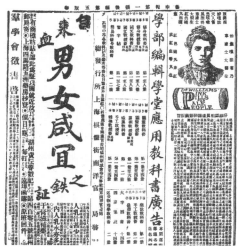

图4-3-11 牛肉汁广告，以膏滋药为竞品　　图4-3-12 自来血广告，和膏滋药比疗效

可见，这些广告都与"膏滋药"比较来证明产品的效果，从另一个侧面也说明了当时膏滋药在生活中的普遍接受程度。另外，也有一些西洋产品直接借用膏滋药的名讳，把自己也归属其中。以西法制作的"美而特益寿胶"原本和中医的膏滋药没有直接关系，但眼见膏滋药的热销，竟然采取了混淆视听、妄称膏滋药进行销售的策略："常年交冬必当进补，故有服膏滋药者，今届多事之际，吾人欲求幸福，更必先求身体之健康，然则美而特益寿胶实为最普通、最灵验之膏滋药矣，此胶本药房发明有年，素称海内外第一完全之大补品。"（图4-3-13）这些广告，搭乘膏方东风，在当时收到了一定效果。但一般都因为有名无实而难以持久。究其根源，这些舶来品保健效果不确切，从本质上缺乏和中国传统文化的深层联系，始终存在文化上的隔膜难以和传统医药理论形神合一。

现代社会，市面上的保健产品更是琳琅满目，但都不能替代上海冬令膏方的角色与

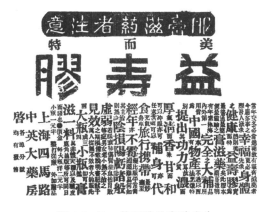

图4-3-13 美而特益寿胶广告

地位，在持续影响力方面更难以匹敌。

眼见膏滋药的红火，一些商家抓住机会推出了膏滋药的衍生产品，如基于膏滋方的补片。1940 年 11 月 16 日华一药厂打出广告，赠送丁氏补片："华一药厂近以名医丁甘仁氏膏滋验方经科学方法炼制成片，由其哲嗣丁涵人君监制之丁氏补片全家福，发行以来，未及旬日即已轰动全沪，逾受欢迎，该厂为出品纪念，特举行赠送一万盒试服盒，现已准备就绪，详细办法可阅今明日申新各报广告。"该补片的功效在于滋养本原，可填补一切诸虚百损，董事长闻兰亭氏为纪念出品还专门题写了"华话健全自力更生唯国药，一门幸福神方永寿出丁医"。

西风东渐，科学主义也影响到冬令膏滋的演变，一些商家趁机推出了"科学化膏滋药"的概念。"冬令滋补时期，冬令为最佳值进补时期，盖冬令进补，尤植物之及时施肥，必等来春之欣欣向荣也。""从前冬令进补，都服旧式之膏滋药，其弊有三：一、费用既大，手续又繁；二、黏腻败胃不宜服用；三、服不得法反多流弊。惟科学化之膏滋药又百利而无一弊。""所谓科学化之膏滋药，即美味滋补之康福多。对于无论何种体质，均所合宜，服入体中，即可吸收滋补，更不必用开路药。服食手续简便，售价尤极低廉，滋味香甜甘美，服之开胃，人人皆可服之，人人皆爱服之。"（图 4-3-14，图 4-3-15）

科学化膏滋药采用了一些貌似科学的手段，其本质并非传统意义上的膏滋，而是鱼肝油之属，和"旧式"膏滋药相比，有不少优势和卖点，似乎技高一筹，但无奈也躲不过时间的检验，在长期竞争中仍然难逃失败的结局。这里也提醒我们，中医的科学化不能等同于简单化，不能随意借用中医的概念，不能随意丢弃传统，中医的文化精髓必须保留。

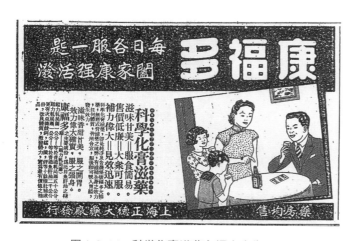

图 4-3-14　科学化膏滋药多福康广告一

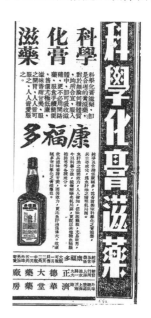

图 4-3-15　科学化膏滋药多福康广告二

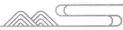

八、膏方打假

随着竞争的加剧，部分不法商人甘冒天下之大不韪，干起了假冒伪劣的骗人勾当。1889 年 5 月 20 日《申报》刊登了官方的一则通告：

　　据监生姜钠禀称，切生店姜衍泽堂发记药铺自八世祖姜宾远在治小南门外开设以来，迄今六代百数十年。先曾祖丹发敬承祖志，举所传仙授秘方宝珍膏精制行世，特加发记二字，物勒工名十分郑重，药料精良，治效神速，是以姜衍泽堂发记膏药各省驰名，销售日广，但宝珍膏方只有发记一家，并无分店。近有狡狯之徒希图射利私造假膏，以伪乱真，或在北市或在南市戏称发记所分。凡招牌仿单及一切图记无不模仿毕肖，以致外商远贾不知其中诈伪，纷纷误买，受害无穷。即如跌打损伤命在须臾，症尤危险，敷以假药，断难奏效，其害岂可胜言。甚有辗转托买寄至远方，见其料薄无香，不知出货者伪，反疑经手者之欺亲友，绝交争端百出，又或交信局寄还退换，不知原买何家，屡向生店吵扰。申地五方杂处良莠不齐，尤恐口舌滋事，叩赐示禁等情，到县据此除批示外合行出示谕禁，为此示仰药业人等知悉，尔等开张店铺各应自立牌号，货色认真，公平贸易，不得混称姜衍泽堂发记分店损人牌号，欺误买主，自示之后如再有私造假膏冒名混售，一被查明指控，定即提案严究不贷，其各凛遵毋违，特示光绪十五年四月十三日示。

姜衍泽堂的宝珍膏热销，让人眼红，由此也带来私造假膏以次充好之风愈刮愈烈的问题。姜衍泽堂积极进行回应，和有关部门合作共同打击造假，同时借此昭告天下，让人们认清楚真膏只有一家能产的事实，也警告造假者不得再越雷池。

九、寻找货真价实膏方的策略

鱼龙混杂，良莠难分。而膏滋药的价格又贵，有时一料膏滋相当于一个普通工人好几年的年薪。因此，如何寻找到货真价实的膏滋药，就成为各方讨论的重点内容。

在《国药胶膏盛衰记——冬令补品》一文中，详细论述了选择膏方的方法——认牌子。

　　在这欧风侵入国内，连得西药也驾乎国药之上，这是环境使然，虽则针、剂、丸、片，风行国内，但是国人信仰国医的仍不在少数，尤其入冬之际，一般士女进补膏子药以及乌膝骡皮胶等"颇不乏人"。

讲到国药方面，原料之认真，成分之轻重，却较西药来得慎重顶真，所以一般人信仰胡庆余堂和蔡同德几片大药材铺，当然是有原因，倘是因贪便宜上小药材店，无形中吃亏，既与身体健康无补，却损失了钱币，这一点不能不划算，而贪小失大。

据内行人在宁愿讲，胡庆余堂里价格高出几倍，其原因就是"信用"两字关系。

就以胶膏来论，他们为牌子关系，进得胶膏原料，至少要储藏到二三年，陈了才制剂出品，不像小药铺夏令进货，秋季粗制胶膏，出售市上，当然因成本轻，价格比胡庆余堂、蔡同德要便宜些，单胡庆余堂以购办原料，搁至二三年的拆息来讲，已属可观，因此他们货价不能不高涨求货真价值，而守一块牌子了。

所以冬令进补的老顾客，宁愿舍弃便宜，而购高价之胶膏补药，缘因也就在此，现在去到这二家药铺子巡视一下，也可证明铁儿并不适意代他们宣传，也因此他们门庭如市，营业兴盛，实际说穿了也是薄利主义。不过能冬令进补的，能有多少人，如非生活裕如的朋友，倘是像我是入为出的人，冬令要进补，最好能勤劳而多吃饭，比吃膏子药都好，信不信由你。

这段文字凸显了一个事实，不论在哪个时代，假冒伪劣、滥竽充数都是人们所憎恶的，但时常又无计可施。品质低的胶膏颇有市场，原因无他，价格低廉而已。如果奔着省钱的目标，自然上当受骗的概率就会上升。一分价钱一分货，价格高自然有价格高的道理，阿胶以陈年者为佳，但势必会增加加工的成本、储存的成本和垫资成本。如果选用上等的好料，以当前的市价，难以为继。因此要想吃到最好的膏滋药，必然要付出比一般市价更高的价格，但仅仅付出高价还不够，还需要认准老牌子、老字号来保证货真价实。

而另一些人则提供了另外的省钱购膏思路，即通过和药店周旋，争取到最优惠的价格。

膏滋药，乃属冬令进补之上品。盖以各种药品（如西洋参党参等）煎成一种膏滋，每日调服。平人服此者甚多，而不知煎膏滋药中大有门槛。上海之药店，难免竹杠，一料煎成，非数十元不办。如可以将医生开出之膏滋方，另行誊写在白纸上（须横写），向上海咸瓜街诸药行中配买，然必又须学作内行（如问某药价多少或云我系某某医生因自欲煎食等）则较药肆至少可便宜十份之四。煎药万不可进大药肆，可向开方之医生处煎之。若药肆代煎煎价至少四五元。膏滋之外，尚有小膏，

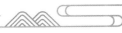

由膏滋之结在锅傍之药汁另收成膏，亦可向之索取，不必客气。故照此之法以行之，每料皆可便宜七八元或十余元之巨。读者当此冬令欲进膏滋者，不妨试之（丁立仁《常识周刊·煎膏滋药门槛》）。

这里详细说明了配膏滋药讨价还价的若干技巧，与找大品牌老字号药店的思路相反，作者推荐选择普通的药店。在"大膏"之外，作者还提倡对边角小料"小膏"做充分利用，非常贴近市井生活。

一人一方的膏滋效果优于成品膏滋，人们对此也有共识。成品膏滋的主要问题，一是方不对证，再则其质量更取决于商家的良心，在利益面前，又往往经不起考验。克宁以神秘的口吻揭露了现成膏滋药的黑幕。

前两天，笔者得到一个关于药店出售现成膏滋药的秘密，现在公开写在下面。以供读者作购买补品时的参考，或为不无小补吧！

药店在补季时，大多以现成的膏滋药发售，如同春堂的强身百补膏，种德堂的人参大补膏，明寿堂的明寿膏滋等，上列几家，在这一季里，对于膏滋药，也是大量的好买卖。

至于这些现成的膏滋药，有了成效，那么也没有人专程到医生那里开药方，自煎自制了。膏方本来是应该先投合每个人的身体，再配以各种不同样的药料膏类煎制，并不像青鱼肝油的普遍，无论谁都可以进服的。

这倒不必说了。今年的胶类，价格飞涨，所以专卖膏滋成药，内容大有问题，因为三五万元一缸的东西，如果再放入高贵的胶类，如何够得上成本？所以凡是较好的胶类，都在柜台上出售，而最起码的碎屑，方始放入成药内，买了这种膏滋药，倒不如鸡蛋牛奶等一类"食补"了。

不过，话得说回来，药店老板如果凭了良心问题，这种现成的膏滋药，早应该绝迹不卖了。

该文揭示了一个事实，天下没有免费的午餐，一分价钱一分货，成品膏滋的质量要显著低于临方膏滋。随着人们对膏滋药品质的追求进一步提升，成品膏滋药的市场地位也就逐渐让位于由医生度身定制一人一方的膏滋药。

第五章

老字号与膏方

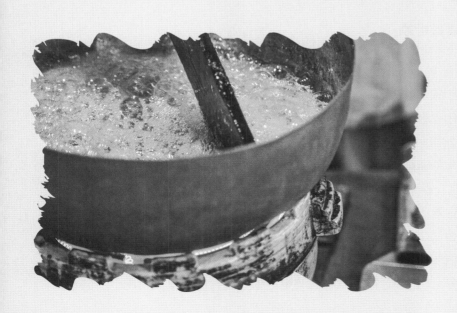

上海冬令膏方是中医文化、中药文化、医工文化、民俗文化的复合体。老字号为上海冬令膏方文化的传承发展做出了突出贡献。

第一节 老城隍庙梨膏糖

一、溯源梨膏，千年文化

梨膏糖的起源可追溯到公元 634 年唐贞观八年，自唐代盛传至今，梨膏糖已有 1300 多年的历史，在近代的发展中形成本帮、苏帮、杭帮、扬帮之分，而老城隍庙的梨膏糖均为本帮（视频 5-1-1）。

视频 5-1-1
梨膏糖制作技艺

老城隍庙梨膏糖是上海流传最久的传统土特产之一，有止咳化痰之功效，连美国前总统尼克松、英国女王伊丽莎白二世等都给予过很高评价。上海梨膏糖制作技艺的缘起始于旧时百姓无钱看病，便将中草药、糖和梨汁一起熬煮制成梨膏糖来治疗，价廉物美，广受欢迎，渐渐成为当地生活的一部分。该技艺最先在一些劳苦大众集中地广泛发展，如上海老城厢、曹家渡、闸北等，从流动设摊到固定摊位，从走街串巷到集市庙会。

二、传承百年，梨膏世家

清咸丰五年（1855 年），上海老城隍庙大殿前石狮子旁开设了首家梨膏糖店铺，名为"朱品斋"，是当时老城隍庙地区最早的一家梨膏糖店铺，该店木质结构紧挨庙宇，内有两层，上层为店主休憩之所，下层为前店后工场式作坊。虽为小店铺，但该店铺内外却被店主收拾得干干净净，一尘不染。在阁楼与底楼之间悬挂着一块引人注目的牌匾，字迹深厚清晰，上书"朱品斋咸丰五年"字样。自开设以来，该店生意十分红火，深受大众欢迎。朱家几代行医，有梨膏糖的家传秘方，用药地道，古法炮制，遂远近闻名。

1870 年前后，"朱品斋"便开始由朱老太掌门。说起"朱老太"，人们都称她是一位和蔼可亲的女掌柜。她从 20 多岁开始掌门到 82 岁寿终，基本上都是亲自坐堂，接待来自四方的顾客，替人们解除疑难病症。据说她熟知"日里咳嗽三焦火，夜间咳嗽肺家寒""有痰是咳无痰是嗽"等病理，能在病家的咳嗽声中听音，对症下药再配售不同的

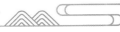

梨膏糖与药梨膏。

到 20 世纪 20 年代末，朱老太将家传秘方传至亲生儿子朱慈兴手中。作为"朱品斋"的嫡传，朱慈兴先生为在竞争中能独占鳌头，从迎合当时上流社会的需求考虑，他推出了一系列高级梨膏糖食品。除投入含有止咳化痰的药料外，又添加人参、鹿茸、灵芝、玉桂、五味子等贵重补品，制作生产如人参梨膏糖、灵芝梨膏糖、鹿茸梨膏糖等，在社会上引起轰动，颇受当时各界名人雅士的青睐。

在"朱品斋"店铺还曾精制一种化痰止咳的药梨膏，用经过悉心挑选的天津鸭梨，添入川贝母、杏仁等止咳化痰润肺的名贵中药，并放入冰糖，用锅煎熬，再把一只只渗透足药汁的药梨膏带露装进马口铁罐头里，一听听地出售。当时很受市场欢迎，据说疗效也相当好。这种现产现销的方式和产品独特的风味，赢得顾客的一致好评。

三、子承父业，文卖说唱

清光绪八年（1882 年），江苏吴县张银奎在老城隍庙西首晴雪坊旁边开出了第二家梨膏糖店铺"永生堂"。在"永生堂"开设初期，堂主张银奎在江浙梨膏糖"文卖"方式的基础上又开创与发展了自己的一种"文卖"经营模式。"文卖"又叫"锉木"，何为"锉木"？当时有苏州帮行话叫"锉木"，因为他们不用风琴，也不用小锣，更不立长凳，也不唱戏名和新闻，唱的是药方，是指在摊前放只炉子，上放一只紫铜锅，卖糖者左手拿一片竹片不断地将铜锅内熬制的梨膏糖搅动，使锅内糖不粘底，右手拿一把半尺多长的扁铁锉，将需用的药料用锉锉成药末，一堆堆地放在小木盘中，待铜锅内的糖熬到一定火候，便将准备好的药末再倒入铜锅内搅拌熬制成药梨膏糖。实际上这把锉颇有讲究，铁锉左右各装 5 ～ 7 个铜圈，锉药料时甩动铁锉节奏起伏，十几个铜圈交叉震动发出抑扬顿挫的呛呛之声。随着节奏的起伏便唱出需用的台词来。这种当场撮料，当场配制的梨膏糖，绝无虚假，边撮料边唱曲以此吸引观光者："一包冰雪调梨膏，二用药味重香料，三（山）楂麦芽能消食，四君子能打小囡痨，五味子玉桂都用到，六加人参三积草，七星炉内炭火旺，八面生风煎梨膏，九制玫瑰香味重，十全大补有功效，吃我一块梨膏糖，消炎止咳又防痨。"

后有义子刘春山，此人祖籍上海杨行顾村，子承父业把"文卖"这一行当发展到了炉火纯青的地步，有时还把《水浒传》里的一百零八将对上一百零八味中药，听起来颇有兴味。他们用这种幽默诙谐的唱词以小京锣伴奏来逗笑，常收到事半功倍的效果。曲子刚落，顾客竞相购买，乃称"江南一绝"。

1933 年"永生堂"创始人张银奎过世，由其子张瑞金、张才根两兄弟管理直至1956 年公私合营，进入上海梨膏糖食品厂。

四、公私合营，三铺合一

到了清光绪三十年（1904年），在老城隍庙北端，得意楼西首大假山旁的萃秀堂门口又开设了第三家梨膏糖店铺"德甡堂"。从老城隍庙由南到北的地形来看，朱品斋、永生堂、德甡堂可谓是分布均匀，这三家店铺互相竞争，也不断取长补短，伴随着上海都市化的效应，以老城隍庙为核心区，梨膏糖被不断传播。1956年，正值公私合营大潮，三家店铺合并为现在的上海梨膏糖商店，专营上海梨膏糖食品厂生产的梨膏糖、药梨膏和各式糖果，还兼营炒货、蜜饯、糕点、冷饮、奶制品等各种食品。上海梨膏糖商店成立之时仅有店员7人，营业面积为8平方米。1969年，又专门成立了上海梨膏糖食品厂。1994年商店营业面积扩大到140平方米，商店员工增加到30人。飞檐翘角下黑底金字牌匾上分两行镌刻"百年老店""创建于清咸丰五年"，两侧柱子上镌刻着一副楹联"遵循药食同源之理论，实现人文糖果之文化"。

在过去，药梨膏糖也是药店重要的经营品种。1955年，中国药材公司上海市公司给上海市商业局打了一份报告，报告中就提到，1954年度丸、散、膏、丹销售金额约占整个国药业营业总额37.84%，经营丸、散、膏、丹的类型大致可分为本帮、广帮、京帮、成药组、药酒、药梨膏6种，药梨膏服用简便，且有一定的治疗功效，遍销全国各地，并深入农村和远销国外，广大人民对其都有深刻的印象（图5-1-1）。

五、三分卖糖，七分卖唱

自古梨膏糖艺人"三分卖糖、七分卖唱"。有一首卖梨膏糖的唱词曾经在各地流传。

卖 梨 膏 糖

——王人美

（一）卖梨膏糖，卖梨膏糖，小小的，方方的，甜甜的，香香的糖，初到贵处来沾光，一来看朋友，二来拜

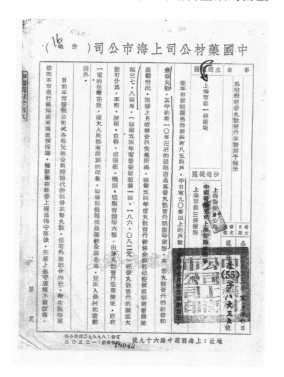

图5-1-1 在中国药材公司上海市公司的经营品种中，药梨膏是重要的组成部分（现藏于上海市档案馆）

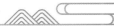

同行，（白）到底是卖甚么玩意。（唱）药草膏，药草糖，吃到肚里，冰冰凉凉，凉凉冰冰，冰冰凉凉，诸位若是不相信，送包给你们大家尝一尝。

（二）卖梨膏糖，卖梨膏糖，年老的，年青的，男子汉，大姑娘，要是吃了我的糖，身体又会做，身体又会养，（白）残废的人又怎么样，（唱）哑巴吃了我的糖，跑上岁台唱二簧，聋子吃了我的糖，去听那哑巴的新腔，瘫子吃了我的梨膏糖，连跑带跳去帮忙，（白）瞎子吃了呢（唱）瞎子，瞎子听了这消息，嘿睁眼，要看我的梨膏糖。

（三）卖梨膏糖，卖梨膏糖。

民间小曲"小热昏"的曲调就是从"永生堂"卖梨膏糖时流传而来，后来刘春山等梨膏糖手艺人先后进入上海曲艺界，梨膏糖技艺的成熟更推动了曲艺文化的发展。作为民俗发源地的老城厢，将梨膏糖制作技艺传承至今，让当代人也可触碰流传百年的老城厢民俗文化。

六、药食同源，非遗技艺

上海梨膏糖制作技艺由配料、熬糖、翻砂、浇糖、平糖、划糖、刷糖、翻糖、掰糖、包装等十余道工序构成，工艺复杂，操作难，观赏性强。熬糖是最难的步骤，需均匀搅拌和敏锐观察，才能使糖不老不嫩；翻砂的独到工序给了梨膏糖特有的酥松感；浇糖的平整光滑来自静气之匠心；精准的划糖，讲究刀落之时心平气和，心中有尺；掰糖要柔中带刚，不破不碎；祖传的纸包装在当时也是延长梨膏糖保质期的秘诀。梨膏糖的制作，以药食同源为根基，取百草之精髓，除梨膏外，还有十多味中药。医学界曾评定为："配方合理，药性平衡，应用广泛，新老久咳，少长咸宜"，至今仍有不少名医从《本草纲目》与梨膏糖中领略中华医药学的精髓。

现在的城隍庙梨膏糖属于食品范畴，然而回顾梨膏糖的历史，不管是从起源、生产工艺，还是市场营销，突出的都是医药属性。梨膏糖、药梨膏，从溯源来看，都是来自医家的处方。创立朱品斋的朱家，其祖上就几代行医，运用的是祖传秘方。梨膏糖、药梨膏，都是以糖、梨汁与各类中药掺和熬之，根据中医药学原理制作，既能疗疾又能品尝，历史上也出现过多种口味的梨膏糖、药梨膏，但其主要原料毫无例外都是中草药。梨膏糖、药梨膏名称经常混用，偶尔也会根据食药之间的配比，而进行特指，如有时把梨膏糖按类型分为疗效型梨膏糖和品尝型梨膏糖，除止咳化痰的药梨膏外，还有薄荷、松子、肉松、玫瑰等品尝型梨膏糖品种。可见，梨膏糖和药梨膏概念含混，有时分开，有时合用，有时梨膏糖是药梨膏的子集，有时药梨膏是梨膏糖的子集，在不同场景下其所指有所不同，但总体来说，两者同质而异名，没有必要做硬性区分。

　　梨膏糖、药梨膏在制作时有不少地方与中药膏方相仿，都常用铜锅和竹片，收膏的讲究也基本一致，梨膏糖某种意义上就是一种药食两用的素的膏方。过去药梨膏的名头不输于梨膏糖，药梨膏把"药"置于前，既充分展示了创立者的用意，也增加了商品附加值，增强了对消费者的吸引力。

　　梨膏糖究竟属于药还是食品，历史上有不少争论，在过去这不是一个问题，消费者对此并不关心，食品厂生产药梨膏并没有违和之感。1968年1月，上海市卫生局将关于药梨膏中使用杏仁的复函，发送给新风药梨膏糖果厂。其中提到："你厂一月十一日来函，关于药梨膏中的原料苦杏仁，因目前货源紧张，影响药梨膏生产，现有一批（200余斤）混有甜杏仁的苦杏仁，要求用于药梨膏问题，经研究，同意该批苦、甜混杂的杏仁用于配制药梨膏，今后仍按原处方使用苦杏仁。"（图5-1-2）

　　可见，当年对药梨膏生产的监管还是比较宽松的。当前，在生产销售的时候，必须进行说明，不能模棱两可，传统与现代的矛盾就显露出来。随着食品药品监管体制的发展，药梨膏的名称慢慢淡出。为了解决梨膏糖属于"食"还是"药"这个问题，2011年国家卫生部办公厅对关于上海梨膏糖食品厂梨膏糖生产经营有关问题做了专门复函：

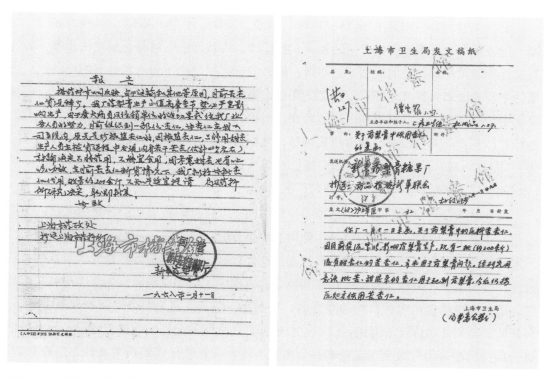

图5-1-2　新风药梨膏糖果厂关于药梨膏中使用杏仁的报告和上海市卫生局的复函（现藏于上海市档案馆）

"上海梨膏糖食品厂生产经营的梨膏糖属于已有连续多年生产历史的传统食品，在《食品安全法》实施前，经上海市食品药品监督管理局批准并报我部备案。根据《食品安全法》和我部发布的《禁止食品加药卫生管理办法》的有关规定，应当允许其继续生产经营。"这样，梨膏糖才以特例的方式摆脱了被扼杀的命运，保留了自己药梨膏的本色，有药的内涵，以食的名义，可以继续按照传统的配方和工艺进行生产销售。

2021年上海梨膏糖制作技艺正式被授予国家级非物质文化遗产项目。

图5-1-3～图5-1-12展现了梨膏糖技艺传承人吴生忠及其弟子李春梅在上海市豫园海上梨园制作梨膏糖的步骤（王一漠摄于2019年8月6日）。

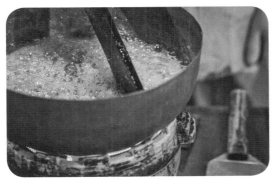

图5-1-3　梨膏糖制作之熬糖

熬药熬糖使用紫铜锅是祖传的规矩。熬糖是所有环节中最难的步骤，面对高达130℃的糖温，要均匀搅拌，敏锐观察，才能使糖不老不嫩，考验的是匠人对火候的掌握和持久的毅力。

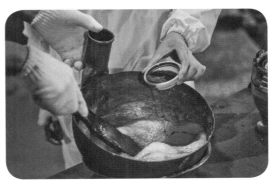

图5-1-4　梨膏糖制作之投入药汁

在煮沸的糖锅内投入药汁，并继续用糖铲不停搅动，直至液体不再呈透明状才算真正完成熬糖步骤，药汁的熬制一般长达8～10小时，需提前准备好。

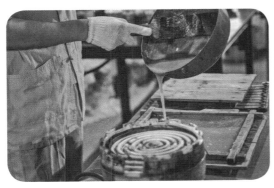

图5-1-5　梨膏糖制作之浇糖

将熬煮后的梨膏糖浆均匀浇到木板上，保持平整光滑的表面，不能有高低起落，这是对速度和时机的严格把控，浇糖过程虽快，但细节中可见对手艺熟练工的要求。

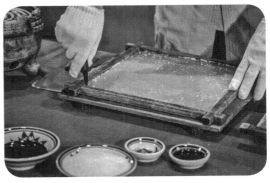

图5-1-6　梨膏糖制作之划糖

冷却后的梨膏糖浆凝结成一整块，使用铲糖刀划分，划糖划边力求手稳，刀落之时力度适当，掰糖时才能不破不碎。

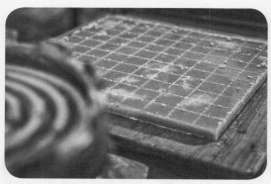

图5-1-7　梨膏糖制作之划糖、刷糖

将刮糖尺架在方板之上，以此为据将整块糖划分为便于食用携带的小块，划糖中产生的一些微小糖屑，在刷糖时会进行一遍清理。

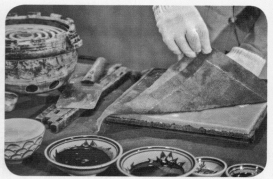

图5-1-8　梨膏糖制作之揭油衬布

划好、刷好的梨膏糖整个被翻过来，木框内的油衬布，是用油伞布面料特制而成，不黏、不渗、透气，将油衬布由糖面的四个角轻轻试探性揭起，再一气呵成与糖面分离。

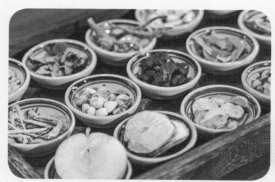

图5-1-9　梨膏糖制作之所用中药

梨膏糖制作取百草之精髓浓缩熬制成糖。除苦杏仁、桔梗、橘红、茯苓、桑叶、香橼、天花粉、紫菀、款冬花、枇杷叶、制半夏、川贝母、前胡、冬瓜籽这14款中药外，只用梨膏、水和糖。

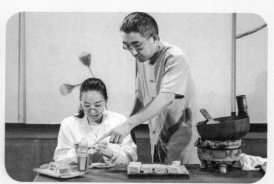

图5-1-10　梨膏糖制作之包装

包糖使用的纸包装也是祖传而来，透气性强，可延长保质期。图为吴生忠在指导弟子李春梅包装梨膏糖，成为传承人的背后，是日复一日的技艺精进。

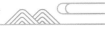

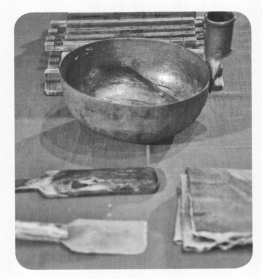

梨膏糖的制作全程手工，生产场地在两个八仙桌大小的范围内即可完成。所用的主要工具包括紫铜锅、方板、糖铲、划边刀、油衬布、平糖刀等。

图5-1-11　梨膏糖制作之工具

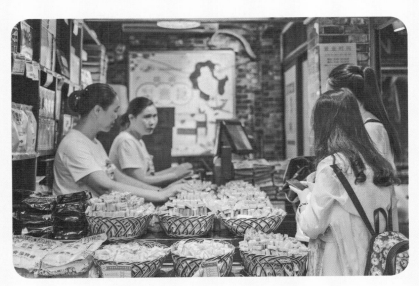

图5-1-12　豫园德甡堂梨膏糖商店内正在选购梨膏糖的游客

豫园内熙熙攘攘，各式口味的老城隍庙梨膏糖成了上海游客必买的伴手礼，古老技艺和经典味道浓缩成百年传统文化，成为了一张上海名片。

第二节 蔡同德堂膏方

一、蔡同德的名号传说

清光绪八年（1882年）9月，伴随着一则刊登在《申报》（第3401号）上的开业广告，以及一张刻有梅花鹿、白仙鹤、老寿星和药葫芦组成的精妙绝伦的图案在上海定稿诞生，由宁波布商蔡嵋青从汉口迁设于沪的上海"蔡同德堂"药号前身正式创始。当年在英租界上，即今河南中路靠近南京路的那个地方，药铺坐西朝东，石库门面六进，建筑仿古，装修精致。客堂中间横匾"继志"两字，勉励后嗣继承先人创业济世之志，下款署光绪八年岁此壬午李鸿章题。老药号总有些民间传说，李鸿章一偏房小妾深受哮喘之苦，每到冬天发作咳喘不止，久治无效，后服用了蔡同德堂的人参蛤蚧膏明显好转，苍白的脸上恢复了红润，李鸿章喜出望外，故题匾"蔡同德堂"（视频5-2-1）。

视频5-2-1
蔡同德堂

蔡同德的创始人蔡鸿仪，字嵋青，祖籍浙江宁波。他自幼读私塾，喜好古文，读了神农氏尝百草的故事后喜欢上了中医中药，成年后当过布商，也行医卖药，但在汉口经营药铺不景气，便决定移址上海发展。他借用《泰誓》"予（我）有臣三千惟一心，予（我）有乱臣（治乱的臣子）十人，同心同德"中的"同心同德"，冠以蔡氏姓，取店名为"蔡同德堂"。

1920年以后，蔡同德堂在上海霍山路购地自建酒厂，雇用绍兴酿酒师，自进高粱、粟子酿造白酒，作为配制著名产品虎骨木瓜酒的原料，逐步发展成为当时上海同业中规模、设备最齐全的一家。随着生意的兴隆发展，药号业务也从国内扩大到海外，"蔡"字号的丸、散、膏、丹行销香港地区和美国旧金山、印度尼西亚、马来西亚等地，纯黑驴皮胶外销达万斤，虎骨木瓜酒约10万瓶。特别是1932年，"鹿鹤寿星"商标经商标局申请成功，"蔡同德堂"的这一标志几乎无人不晓（图5-2-1）。

二、蔡同德补膏技术

蔡同德堂的著名成药品种有驴皮膏、万应锭、虎骨木瓜酒等，蔡同德堂的"洞天常春膏""十全大补膏"更是享誉全国，驰名海外。蔡同德堂定制补膏的煎膏技术向来是店里的招牌技艺（图5-2-2，图5-2-3）。对于这一类大补膏，店里一律采用道地药材配

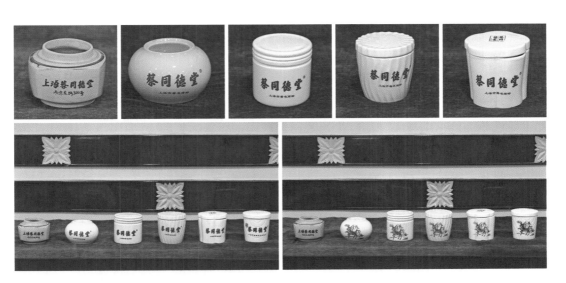

图 5-2-1　林林总总的蔡同德堂膏方药罐

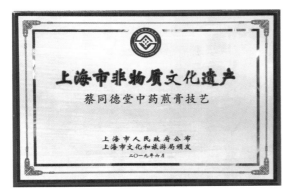

图 5-2-2　上海市非物质文化遗产——
蔡同德堂中药煎膏技艺

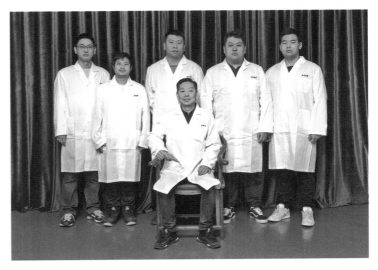

图 5-2-3　蔡同德堂非遗传承人团队

制，一般要经七道工序才能收得成品。

中药补膏加工要经过审方、核价、登记、排单、配料、校对、浸泡、煎煮、浓缩、收膏、装入容器、凉膏的一整套复杂的过程环节。蔡同德堂药号用全手工制作工艺，药汁煎煮时间比机器煎煮时间长2～3倍，增加了药汁的浓度，使得膏方中药用的有效成分得以提高。凭借老药工的传统工艺和加工经验，通过浸（药）、煎（汤）、榨（汁）、化（膏）、滤（渣）、熬（炼）、收（取）的七字诀，用"滴水成珠"的古法来判定收膏过程，而非采用检测仪器，完全依靠手工技术水平。整个制作过程烦琐，费时、费力、费工、耗神，但成品质量得以保证。

浸——所有中药材放入紫铜锅内，用6～8倍的清水完全浸没。浸泡时间一般在8小时左右，使药材能在煎煮的时候充分发挥出药性（图5-2-4）。

煎——把浸透的中药材用武火煎药汤，待水沸腾后，药料煎煮两汁。头汁煎煮1.5小时以上，二汁加6倍量的水，再煎煮1小时以上，按药量多少而定（图5-2-5）。

榨——对头汁、二汁煎成汤汁的中药材，通过加压榨取药汁。每汁药液都应用筛网过滤（根据不同的药物使用24～40目筛网），最后压榨取汁。滤液混合后静置2小时以上使之沉淀，再用80～100目的筛网过滤，反复数次取清液（图5-2-6）。

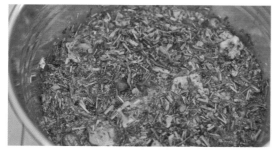

图5-2-4　蔡同德堂补膏制作工序之浸泡

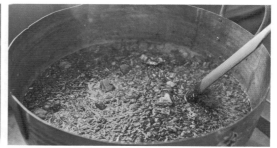

图5-2-5　蔡同德堂补膏制作工序之煎煮

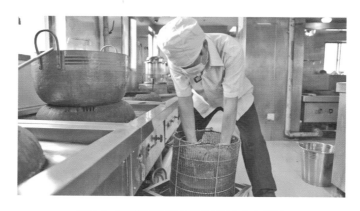

图5-2-6　蔡同德堂补膏制作工序之压榨

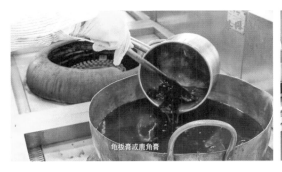

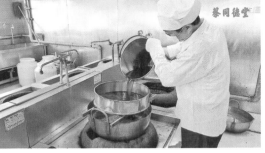

图 5-2-7　蔡同德堂补膏制作工序之化膏　　　　图 5-2-8　蔡同德堂补膏制作工序之过滤

化——压榨过滤后的药液放在化膏用的洁净铜锅内，同时放入用黄酒浸过的阿胶、龟甲膏或鹿角膏，还有冰糖、蜂蜜、饴糖一起放入（如服用者是糖尿病患者，改用木糖醇或元真糖，在最后收膏时放入），用武火煎煮并搅拌至充分烊化成浓汁（图 5-2-7）。

滤——把化膏后的浓汁，用 800 目筛过滤两次后拼入大料药液及小锅细料药液中浓缩收膏，放入收膏用的铜锅内（图 5-2-8）。

熬——用武火，再次对过滤后的浓汁进行熬炼。在熬制过程中，撇去浮起的泡沫，注意掌握火候，防止药液沸溢和结块。

收——当药汁见少，通过搅棒试膏，再用文火收膏，直至煎至起丝状（老药工称之"挂旗"）或滴珠状成膏。最后倒入消毒后的膏滋甏里，放进冷库保存（图 5-2-9，图 5-2-10）。

樊杰是蔡同德堂众多老药工的代表，他从仓库保管员做起，借着地利偷师膏方制作过程，在老师傅的指导下，一步步地学习配药、浸泡、煎汁、过滤、浓缩、收膏，二十几年的苦学磨炼了扎实的制膏技艺，成为一名技艺精湛的煎膏师傅，并曾在上海举办的一次膏方比赛中荣获"煎膏状元"的称号。他感慨道："现在有些药店已改用机械化煎膏，甚至连判定膏方是否成形，也改用仪器监测。不过蔡同德堂一直沿用古法，用紫铜锅的老工艺，也用'滴水成珠'的古法判定。"最高超、最困难的收膏也是在老师傅的

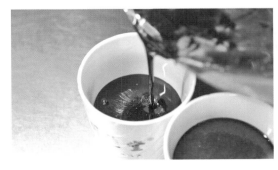

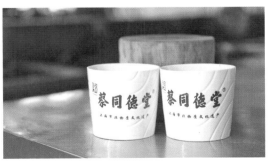

图 5-2-9　蔡同德堂补膏装罐　　　　　　　图 5-2-10　蔡同德堂补膏成品

指导下，慢慢积累起来的。"手一刻不可停歇，要用撬板不停地搅拌，以散发热气，不使药汁粘锅底或外溢。直到膏药熬成黏稠状，此时用撬板粘起膏体，成块状沿撬板下滑就像是举起一面旗帜。如此一来，膏方就算大功告成了！"

三、蔡同德膏方的成功经验

1. 个性膏方　俗话说：中药大补膏，补不补在医生，灵不灵在药店。蔡同德堂的中药大补膏享誉海内外，其工艺流程称誉典范。蔡同德堂的中药大补膏采用道地药材配制，须经过武火 3 次熬、文火收成膏，如此煎熬出来的中药大补膏成品无焦臭异味、无糖结晶出现，没有不溶物，品质优异而广受消费者拥戴。比如浸泡：每味药料应在 6 ～ 8 倍的清水中完全浸没，浸泡 8 小时；煎煮：药料至少煎煮二汁，每汁药液都应用筛网过滤与压榨取汁；收膏：老药工称之"挂旗"或滴珠状成膏。蔡同德堂承诺，对贵重药品（冬虫夏草、枫斗等）行双人投料制，并将药渣一同交付消费者。蔡同德堂何晓蕾经理表示："蔡同德堂的服务宗旨便是'诚信为本，质量第一，顾客第一'。"

2. 义诊义药　"双休日免费开膏方在蔡同德堂是最平常的事，我们不但义诊，而且还首创为病家赠药。"何经理说，从 2009 年 12 月开始，每逢周六"国医大师"颜德馨教授以及他带领的上海颜德馨中医药基金会的一批专家，都会到蔡同德堂轮值，为患者免费看病、赠药。该活动长期举办，坚持多年，实行电话预约，实名挂号制，免挂号费及相关药品费用，患者们都说这是"悬壶济世"的当代版。每年 10 月份，蔡同德堂还与上海中医药大学、上海市中医药研究院专家委员的老专家们一同举行义诊活动。

3. 一人一锅一料　蔡同德堂在为顾客熬制阿胶时进行创新，实现"一人一锅，一锅一料"，使顾客看清膏方里所包含的贵细成分。此种熬制方法是我们首创的，做到让顾客放心。炮制虽繁必不敢省人工，品味虽贵必不敢减物力。真诚为本，"信义"为根，"治病在前，救人是本"。

第三节　童涵春堂膏方

清乾隆四十八年（1783 年），童涵春堂诞生于上海小东门瓮城内方浜北岸（今方浜中路），至今已有 240 年的历史，是上海历史悠久的中华国药百年老字号。当时江南地区兴起了"冬令进补服用膏方"的潮流，这种由二三十味中药材熬制的膏状滋补剂，养生延年、益中补虚。于是童涵春堂每年秋冬熬制膏方，以飨顾客，坚持至今。1986

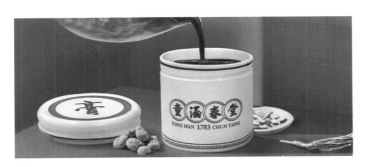

图 5-3-1 童涵春堂膏方

年，童涵春堂在上海地区首创膏方节，广邀名医坐堂，以古法工艺为顾客量身制膏，到 2022 年已举办了 37 届，颇受赞誉（图 5-3-1）。

作为 240 年国药老字号，童涵春堂的膏方以"名医、名方、名药、名法"的特色享誉上海，成为众多江南老百姓冬令进补的首选。

一、名医——专家坐堂，资历深厚

童涵春堂拥有丰富的名老中医资源。他们望闻问切，对症开方，为广大顾客的健康保驾护航。每年膏方节期间，童涵春堂有多位名老中医专家坐诊，医生根据患者不同体质特点、症状、体征组方，充分体现辨证施治、因人因时制宜的个体化治疗原则，为江南顾客一对一定制道地好膏方。

二、名方——辨证论治，一人一方

每做一剂膏方，童涵春堂都必须先由名医面诊，坐堂的专家们都具备多年丰富的临床经验、资历深厚。他们望闻问切，辨证施治，为顾客提供"量体裁衣"式的个性化处方，"一人一方"在充分体现中医理、法、方、药的前后一致和君、臣、佐、使得当配伍的基础上，做到虚实兼顾、寒温得益、升降并调、气血同治、动静结合，从而达到阴阳平衡、增强体质、祛病延年的目的。

举例而言，如寒潮来袭，很多人会出现咳嗽的症状。同样是咳嗽，可能是"寒邪犯肺"：由于气温骤降，使风寒邪气乘虚侵袭于肺，加上夜间阴寒内盛，从而引起夜咳；也可能是"痰浊阻肺"：吃多了肥甘厚腻性的食物，导致湿痰内盛、上犯于肺，阻遏肺气而引起咳嗽。看似相同的病症，实则有不同的病因，"一人一方"的精准研判是开具"名方"的前提基础。中医讲"用药如用兵"，打仗用兵讲究谋略，中医用药也讲究"配伍"。一剂膏方会用到几十味药材，配伍得当，便可发挥每味药材"君、臣、佐、使"

的作用，协同增效，相得益彰，彰显"1+1＞2"的疗效。

三、名药——道地药材，品质保证

童涵春堂自创建以来，素以"道地药材"而久负盛名。膏方中所用药材，坚持在采购环节中精挑细选，尤其是所用贵细药材，如人参、冬虫夏草等，均是来源于自建的绿色工程药材种植生产基地，体现了童涵春堂"从原药材的质量抓起，将公司的第一车间建立在田原上"的经营思路，以便从源头上保证药材的天然、道地、无污染。

道地药材能保证药性的最大化，而药材的炮制技艺也是发挥药效的重要手段之一。获评黄浦区非遗项目的童涵春堂中药炮制技艺（薄片），能将直径 2 cm 的槟榔切成"薄如蝉衣"的 108 片，精湛的技艺使药材的片型更美、更薄，更有利于有效成分的浸出，提高药效。

四、名法——传统炮制，精制加工

童涵春堂承袭传统，遵古炮炙，工艺考究。以膏方为例，童涵春堂的老药工用匠人匠心的精神，沿袭古法工艺定制膏方：配方、浸泡、煎药（提取）、沉淀、过滤、浓缩、收膏、分装、凉膏等全过程规范化加工炮制。

首先，器具讲究，一人一锅：童涵春堂的膏方均以传统紫铜锅熬制，绝不使用铝、铁、黄铜等锅器，避免其高温下与药物发生反应。再以冬竹做铲，搅拌收膏，冬竹铲不易变形虫蛀，施力更均匀，产出的膏体更细腻、好吸收。目前，在童涵春堂中药博物馆内，珍藏有清乾隆丙午年（1786 年）童涵春堂为煎药、熬膏定制的铜锅等膏方制作工具（图 5-3-2 ～图 5-3-5）。

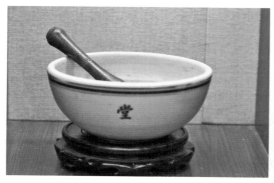 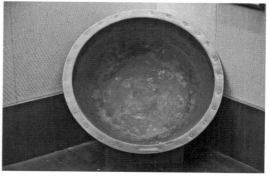

图5-3-2　膏方制作工具之研钵（现藏于童涵春堂　图5-3-3　清乾隆丙午年（1786 年）制膏用铜锅
　　　　　博物馆）　　　　　　　　　　　　　　　　　　（现藏于童涵春堂博物馆）

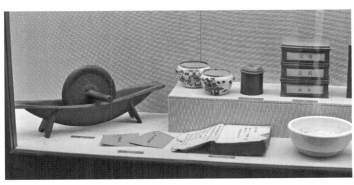 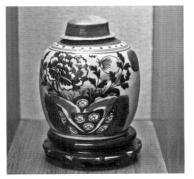

图5-3-4 膏方制作工具之铁船、锡幢、锡罐、堂簿等（现藏于童 图5-3-5 青花瓷膏方罐（现藏于
涵春堂博物馆） 童涵春堂博物馆）

其次，制膏技艺讲究，工序繁复，遵法炮制，童涵春堂坚持由老药工遵循百年古法纯手工制作、确保品质。200多年来，总结出一套精细的膏方制作技艺，由资深老药工经"十字秘诀"：配、校、浸、煎、榨、滤、化、熬、收、凉十道工序熬制，药材用8倍量的冷水浸泡8小时，2次煎煮，6小时沉淀，用100目的筛网过滤。最后一道工序收膏也是最考验药工功力的关键一步，在药汁中加入阿胶等胶剂，时而武火时而文火，火候的掌握全凭经验，同时还需不断撇除浮起的泡沫并搅拌，防止药液沸腾溢出或锅底烧焦，当用膏板捞起药液呈现"挂板"（即"挂旗"）状态时，便可出炉装罐。凉透后的膏面如镜面般通透，口感浓稠软糯，体现"十字秘诀"的标准化工艺。难怪一直以来新老顾客，甚至于名老中医都对童涵春堂膏方的品质赞不绝口，极力推荐。

第四节 雷允上膏方

清雍正十二年（1734年），雷允上由吴门医派名医雷大升在苏州始创，迄今已有近300年历史。1860年（清咸丰十年），因为受太平天国运动影响，雷氏后裔离开苏州到上海，设"申号"于上海新北门外，由此不断发展，至民国十一年（1922年），上海雷允上已发展成拥有十几个门类、几百个品种的庞大的中成药体系，与北京同仁堂齐名于海内外，时有"南有雷允上，北有同仁堂"之说，其商标"九芝图"成为我国最早的注册商标之一。1934年，上海雷允上设"北号"于河南北路天后宫桥（今河南路桥）北堍，1937年又设北号支店于静安寺路（今南京西路）。由于规模较大，资产雄厚，影响面广，早年就被沪上国药同业公认与童涵春、胡庆余、蔡同德并称为上海中药"四大户"。1958年，上海雷允上、童涵春、蔡同德、胡庆余中药"四大户"的制药工场合并，后更名为上海中药制药一厂。改革开放以来经多次改制，今日上海雷允上雄风再现，成为中国中药行业的强者。2000 年，上海中药制药一、二、三厂与上海雷允上制药厂整合，成立了如今的上海雷允上药业有限公司，在沿用"雷允上"字号的同时开始使用"雷氏"品牌。原本的上海雷允上北号支店也经历多次改革，成为如今的上海雷允上西区药业，以终端零售为主。

"虔修——诚心诚意做好药"，是上海雷允上传承发展的祖训，也是传统补膏制作技艺几经历史变迁仍得以完整保留并传承至今的重要原因之一，如今的上海雷允上更是走在中医药发展的前列。尽管上海雷允上药业和上海雷允上西区药业主业不同、规模各异，但始终秉承海派膏方的传统特色，采用了"工业商业"并举的模式为居民提供膏方服务，既有专家的个性方，也有名方、通方，还有"十全大补膏"等历史悠久的海派成品补膏，成为上海中医药创新发展的一张城市名片，也将成为上海中医药传承发展的代表领域。

上海雷允上西区的煎膏中心是上海中药行业协会唯一一个职业培训实训基地，成为煎膏技艺传承的摇篮。此外，从 2011 年起率先制定上海市中医药行业第一部企业《膏方定制技术标准》，根据标准，制膏从配料、浸泡、煎熬，到投料、收膏等都将有规可依。比如"采用食用级不锈钢锅浸泡大料"，确保食品安全；"药材采取两次煎汁"，促进药效充分释出；"每一料膏方都配有消费者名字""名贵药材由专人专锅煎煮""整个加工过程安全电子监控"，消费者如对成品质量有疑义，可追溯观看加工过程。2019 年，上海雷允上西区获得"上海品牌"认证，脚踏实地地走出了一条独具特色的中医药标准化质量探索之路。

上海雷允上药业的雷氏膏方节，将"小包装模式"引入膏方产品，将膏方均量分装在塑料封口小包装中，如同方便面中的酱油包，只是尺寸稍大些，并采用全机械化的制膏工艺。同时，还尝试了膏方丸剂和片剂的开发，新的研发成果将成为更加便利的服用方式。

在延续个性膏方的同时，还大力推广传统标准膏方，一方面吸引那些由于个性膏方涨价而可能流失的市民继续食用膏方，另一方面也促使不少已不食用膏方的老人重新吃上膏方。海派的成品膏方一般以素膏为主，惯以蔗糖收膏，与上海地区偏甜口的饮食习惯有关，也更适合四季服用。此外，素膏相比荤膏，由于没有动物性蛋白质，既不容易霉变，更易于保存，也不易引起过敏。

上海雷允上药业作为汇聚上海中药四大户等海派中药制药工业精华的企业，主要成品膏方批文包括洞天长春膏、十全大补膏、益肾安神膏、十八味人参补气膏、参鹿补膏、复方夏枯草膏、桑椹膏、参龙养血膏、稚儿灵膏滋等，以滋补和止咳类产品较多，目前在产品种主要为洞天长春膏和十全大补膏。洞天长春膏、十全大补膏都有专门的国药准字号，属 OTC 产品，在 20 世纪 80 年代的上海是无人不知的冬令礼品，送给老人家最拿得出手，当时价格一瓶 10 余元（图 5-4-1～图 5-4-4）。

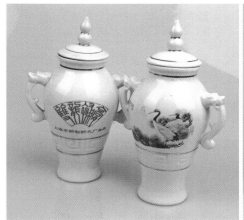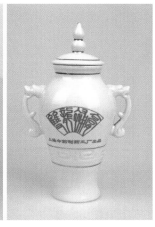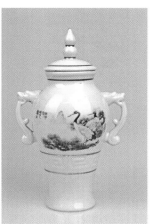

图 5-4-1　双龙补膏瓷瓶（20 世纪 80 年代）

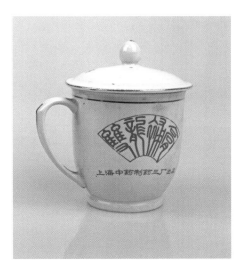

图 5-4-2　双龙补膏广告茶杯

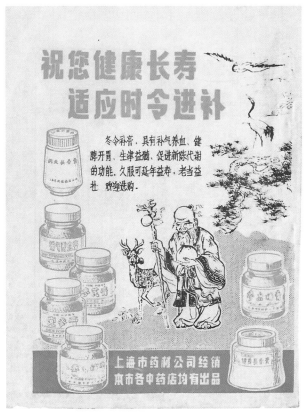

图 5-4-3　上海市药材公司海派补膏产品广告单页

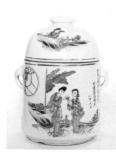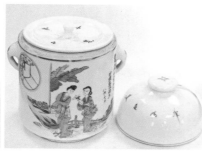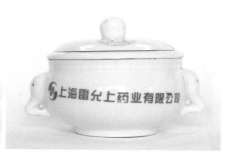

图5-4-4 雷允上各式补膏瓶罐

　　洞天长春膏是在传统中医药配方"回阳汤"的基础上经反复考证与科学实验，合理组方，由党参、黄芪、熟地黄等20味中药组成对人体功能有着良好补益作用的海派独家著名膏方，在此药方中融汇了古今多个名方的方意，以四君子汤、四物汤为主，辅以补益气血、和血通脉的药物为组方，四君子汤先补益元气，使气充气畅，带动血润血行；四物汤再补血养血，而血充血濡，又带动气生气运。洞天长春膏方其用药配伍之巧妙精到，在历代名膏方中都属罕见，因对人体补虚强健的效果非常明显，因而取名"洞天长春"，后逐渐流行开来。洞天长春膏所用的药材都是植物类中药，收膏也是用蔗糖，没有用如阿胶、龟甲胶等动物材料，是一款素膏，适合高脂血症的人群服用，也受到佛教界人士和众多素食人群的喜爱（图5-4-5）。

　　十全大补膏出自宋代的方典《太平惠民和剂局方》，是由补气基础方"四君子汤"，与补血基本方"四物汤"合并而成的"八珍汤"，再加补气之黄芪、补阳之肉桂二药而成（图5-4-6）。

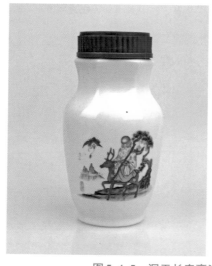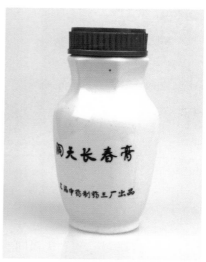

图5-4-5 洞天长春膏瓷瓶（20世纪70年代）

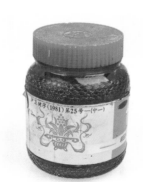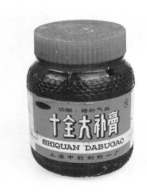

图5-4-6 十全大补膏玻璃瓶（20世纪80年代初）

近年来，随着生活习惯的改变，快节奏生活使得传统的膏方向定制化、快捷化、日常化发展，更侧重于"药食同源""食养"，方便快捷。同时，膏方也从"药"逐渐向"食"过渡，作为轻养生产品受到年轻群体的青睐。上海雷允上药业于2021年研发推出了山楂六物膏，源自古书《太平圣惠方》《遵生八笺》，配以山楂、麦芽、山药、茯苓、鸡内金、陈皮，传承经验古方，六物合一物，改善食欲，养好脾胃，舒畅身心。产品采用即食条状膏，定量包装，便于人们携带及随时养生。在膏方产品基础上，上海雷允上药业还结合当代年轻人喜爱的咖啡元素，打造"朋克养生"的主题，将山楂六物膏的精华成分注入咖啡，形成大学校园的联名咖啡产品，成为海派膏方在新时代的又一创新。

第五节 余天成堂膏方

余天成堂是老店，长期致力于膏方技艺的传承，在人才培养上也颇有建树。

一、店

1782年（清乾隆四十七年），余天成堂初创。其创始人余游园早在松江长桥头一家中药店前摆咸菜摊，生意非常兴隆，便把赚下的银两存放在这家药店里。但当他50多岁因年老欲归乡时，药店老板却无法还清存款的本金和利息，便将药店资产盘给了余游园。余游园便以余氏为姓，以"天禄同寿、成德长生"为意，定店名为余天成。

余氏先后传承了五代人，除了经营中药外，还以"鹿鹤"为标记，自制独特秘方的

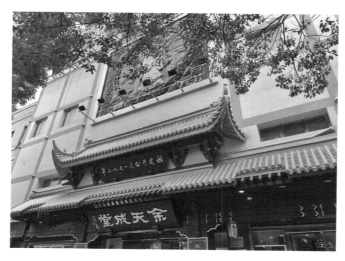

图5-5-1　余天成堂门头

丸、散、膏、丹供应于市，颇受市民喜爱。余氏第三代传人余修初还曾被聘为胡庆余堂首任阿大，配合胡雪岩创下了江南药王的伟业。

1992年，余天成堂被授予"中华老字号"称号。走进余天成堂，店内陈列着名贵的山参、灵芝、鹿茸、冬虫夏草等药材，"道地药材、修制务精、货真价实、童叟无欺、名医坐堂、治病救人"的24字古训正是余天成堂一直秉承的经营理念和宗旨（图5-5-1）。

在秋冬旺季，余天成堂一天销售的中药膏方达80料。每天上午9点左右，在3楼门诊部800多平方米的候诊区域内，已经坐满了顾客，2楼中药配方柜台前也常常围满了顾客。据统计，就诊人数最多的时候一天可达1000多人次，少的时候一天也有400多人次。

松江区居民多为老上海人，膏方进补的传统习俗保持得比较好，而余天成堂又是松江区药品零售连锁的"龙头"，因此这里的膏方销量大不难理解。

二、膏

膏方自唐代以来延传至今，历史悠久，是集滋补、预防、调理、祛病于一体的滋补品，在上海居民的生活中扮演着重要角色，每年冬至前后是膏方进补的最佳时期。古语云：良药一车，不如膏方一剂。中医里丸、散、膏、丹、酒、露、汤、锭8种丰富的剂型凝聚了一代代中医药人博大精深的智慧，其中尤以膏方为佳。

余天成堂作为上海地区最早的中华老字号药房，也一直致力于手工熬膏技艺的传承。一到冬季，位于中山中路的余天成堂门口就排起了长长的队伍。余天成堂的膏方销售占据上海地区膏方相当部分的比例。

余天成堂的膏方到底有何高明之处？一口百年紫铜锅，一杆陈年老竹搅拌棒，传统膏方制作工艺古老但工序复杂。其制作过程主要有浸泡、煎煮、浓缩、收膏、存放等几道工序。余天成堂的膏方讲究：① 辨证论治，一人一方。膏方一般是由20～50种药材组成的复方，膏方的制订，应注重针对性，中医根据患者的疾病性质或进补者的体质类型，经辨证后开出处方，辨别体质方能引药归经，一人一方，量体用药，方能达到增强体质、祛病延年之目的。② 按方配伍，精心细心。膏方由中药师严格审方后按方称取药物，细心操作，严守"十八反、十九畏"，调配好后再经专人认真复核、校对，确保调配正确无误。③ 规范熬制，精心细作。将膏方药物放入容器，加水适量，浸泡 12 小时左右，连煎 2 次，过滤去渣，合并药汁，文火浓缩，加入胶类、冰糖收膏，将制成的膏液倒入容器内，冷却后即成。值得一提的是，余天成堂的膏方严格遵循古法：一人一料，一料一煎，铜锅熬制，制成硬膏，利于保存和外出携带（图 5-5-2，图 5-5-3）。

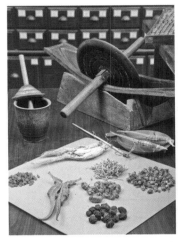

图5-5-2　余天成堂铜盅铁船

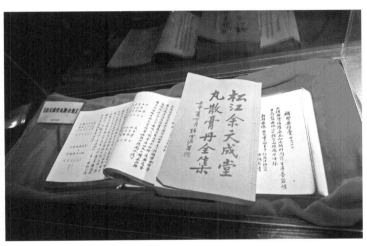

图5-5-3　《松江余天成堂丸散膏丹全集》

三、人

孙崧是老字号余天成堂的膏方老师傅，也是区级余天成堂中医药文化的非遗传承人。从进入余天成堂做学徒起，师傅就一直对他强调从事中药行业要严谨，尤其是做膏方，多年来他一直致力于手工熬膏技艺的传承。他说，熬膏对于他而言，是要一辈子用心去做的一件事情。

孙崧认为，对于一料膏方来说，最主要的：一是道地药材；二是药材的质量不能有问题；三是繁杂的熬膏工序要严格遵循，不能省去。

熬膏不仅是一场脑力与耐力的博弈，更凝聚着每一位熬膏师傅兢兢业业的工匠精神。

熬膏前，先用大火煮沸，再改用小火煎煮，待药汁渐浓，即可过滤取出药液，再加清水浸润原来的药渣，需如此反复 3 次，最后将所得药液合并，此煎煮过程一般需要 3 小时，此法也因此得名三煎其药。烦琐的煎煮工序，亦正是膏方关键所在。煎煮结束

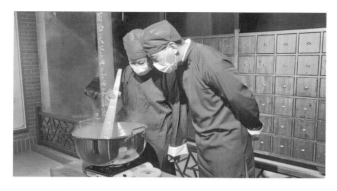

图5-5-4 余天成堂传承人孙崧带徒熬膏场景

后，将药液盛于钢锅等导热快的容器中，用大火煎煮蒸加速水分蒸发，并随时撇出浮沫，让药汁变稠厚，再改用小火，此时应不断搅拌，预防因药汁转厚粘底烧焦，在搅拌到药汁在纸上不散开为度，方可暂停煎熬。待浓缩完成，就进入收膏环节。把蒸烊化开的胶类药与糖倒入锅中，用小火慢熬，不断用铲搅拌，直至呈现"滴水成珠"或"挂旗"表示熬膏完成，一料膏方即成（图5-5-4，图5-5-5）。

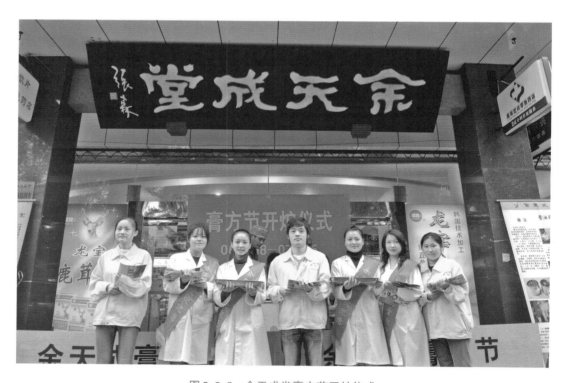

图5-5-5 余天成堂膏方节开炉仪式

第六章

百年上海冬令膏方的古用与今变

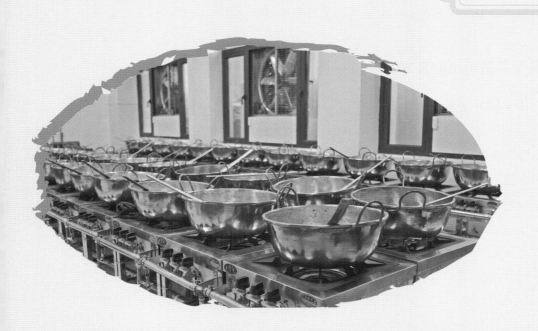

在上海，冬令膏方有其独特的历史传统；同时，它又受上海现代化进程的影响，有其独特的现代特色。上海冬令膏方是传统中医药特色养生保健中国式现代进程的一个缩影，在中医药的现代化进程中别具一格，颇有启发意义。

古时，膏方在所有中医药方剂和剂型中，并不具有特别的相殊性。医理上也基本上与整体中医理论含混统一，并无特别的分殊。医生的膏方处方也较随意，没有专门性和独特性。膏方一般由患者到药店配制或自家煎制，形式上和汤剂类似。在生产工艺上是家庭的或作坊式的，没有生产制度，欠缺标准规范，几乎没有营销，没有广告，没有传播。因为制作相对烦琐且成本较高，故受众面不广。

与此不同的是，上海的冬令膏方发展摆脱了古膏方原始的、粗糙的模式，并在上海城市发展进程的影响下进行了独具特色的嬗变。上海的冬令膏方，不仅发展了中医药"膏方"的膏剂，还在文化传统和应用中对其有新的生发，使膏方在众多中医剂型中脱颖而出。长期的历史和文化积淀，不断在发展中创新求变，是中医膏方在上海形成独特的冬令膏方特色并行稳致远的根本原因。

第一节　早期医家的奠基性贡献

能从古膏方脱胎，离不开上海本土医家的奠基性贡献。

一、最早单独列出的膏方专节

中医膏方的成品方剂，虽然在中医古籍中早有记载，但一般都分散在集成性的方书之中，都是偶发而不成系列的，在医书中也并未形成专门性的内容或者特辟章节进行探讨。但在明末时期，上海著名医家浦东惠南镇的李中梓（1588—1655年），在其所著《删补颐生微论·医方论》中专列"膏方六首"一节，以讨论膏方方剂。这是在目前文献中首次有意识地将膏方进行汇集整理，书中涉及地黄膏、参术膏、人参固本膏、琼玉膏、五味子膏、龟鹿二仙胶6种膏方。在"膏方六首"一节的开篇，李中梓就化裁出了独特的膏方定义，他认为："膏者，膏也。虚则重补其脂膏，又肺经之药不厌频而少，既取其便于频，又取其润也。"简要又深刻地突出了膏方的特点："补虚""脂膏""频""润"等。将膏脂的性状、补虚的用途、润泽的原理、便于少量频服的用法等特性都表

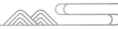

述得十分清楚。上海医家李中梓在医书中单列膏方之法，并进行医理阐述，这是膏方发展进入专业化阶段的一个重要标志，说明其应用已经达到一定规模，对它的研究也开始有的放矢，膏方的功能更加明确，品质也得以提升。

二、最早的膏方医案和临证处方原件

明末之后，清康熙年间，上海有不少膏方医案也流传了下来，虽非原件，但可以帮助我们描摹那个时期中医诊疗活动的实践中，膏方之"用"的现实样态，对于研究当时的膏方发展情况有重要意义。比如上海南汇医家沈鲁珍在其所著《沈氏医案》中记载有数个专门的膏方医案。"崇明范锡凡案，范氏患痰火之哮喘，除豁痰降气清火之煎剂外，沈氏处以膏方，即以煎方去桑皮、甘草、莱菔子，加梨汁、莱菔汁、地栗汁、竹沥、姜汁，用饴糖四两，烊入收贮，炖热不时挑化。"又比如青浦何氏中医的何嗣宗为蒋太太开的膏方（1716 年），见于《何嗣宗医案》。但清代中晚期的一些膏方处方则完整地保留了下来，殊为不易。上海张氏医学绵延 300 余年，代有传人，第八代传人张玉书（1822—1867 年）的 2 张膏方现藏于上海市历史博物馆，其后人还保存有上百张膏方处方，这是目前我们能看到的存世最久远的膏方处方原件。第九代传人张骧云（1855—1925 年）对膏方也颇多钻研，其膏方处方是上海中医药博物馆的重要馆藏。

由此可窥一斑的是，上海的冬令膏方至少从清代开始，就在中医诊疗实践中从未间断过，甚至在某一些中医世家中也形成了独特的传统。毋庸置疑，上海古代的中医先贤也为后世膏方的繁荣发展埋下了伏笔。

第二节　上海冬令膏方的近代兴起

19 世纪末 20 世纪初，上海冬令膏方从默默无闻变得炙手可热，进入第一次繁荣阶段。这段时期，膏方处方量十分巨大，留下的珍品无数。膏方处方和一般门诊或住院处方相比，其技术含量和艺术修养明显高出一筹。这样的转变，离不开一众国医圣手在膏方领域的开拓与创新。

一、最早的膏方专卷

张聿青（1844—1905 年）曾迁居上海行医，在其《张聿青医案》中专列膏方一卷，

用于咳喘、风痹、遗精、厥证等，常用雪梨汁、白蜜、冰糖、阿胶等收膏，较全面地反映了当时医家运用膏方的经验。试举一用膏方治哮咳的案例。

> 鲍（左），自幼即有哮咳，都由风寒袭肺，痰滞于肺络之中，所以隐之而数年若瘳，发之而累年不愈。今则日以益剧，每于酣睡之中，突然呛咳，由此而寤，寤而频咳，其咯吐之痰，却不甚多。夫所谓袭肺之邪者，风与寒之类也。痰者，有质而胶黏之物也。累年而咳不止，若积痰为患，何以交睫而痰生，白昼之时，痰独何往哉。则知阳入于阴则卧，阴出之阳则寤，久咳损肺，病则不能生水，水亏不能含阳，致阳气欲收反逆，逆射太阴，实有损乎本元之地矣。拟育阴以配其阳，使肺金无所凌犯，冀其降令得行耳。
>
> 炒黄南沙参（四两），炒松麦冬（一两五钱），云茯苓（四两），海蛤壳（五两打），川贝母（去心二两），款冬花（蜜炙），蜜炙橘红（一两），炒香玉竹（三两），蜜炙紫菀肉（二两），甜杏仁（五两去皮尖水浸打绞汁冲入），代赭石（四两煅），川石斛（三两），牛膝炭（二两），杜苏子（五两水浸打绞汁冲入），百部（蜜炙二两）。
>
> 共煎浓汁，用雪梨汁二斤，白蜜二两，同入徐徐收膏。

从这张方剂中可以看出，张氏在医理上继承了李中梓"膏方六首"中膏方治疗的理念和原则，运用的是膏方之"润"来治疗哮喘累年不愈。同时张氏也首次开设了专门的膏方专章，第一次比较系统地展现了膏方能够运用的领域。值得一提的是，张氏在膏方理论上做了提升，比如他清晰地为膏方的主要受众人群做了画像，划定了此膏方的适用病症和病例。张聿青时代的膏方明显具有过渡性质，处于清膏荤膏并行用药，种类偏少、用量偏低的阶段。

二、最早的膏方专著

丁甘仁的弟子秦伯未，曾任上海市第十一人民医院（上海中医药大学附属曙光医院两大前身之一）内科主任，是促使上海冬令膏方成熟的一个关键人物，其《谦斋膏方案》（1930年）、《膏方大全》（1936年）是历史上最早的膏方专著，标志着膏方理论的研究迈上了新台阶，膏方作为一种独立的保健方法得以确立。他对膏方的功用进行了更为成熟精辟的总结："膏方者，博雅润泽也，盖煎熬药汁或脂液而所以营养五脏六腑之枯燥虚弱者也，故俗亦称膏滋药。"秦伯未之后，膏方在上海冬令进补中占据了主导地位，膏方学也呼之欲出。秦氏的这段膏方总结由此传播开来，成为后世引用率最高的膏方论述。在临床方面，他宗法丁甘仁，并善于吸取各家之精论效方。辨证细致，诊病思虑精审，处方善于变通，不拘于经方、时方，对口服之膏方有深入的研究。

秦伯未还曾写有《膏方之机要》一文，条分缕析，详细分析了膏方的补益种类，在该文中，同时配有一张漫画，配有文字"服滋补品是抵抗病魔的先锋"，在"滋补红缨枪"面前，病魔宵小四散奔逃。显然，漫画传递了一种免疫的观念，即通过服食补膏，增强了身体免疫力，病魔难以近身。漫画体现了当时西医东进对中医药的影响。图文配合，也从多种角度论证了膏方的疗效（图 6-2-1）。

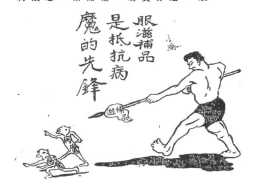

图 6-2-1　《膏方之机要》及漫画配图

三、最早的专业膏方熬制

上海《图画日报》1909 年第 161 期第 8 页用整页刊登了"煎膏滋药司的营业写真图"，画面内容为当年上海药号冬令煎熬膏滋药的实况，场景中可以清楚地看到熬膏师傅、铜锅、火炉、膏方陶瓷罐、桌椅等，还有专门的器具榨床。作者为顽。文中写道：冬天吃料膏补药，壮肚身体补虚弱，树皮草根多好煎……铜锅一只像烧烟等。这张写真图中膏滋药业是作为三百六十行营生的一行出现的，清楚无误地表明清末民初上海冬令膏方的制作已进入专业化水平，熬膏已成为具有一定规模的特殊行业，为膏方制作的现代化吹响了号角（图 6-2-2）。

受上海西风东渐的影响，上海冬令膏滋的演变也渗透着中西文化碰撞后科学主义的影响，传统的膏方也披上了科学的外衣，强

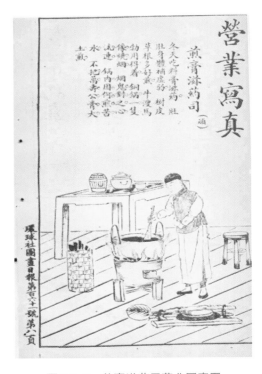

图 6-2-2　煎膏滋药司营业写真图

调自制的膏方在制作技艺方面的科学元素，从而突出膏方现代品质保障。

四、最早的膏方营销

20 世纪初在上海的一些媒体上已经出现了膏方的商业广告，膏方的营销越来越呈现出现代样态。1916 年 10 月 4 日《申报》第 2 版就发布了中和国货药房的白话广告，标题为"丁甘仁先生新发明人人可服的膏滋药益脑补心汁"。一些医生个体也在报纸上招揽生意，如在同年 11 月 26 日《申报》第 4 版，许寿彭医生就发布了"欲服膏滋药者请看调经种子补血汤培元固本壮脑汁"的广告，其他的如叶树德堂、粹华制药厂等都是

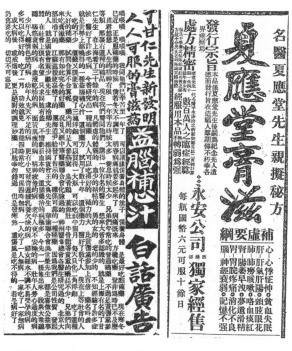

膏方广告的投放大户，在冬季一直保持高频次投放。值得注意的是，民国时期商业广告中除了有以功能命名的膏滋药以外，还有以堂号命名的膏滋，甚至还出现了一些以名医名字命名的膏方，如"丁甘仁膏滋药""夏应堂膏滋"等，"北丁南夏"也因此名声更隆。膏方广告兴起的背后是膏方商业营销的大行其道。由此也带来一些后果，比如商业纠纷。因为膏滋药价格昂贵，当时出现了用支票进行购买的情况，因开空头支票被药店控告的事件时有发生，比如蔡同德堂就曾和客户对簿公堂追讨膏滋药费，从侧面印证了现代的一些营销方法已率先在膏方经营中展开应用（图 6-2-3）。

图 6-2-3 "丁甘仁膏滋药"及"夏应堂膏滋"广告

五、最早的膏方专业教育

膏方的市场兴起以后，对专业培训教育的需求也很迫切，不少杂志社都推出了关于膏方的研究文章和教育专题文章。黄允文曾作一篇《膏滋药浅说》（《崇民报》1933 年 1 月 14 日）教中医师如何开膏方："时届冬令，正值吾人进补之时，滋补的药品很多，而以服膏滋药的较多，膏滋药足以扶弱补虚，因尽人所知，但是服用不当，害亦随之。爰草是篇，以供处方者及服药者参考。"文中，黄允文从什么是膏滋药谈起，进而谈到膏

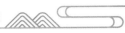

滋药的性质，再论及膏滋药的时期，其次再叙述了膏滋药的煎法、服法等。完整地呈现了膏滋药的理论、处方、煎煮、禁忌等。他对膏滋药给予了高度评价，说到："膏滋药是集合许多药品煎熬成膏，用意营养脏腑的，他的效力，比较任何那种单位补剂来得好，因为单味的补品，效力单纯，像人参补气、地黄补血，功效只达于局部，不若膏滋药集许多对症良药于一剂，面面顾到，一齐着力，效力自然来得大了，好像立宪国家，集全国精英，办理政事，比较独裁的专制政策来得好些，不过膏滋药也须依着各人的体质，而施以平补、温补、清补、涩补，视各人之病根，而施以生津益气，固精养血，决不可认膏滋药为唯一的补品，而贸然进服。盖膏滋药的功效，除补虚外，兼含有治病的意义。"他还为膏滋药需在冬令服用进行了解释："膏滋药的目的，在乎补益服食，补益之剂，宜静而戒动，宜藏而戒泻。天时温暖之时，汗腺开张，药力恐随之外泄，若在冬令之时，天气严寒，毛孔紧闭，阳气固密，在这时期内服膏滋药，自然格外得力，而在严寒之时，体内正需养分，助暖以御寒，故服膏滋药，以冬令为最宜。固不限于冬令有之，所谓劳瘵危于春夏，痰饮笃于秋冬，那么症在危急之时，亦未尝不可进服，但总不若冬令的获效伟大。"

对膏方进行长篇论述的还有蒋文芳在《新中医刊》发表的《膏滋药与各种补剂之比较》、邰家骊在《卫生报》发表的《冬令膏方之用量与煎熬法之研究》、秦伯未的《论膏滋药》及陈存仁的《膏方浅识》等，这些出版物把膏方的应用技巧做了分解呈现，为膏方职业教育、推广和现代的转型做出了巨大贡献。

六、把文学艺术融入膏方实践的先驱

比起普通处方，医生在膏方处方的时候，更有动力和意愿，花更多的心思，细心揣摩，穷尽医理，咬文嚼字，在排版、装裱上下功夫，留下的传世名篇不胜枚举。

古时的膏方处方并不出彩，寥寥数语，淹没在浩瀚的中医处方海洋中毫不起眼。而近代的膏方处方开始追求艺术境界。《丁甘仁医案》中有膏方一卷，载有三则医案，量虽不大，每篇皆文辞优美，令人赏心悦目。以第一个医案为例。

徐先生：精气神者，人身之三宝也。论先天之生化，则精生气，气生神；论后天之运用，则神役气，气役精。人身五脏，各有所藏，心藏神，肾藏精，精藏于肾，而主于心，心君泰然，肾精不动，是为平人。尊体气阴两亏，坎离失济，心虚易动，肾虚不藏，神动于中，精驰于下，此梦遗旧恙所由起也。递进膏滋，遗泄渐减，药能应手，未始无功。惟是补牢已晚，亡羊难复，久遗之后，肾阴大伤。肾者主骨，骨中有髓，肾之精也。腰为肾之外候，脊乃肾之道路，肾精走失，骨髓空虚，脊痛腰酸，在所必见。肝为乙木，中寄阳魂，胆为甲木，内含相火。肾水既亏，岂能涵木，木失所养，水走火飞，相火不能潜藏，肝阳易于上亢。清空不空，则为头眩；清窍阻塞，则为耳鸣。阴虚于下，火浮于上，上实下虚，亦势所必然矣。症势各类，治本一途，挈要提纲，补精为重。补精必安其神，安神必益其气，治病必求其本也。壮水以涵其木，滋阴以潜其阳，子虚补母，乃古法也。仍宗前意，再订新方，补气安神，育阴固摄，仿乙癸同源之治，为坎离固济之谋，复入血肉有情，填益精髓，复元精之走失，补奇脉之空虚，为日就月将之功，作一劳永逸之计。是否有当，即正高明。

台参须（一两五钱），潞党参（三两），大熟地（砂仁拌，六两），炙绵芪（四两），炒淮药（二两），朱茯神（三两），酸枣仁（三两），炙远志肉（一两），清炙草（六钱），明天冬（二两），大麦冬（二两），厚杜仲（盐水炒，三两），甘杞子（二两），川断肉（盐水炒，二两），桑椹子（三两），制首乌（四两），陈广皮（一两），仙半夏（二两），北秫米（炒，包，三两），宁子淡（四两），煅牡蛎（四两），紫贝齿（四两），紫石英（三两），胡桃肉（盐水炒，去紫衣，二十枚），五味子（六钱），金樱子（包，一两），剪芡实（三两），川黄柏（一两），熟女贞（二两），猪脊髓（酒洗，二十条），红枣（四两），鳔胶（二两，溶化收膏）。

上药煎四次，取浓汁，加龟板胶四两，清阿胶四两，均用陈酒炖烊，再将鳔胶和入，白文冰半斤溶化收成膏。每早晚各服二匙，均用开水化服。如遇伤风停滞等症，暂缓再服可也。

丁甘仁所做方论，气象宏大，从"人身三宝"谈起，分析了患者肾精亏虚相火偏旺的病因病机，所订膏方重点突出，用益精填髓、滋阴固元之法，理法方药，一气呵成。整体观之，层次清晰，丝丝入扣，引经据典，说理透彻，堪为后学典范。

膏方脉案中，音韵对仗颇为讲究。《申报》1942 年 12 月 19 日各界简讯中就专门讲到："康悌路安顺里八十号杨彦和医师，所开膏方脉案，多为骈四俪六之文，且以西法补助诊断，认症尤为明确。"有人将五言八韵诗用于膏方脉案书写，《题石右膏方五言八韵》（《中医学报》1930 年 10 月 15 日）中写到：

诊脉浮且细，病躬未易康。肝伤升莫制，营血乏无藏。腰软逢冬剧，头痛入暖忙。面黄缘湿阻，色悴为元伤。六味须参治，八珍佐使尝。熄风平东木，利水健中央。攻补兼施妙，寒温并进良。多投柔润品，最是切实方。西潞党，炒川芎……

《题张左膏方五言八韵》中则写到：

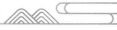

"尊恙何由作，听吾缕析详。精神先暗耗，营卫自预防。汗泄开毛窍，邪来入肺房。坎宫填水乏，离位亢阳张。舌绛阴虚亏，脉微质实彰。清心能静养，适体免劳伤。六味兼参治，四君佐使尝。班门惭弄斧，题句缮膏方。党参……右需诸品选宜良，井水浸须二宿长。煎至三锅除去滓，收膏贮入瓦缸藏。每日清晨米饮冲，随多酌少得其中。如逢胃纳微呆滞，间服依然不减功。"

整个膏方论述章法谨严，抑扬顿挫，朗朗上口，用语工整自然流畅。不仅是一篇医学处方，更具有文学艺术作品意味。

膏方的处方数量在整个中医的处方中占比不算高，但是留存于世的出奇得高，在文物古籍的拍卖市场上也占有一席之地。翻开《上海中医药文化史》这部洋洋巨著，收录中医处方 99 张，而膏方处方有 15 张，膏方处方占比高达近 15%，远远高于临床诊疗中的实际占比。这些膏方处方，跨度数百年，自新中国成立后到改革开放前这段膏方的萧条时期也有收录，如 1955 年张志雄治疗哮喘的膏方，1957 年严苍山的膏滋大补方，还有从上海移居香港多年的陈存仁在 1977 年开的膏方等。这些膏方处方能够存世，一是病患对医家虔诚敬重，对结果寄予厚望，视处方为珍宝；二是医生敝帚自珍，在拟写膏方时，提笔书写颇为认真，殚精竭虑，费时费神，最后处方被打磨为一件精美的艺术品，常常也不舍扔弃，闲暇之时可供品味欣赏，也可供学生和子女研习。

膏方有着奢侈品的诸多特征，因此，必须有与之相应的文化品位。细节要处理得当，卫生整洁，色香味俱佳，包装则要古朴庄重典雅，中医的处方则是点睛之笔，须得千斟万酌，医理、文笔、书法、印章之术都要通盘考虑。

第三节　上海冬令膏方的第二次崛起

中华人民共和国成立后至改革开放前，因为政治经济等环境的变化，膏方进入相对沉寂时期。但欣喜的是，传统没有中断，在实际中医药的临床实践中传承还依然在继续，只是囿于社会时代条件，膏方的使用规模被大大压缩，标志性理论文章或者理论论述并不多见。

改革开放后，受经济发展和人民生活水平提高的影响，保健品市场迎来了迅猛发展。但在繁荣的同时，隐忧不断，同质化现象明显，大多数保健品都较过于注重商业炒作，保健产品的品质得不到很好的保障，保健品市场一时热闹而又混乱。更有品质保证的保健养身之产品呼之欲出，上海冬令膏方重新得到重视，并以其独到讲究的天然滋补原材料，个性化的调补方法，深厚的中医文化底蕴，重新屹立在上海市场。从20世纪80年代初到现在，上海冬令膏方发展势头始终不减，是医药保健领域难得一见的常青树，从一种"贵族"商品变身为寻常百姓喜闻乐见也可以消费得起的大众保健品，实现了中医传统独特用药的现代崛起（图6-3-1）。

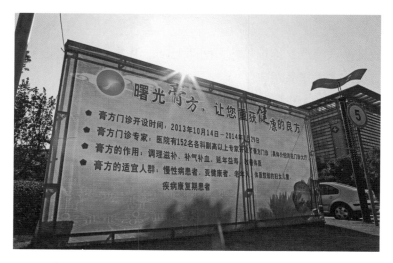

图6-3-1　膏方季，上海中医药大学附属曙光医院门口树立的大型膏方宣传牌

考察上海冬令膏方的现代应用和发展，主要体现在以下几个方面。

一、膏方处方技能进一步提升，适应人群范围不断扩大

医生在开膏方处方的时候，考虑更加周详完备，处方管理更加精细化。膏方制作使用中用多少胶、用多少糖、出膏率合不合适、名贵细料的物尽其用等，都已随着研究的深入和临床经验的增加，科学性和确定性越来越高，膏方制作技能的运用也更加醇熟。近现代以来，膏方理论趋于成熟，进补时间明确固定为以冬令时节为尊，适应证则从单一到多元，即不仅可用于虚损和肺部疾病，中医内外妇儿骨伤诸科都可运用。膏方调理的适应时期也基本固定为汤方治疗之后或者痊愈之后的康复阶段。其基本功能也聚焦在虚弱体质的改善和旧疾复发防范等方面，而其独特的"开路方"也从理念变为现实，并被普遍推广。这样就扩大了现代膏方的适应人群，一些患者通过调理达到要求后也可以通过服用膏方调理补益身体，冬令进补由此上升为冬令调补，完成了膏方的现代保健转型。现代膏方融入了更丰富的熬膏工艺和收膏辅料，荤膏取代了清膏、蜜膏成为主流，膏方的色泽、口感、气味、质感都有了巨大提升，从补益到补治兼顾。实现了现代上海膏方的开拓者秦伯未先生的夙愿。

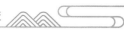

二、在制膏工艺保持传统特色的同时，现代的制药思想与工具得到广泛运用

制膏工艺，也是现代膏方发展的一个重要方面。传统的制膏对药师、药工的要求极高。药工要全面掌握制膏的流程，对浸泡、煎药的时长和次数，滤筛的孔径选择，细料药、贵重药的单煎，浓缩中的武火文火控制，清膏出炉的判定，收膏时胶类和糖添加的时序，搅拌和成膏的判断，膏的分装和冷却贮藏等都要烂熟于胸。另外，各环节的衔接也十分重要。药工的个人能力对最后的膏方质量影响甚大，如果技艺精湛，全手工操作容易出精品。在大规模量产时，如完全沿用传统方法，人力资源必然捉襟见肘，产品质量容易参差不齐，甚至难以按时完成制膏任务，泥沙膏、老嫩膏、霉变膏、焦煳膏、碜牙膏屡有发生。

上海冬令膏方市场持续扩大，同时，国家对药品生产的卫生、环境、质控、检验等加强监管，原有的生产模式逐渐不能适应新的形势，工业生产取代小作坊生产是大势所趋，上海冬令膏方的制作开始转型。

制作膏方时常常需要先制糖，传统方式是炒制，劳动强度大，产量小，效率低下；而现代采用转化法以后，这些问题迎刃而解，可一次性炼制出糖液。制作膏方，胶类物质的处理十分关键，传统工艺用烊化，需黄酒浸泡，隔水炖并不断搅拌至全部溶化，耗时甚长，耗能多，杂质去除难，批量化处理也存在较多障碍；而现代的制膏，多把阿胶、龟甲胶等先打成粗粉，在煎煮完成后合黄酒一起放入，搅拌，沉淀，过滤，这样制作成本低、用时少、胶类的利用率高、所得的膏滋杂质少，尤其是批量生产时更显高效。

一些现代化制药企业在膏方生产制造的创新中承担了重要的角色，他们在传统膏滋药制作工艺的基础上，引入现代化的生产器具，完善基于传统又符合时代要求的制备方法，在膏方制作上进行了现代改造（图6-3-2）。童涵春堂、蔡同德堂、雷允上等老字号中药企业在沿袭前人制膏经验的同时，也开始探索中药膏方的规模化

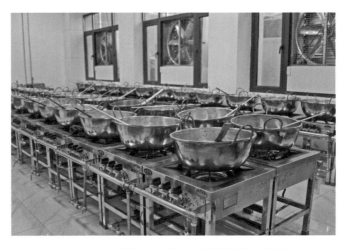

图6-3-2　保持传统工艺，规模化的膏方制剂室

生产途径，引入了从配药到成品的膏方定制服务生产线，一些简单机械重复的劳动由机器替代，粉碎机、煎药机、压榨机、包装机的自动化生产设备部分替代了传统的生产工具，在缩短生产时间、减轻劳动强度、提高活性成分溶出率等方面发挥了较好作用。一些指标被开发出来，出膏率、相对密度、含水量、有效成分（甘草酸、橙皮苷等）含量等构成了质量控制的关键指标，浸泡的时间、提取时的温度、提取次数、加水的多少、浓缩过程中的温度和压力，都进行精准计量研究。一些新的技术如无菌操作、袋装工艺、条码系统被有效应用（图 6-3-3）。

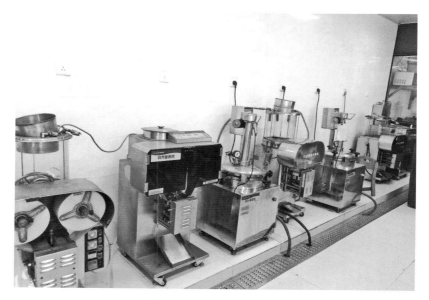

图 6-3-3　现代的制膏机

在新技术、新器材、新工艺应用的同时，传统工艺也继续在发挥作用。收膏过早过迟都不好：过早，容易造成膏滋寡淡稀薄；收膏过晚，容易造成焦煳板结。收膏的时机判断，许多时候还是要依赖老法师的火眼金睛，"挂旗""牛眼泡"等形象的判断标准仍然是师徒之间交流的常用词汇。

值得一提的是，中华中医药学会的行业标准《中医养生保健技术操作规范——膏方》由上海组织专家牵头制定，对膏方的术语和定义、处方、制备和使用的指导原则，药材选配、生产条件、制作方法、质量分级与检测以及膏方服用应注意的问题进行了详细说明。规范还建立起完备的生产管理制度、加工卫生管理制度、膏方加工制备的操作制度、膏方加工制备的复核制度，对膏方加工车间主任岗位职责、审方员岗位职责、配料员岗位职责、质量检验员和发货员岗位职责进行了明确，并设定了不同工序的相关参数指标。

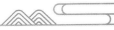

　　除此之外，在《药典》中也吸收了不少上海冬令膏方的制作经验，对膏滋的质量检验设定了相关标准。《药典》中要求成品膏滋药不能出现无糖结晶析出，也不能出现异味或焦臭味等味道，膏滋的表面应为细腻黑润且有光泽，膏滋应具自然药香，膏体呈半固体的状态且稠厚度适中。《药典》也对药膏剂（药滋）的相对密度测定进行了明确规定。显然，《药典》中对膏方的制作要求是一种在传统和现代上的平衡。上海的膏方制作还有适应现代健康特色的开发，比如开发了用木糖醇代替冰糖而可供糖尿病患者使用的膏滋药。又比如上海中医药大学附属曙光医院治未病中心研发的体质系列膏方，从治病求本、辨体施治入手，针对气虚、血虚、阴虚、阳虚、过敏体质等偏颇体质的患者运用膏方调补方法提前进行干预，创新了膏方的现代运用。

　　上海中医药大学附属岳阳中西医结合医院建有专门的徐玲玲劳模创新工作室，10余位成员既有来自医院的团队，也有来自上海中医药大学、复旦大学的医学和计算机人才，多学科交叉联动，不断擦出新的火花。膏方收膏是膏方制作的关键技术，原来的膏方处方出膏量大多靠制膏师的经验判别，有时并不精准。团队创新运用 AI 人工智能识别技术，智能把控，提前预判，一次成型，有效解决了制膏师收膏疲劳的弊端，避免焦锅事件的发生，后续还将在多家中医院实行试点和转化。团队设计的"膏滋药的便携式药勺"获得实用新型专利，有效解决膏方因反复挖取容易被污染的问题。还通过建立"相对密度检测和微生物检测标准"来保障膏方的品质。"针对小朋友服膏难的情况，我们也有办法。已经设计开发出'小儿膏滋棒棒糖'，用于预防和治疗疾病，提升孩子吃药的依从性。"

　　为了弘扬中医传统文化，岳阳膏方制作团队也不断思考、创新形式，让百姓更好地领略中医方剂学之美。团队围绕海派膏方开发贴近年轻人的"卡牌益智类游戏"。例如，将黄芪配党参的中药搭配融入游戏，让大家寓教于乐。另外，基于图像识别技术，通过图像的采集、建模，今后让更多人能通过 AR 虚拟现实技术，如临其境般体验到'原来膏方是这样制作出来的'，传播中医药非物质文化遗产的实用价值、文化价值和艺术价值。

　　在处方、制膏走向现代的同时，上海冬令膏方的支撑服务体系也在走向现代。冬令膏方医师的培训和管理进一步制度化，开膏方、制膏方的门槛都有所提升，上海的中医药学会和中药行业协会对此都发布过相关规定，对从业者的从业年限、执业资格、操守、培训情况进行了规范。另外，上海冬令膏方的市场营销也做得风生水起，膏方节红红火火，体验式营销、文化旅游营销、组团式营销等粉墨登场，开炉仪式、学术论坛、科普讲座、义诊咨询等活动有机穿插，极大地推动了冬令膏方的传播。上海还牵头成立了中华中医药学会膏方分会，每年均开展教育培训和宣传推广活动，为冬令膏方的持续发展做出了重要贡献。上海在非遗传承方面也走出了一条新路，率先在民俗类项目下列入"海派膏方文化"，进一步夯实了上海冬令膏方的民众基础（图 6-3-4 ～图 6-3-6）。

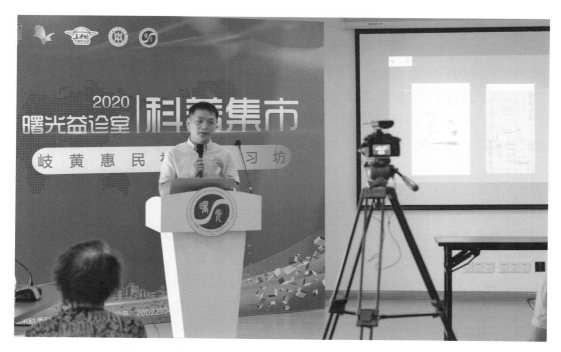

图6-3-4　龚鹏在上海市黄浦区五里桥社区举行膏方文化讲座

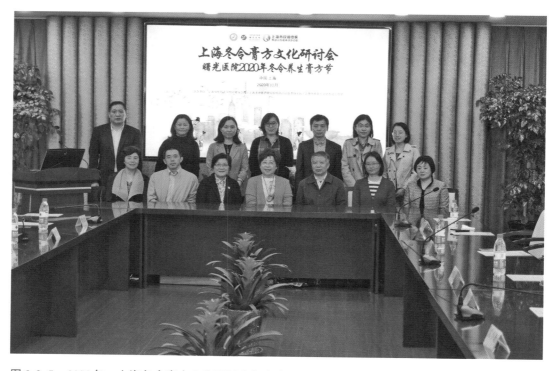

图6-3-5　2020年，上海冬令膏方文化研讨会与会专家合影，民俗专家仲富兰、上海市非遗中心林静
　　　　　等参与研讨

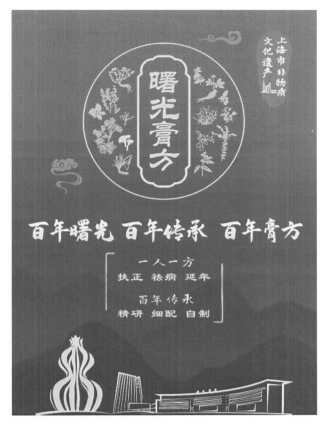

图6-3-6 上海中医药大学附属曙光医院的膏方宣传单

第四节 上海冬令膏方成功探因

一、传承精华，守正创新是上海冬令膏方成功的主因

上海作为近现代才崛起的一座城市，移民在文化传承与传播中扮演了关键角色，外来文化在上海大放异彩者并不罕见。上海冬令膏方尽管也受到周边地区文化的影响，但更多地表现出本土化特点，涌现了许多首创性成果，其非物质文化遗产的历史和思想价值光芒四射，上海地区当之无愧地成为冬令膏方的文化中心和实践中心。

考察上海冬令膏方百年来的发展变迁史，不难发现，上海冬令膏方的成功最主要的原因就是八个字"传承精华，守正创新"。在"为往圣继绝学"的动力引导下，在传统与现代之间维持适当的张力，从而让膏方这朵奇葩绽放异彩。

上海的中医精英把握住了机遇，深耕传统，从古代先贤那里吸取以形补形、血肉有情、冬令进补等智慧，同时利用有利的经济文化地位，持续开展文化创新，在面临外来竞争时坚持文化自信，在理论上进行新的阐释和总结，在工艺、营销上不断提升产品体验，每进阶一步，都有相应的制度化措施跟进支撑，浓度高、体积小、效果显著、剂型稳定、服用方便、口感良好的上海冬令膏方由此始终长盛不衰。

二、把千百年的民俗内化为群体的文化心理是上海冬令膏方成功的次因

膏方的发源，并非只有上海一地，在整个长三角地区，地理、气候相近，人文相亲，膏方作为一种重要的治疗与养生手段，都有应用，但膏方真正广为传播，形成熬制传统，并成为民俗习惯是在上海，上海独有的文化土壤滋养了冬令膏方的成长。

明代上海就有服食膏方的医案，在清末民初时，上海成为全国中医文化交流的中心，流派纷呈、名医汇聚，服用膏方之风也波及民间，或滋补强身，或调理治病，逐渐成为一种流行的民间习俗，医患双方合力塑造了膏方健康文化底色。数百年来，时代更迭，受膏方文化长期积淀的影响，上海人独特的养生文化心理慢慢成形，服食膏方成为民众冬令进补首选。

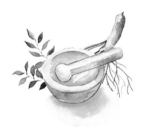

第七章

上海冬令膏方中的国
学智慧与处方赏析

❦ 第一节　上海冬令膏方的诊治智慧 ❧

冬令膏方一般为大复方，偶尔有精致的小方，因此给处方医师极大的施展空间。上海冬令膏方的处方颇显医者的功力，更是医者诊治智慧的集中体现（视频 7-1-1）。

视频 7-1-1
膏方蕴含的
养生智慧

一、因时、因地、因人诊治的智慧

中医讲"三因制宜"，即因时、因地、因人而制定其适宜的治法和方药。

膏方完整地贯彻了"三因制宜"的要求，又以因时制宜的特点最为引人瞩目。中医常讲四时养生与天人合一，在理论上十分成熟，但如果让一般的老百姓来谈一下体会，恐怕感受并不强烈，对其中的内容也知之不详。人们在服食膏方的时候，往往也增加了对四时养生、天人合一的感性认识。和穴位敷贴适合夏季正好相反，膏方服食主要是在冬季，尤其在至阴的冬至前后是服食高峰。习俗有云：冬令进补，来年打虎。冬天是一年里面最适合滋补的季节，这个时候人们的活动减少，总的摄入增加，尤其是对脂肪类、蛋白质类、糖类等供能物质的需求增加，中医学发展出了冬藏精的理论，"藏于精者，春不病温"即是对这一理论的高度概括。冬天是宰杀家畜的合适季节，一方面冬季动物生长速度减慢、肉质肥美，一方面也便于加工贮存，大量的动物油脂生产出来，正好满足了人们补养的需要，形成了一种"生态平衡"。膏剂是大量运用动物油脂的中药剂型，早期的膏方更以猪油为主要原料，近现代以来，特别油腻的膏脂逐渐退居次要位置，但动物来源的高质量胶质和蛋白质仍然是膏方的核心要素，阿胶、龟甲胶、鹿角胶等细料在膏方的制作中不可或缺。中医医师利用了自然法则，在膏方处方中同步加入补阴、补阳、补气、补血的药物，实现了药物效用最大化、不良作用最小化的宗旨。

膏方也强调因地制宜。上海气候多湿热，湿热致病的特征表现较为突出，因此，上海中医师在进行膏方处方配方时避免使用辛温燥烈、过于滋腻之品，避免助长湿热之邪，香砂六君子汤化裁而来的基础方经常见之于膏方的处方。

膏方还注重因人制宜。对妇科患者、儿科患者，膏方的处方也各有特点。如女性患者有经、带、胎、产的特殊生理现象，在膏方处方时往往重视疏肝解郁，调理冲任，柴胡、香附、丹参等应用较为普遍。而对儿科患者，《小儿药证直诀》曰："脏腑柔弱，易虚易实，易寒易热。"小儿存在禀赋不足、脏腑娇嫩、稚阳未充、稚阴未长等诸种薄弱

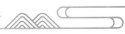

环节，儿科膏方应结合小儿不同的体质，健脾益气，脾肾并重；在遣方用药时，儿科膏方需注意治中寓补，补中寓治，重在调理，以平为期；清疏灵动，动静结合。小儿一旦患病，正气易虚而邪气易盛，对反复呼吸道感染的小儿、免疫力低下者，以调补为主；形体尚丰实，应以祛邪治病。儿科反复呼吸道感染、小儿遗尿、小儿多发性抽动症等慢性疾病尤其适合使用膏方，常以香砂六君汤、参苓白术散、玉屏风散、二至丸等为基本方进行化裁，温肾壮阳药应慎用。因人制宜贴合了患者的个性化需求，容易引起患者良好的直观感受和情感共鸣，往往有四两拨千斤的功效。

二、开膏方的"互补"智慧

海派膏方文化非遗代表性传承人朱抗美教授精辟地总结了开膏方的四条互补智慧，即补益与疗疾兼顾、温阳与养阴融合、扶正与祛邪并用、清泻与滋补共存。

目前服用膏方的主要是三类人群：健康或亚健康人群，病后、术后或产后人群，身患各种慢性疾病人群等。不管人群如何复杂，从中医的视角来看多为"正气虚弱"的虚证，或虚实夹杂的本虚标实证。因此，膏方调理最主要的功能是补虚，相比汤药，膏方的适应证要狭窄一些。但补益并不是膏方的全部，在补益的大背景下，膏方还需要兼顾疗疾，这种疗疾有可能是通过调补阴阳气血来达到的，也有可能是通过仿照一般的汤药组方根据辨证论治的结果做到的。因此制定膏方的关键，是选用扶正或扶正祛邪的有效方剂，补益与疗疾兼顾，共奏良效。

张仲景《金匮要略》《伤寒论》对扶正理虚的方法有精辟总结，薯蓣丸、黄芪建中汤、炙甘草汤、肾气丸、小建中汤、酸枣仁汤等，对膏方的组方极具指导意义。其中薯蓣丸尤被众多膏方大家所推崇，其组方原则堪称膏方制方的典范。薯蓣丸由 21 味中药组成，是仲景治疗"虚劳"的经典方剂，主治"虚劳诸不足，风气百疾"，内含四君、四物，补气补血，方中重用薯蓣（怀山药），辅药大枣、甘草的用量也偏大，突出了顾护胃气的重要意义。另外，比较滋腻的阿胶、麦冬、干地黄等的用量居中，其补益的用意十分明确，而加干姜则突出了温阳与养阴的相互协作，用量稍小的桂枝、防风、柴胡散风祛邪，而清热解毒以祛邪的白蔹用量很少，仅为薯蓣的 1/15，全方补益疗疾、温阳养阴、扶正祛邪的宗旨跃然纸上。用薯蓣丸的组方打底，改变其剂型，化丸为膏，就是一料上等的膏滋。

处理补泻之间的关系是膏方诊治中最为核心的几个问题之一。疏泄药与滋补膏药组合的养生思想具有开创性。泻与补看似完全对立的两种方法，而从辩证的角度，两者具有统一性。膏方处方中常运用到六味地黄丸"三补三泻"的思路与方法。六味地黄丸是补肾阴的基本方，这张方子具有平衡补泻的特点，从熟地黄、山药、山茱萸为补，从泽泻、牡丹皮、茯苓为泻，"三泻"与"三补"正好呈一一对应的关系，对肾阴不足、虚火上炎的证候，这种火不但不能随便泻，反而要进行"保护"，对虚火上炎引起的不适要采取"壮水之主以制阳光"，即通过补阴来平虚火。补泻合一的智慧同样适用于脾胃功能的保存。在膏方处方中，在大队补药中要适当配伍清灵流通之品，疏肝理气、和胃通降，因此，八月札、绿萼梅、延胡索、鸡内金、陈皮、谷芽、麦芽等也是膏方中的常客，补中带消看似南辕北辙，实则事半功倍，使营血和养，气自顺降，其效更著。

三、"君臣佐使"的王道智慧

中医在药物的配伍上有"君臣佐使"的理论，用药还有"用药如用兵"的学说，"君臣佐使"理论在整个体系中要高于"用药如用兵"的学说。"君臣佐使"的纲确立了，纲举目张，作为臣子的将军安心带兵打仗，岂有不得胜凯旋归朝者？这是真正的王道治理法则。中医用药特别注意秩序、规则，膏方与一般的方剂一样，也遵从"君、臣、佐、使"的组方原则，而且是最能凸显这一智慧的中医诊疗手段。《素问·至真要大论》曰："主病之谓君，佐君之谓臣，应臣之谓使。"《素问·至真要大论》又曰："君一臣二，制之小也；君一臣三佐五，制之中也；君一臣三佐九，制之大也。"《黄帝内经》关于小方、中方、大方的组方思路，为膏方的处方提供了指引。普通汤方，在五六味药至十二三味药之间，大致在小方到中方这个范围；膏方可大可小，但总体是大方，常要用到二十余味药甚至三五十味药，管控一个大方的难度显然更大，治大国若烹小鲜，需要极其高明的智慧和手腕。医生的思路清楚，膏方大处方方可做到秩序井然，才不会滥竽充数，君不君臣不臣，而浪费药材。

王道智慧的另一面是处方比较温和。膏方的定位不同于一般的汤方，它主要应用于改善虚弱体质、病后康复和防止复发等方面，膏方在中医药的各种剂型中算得上"谦谦君子"，是践行王道法则的代表。一般来说，疾病正盛正邪交争之时，是不适合服食膏方的，素来体虚或邪退正虚，比较适合服食膏方。正因为膏方具有这一特点，所以在组方用药上，膏方多用补益药，补气之黄芪、人参，补血之熟地黄、当归，补阴之麦冬、石斛，补阳之肉苁蓉、淫羊藿等药物在膏方中的应用频率显著高于一般的中药处方。常见的霸道攻下药大黄、芒硝、甘遂、巴豆等药物等极少在膏方中应用。

四、医药同心互助的协同智慧

另外，在开膏方的时候，中医师会有意识地选用一些出膏率比较高的中药材，比如生地黄、熟地黄、当归、天冬、麦冬、玉竹、石斛、玄参、党参、太子参、沙参、白术、山药、肉苁蓉、黄芪、黄精、枸杞子、何首乌、龙眼肉、大枣、薏苡仁等，一般根茎类、种子类药物含胶质、植物蛋白质、固体成分多，出膏率较高。而花类、叶类、草类药材的出膏率较低，处方时就会有意识不过多配置。膏方中糖的使用也比较普遍，蜂蜜、麦芽糖、白糖、红糖等都使用广泛；而阿胶、龟甲胶、鳖甲胶等药则是膏方赋形所必需的，医生在处方时也会尽量多选择应用，否则药师在后期制作时，可能出现巧妇难为无米之炊，只能熬制出稀薄流体状膏方的尴尬处境。中药师在制膏过程中不能纯粹被动地等医生处方，然后按部就班地制膏。中药师要通过参加处方点评，提前介入到膏方的处方过程中，通过自己的经验指导中医师完善处方，在后端制作时，对一些明显存在处方瑕疵的膏方也应及时向处方医师进行反馈，做好审方工作。只有这样，一料上等的膏方才有可能出炉，不仅有良好的药效，在形态、色泽、口感等方面也均臻于完美。

五、中医膏方的人文之美

今天的医疗体制越来越呈现出精细化、标准化、程序化的趋势，医学的主体——"人"反倒是面貌越来越模糊，所以才有了"召回医学人文之魂"的呼唤。

以上海为中心的长三角地区，每年冬季都会开展膏方文化活动，同时，膏方还在往其他地区传播，规模已经相当可观，引起的社会反响也越来越大（图7-1-1）。

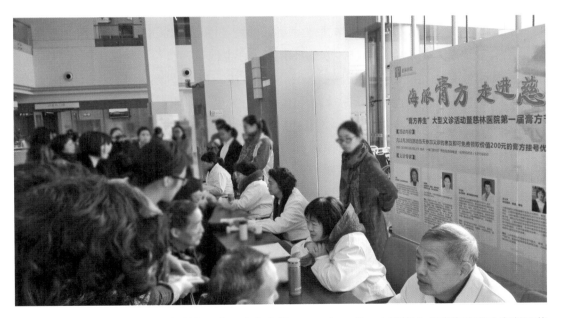

图7-1-1　上海冬令膏方文化辐射长三角，走向全国。2015年11月，上海膏方非遗传承团队在浙江慈溪传播上海冬令膏方进行义诊

膏方的异军突起是观察医疗走向的一个良好窗口，膏方成功的背后离不开社会各界的推动，而更进一步思考，膏方所体现的人文之美也许才是更深层次的原因，人们内心深处对医学的高层次需要正好通过膏方得到了满足。

（一）膏方的称谓之美

古时的膏方取名颇为慎重，充满了人文雅趣。

洞天长春膏：其名来源于道教。道教有十洲三岛，十六洞天，三十六小洞天，七十二福地之说，它们都是神仙栖息的胜境阆苑。而长春洞、长春观的道教地名在中国也有多处，古人称为"古洞藏春"，洞天长春也即"洞天福地"，意指山峦合抱、能兼采阴阳二气之地。洞天长春膏取道教"养生、兼补阴阳、健康长寿"之意。尤其在20世纪30年代，此膏方在上海滩风行一时。蔡同德堂当年所产洞天长春膏声名远播。

金水膏：为唐代孙思邈所创。按五行理论，肺于五行属金，肾于五行属水，凡精液、津液、血液皆属于水，金为水源，肺中无水则燥，肺燥则精、津、血液亦枯。又肺与大肠相表里，肺燥则大肠亦燥。本方为治疗肺热水燥而设，故名金水膏。肺肾同补为金水膏之大略功用。方中生地黄、麦冬、天冬、玉竹、百合都能滋养肺阴而清肺热，为保金生水之用；紫菀、款冬花、贝母化痰止咳，去肺中之病理产物；知母、茜草清肺止血，以防肺热络伤血出；山药补益肺气，气旺则能化生津液。全方寒温并用，补中有消，补不滞痰，消不伤正，称得上妙方良膏。

琼玉膏：为南宋洪文安（约1120—1174年）所录，其所著《洪氏集验方》卷一中记载着："铁翁先生神仙秘法琼玉膏。"古以琼玉命名，喻其如琼浆玉液，琼玉也指美玉，喻指酬答的厚礼，也可以比喻贤才、美好的诗文。因此琼玉包含着多种美好的祝愿。有"起沉疴、赛琼瑶"之效。琼玉膏由人参、生地黄、茯苓、蜂蜜4种药材构成，是益气养阴之名方，主要作用是补气养阴，益气生津，补虚健脾，润肺止咳，用于气阴不足，肺虚干咳，形体消瘦。李时珍在《本草纲目》里提到琼玉膏的功效是：常服开心益智，发白返黑，齿落更生，辟谷延年。朱丹溪（1281—1358年）对本方临床适用范围的扩展起到了重要影响。在《丹溪心法附余》中指出琼玉膏的功效："有能服过一料者，活百余岁，白发变黑，老返童颜，妙不可言矣。"2009年进入《世界遗产名录》的《东医宝鉴》（1610年）中将其列为最先登场的重要方剂。

《洄溪医案》记载了用琼玉膏起沉疴的医案："平望镇张瑞五，素有血证。岁辛丑，余营葬先君，托其买砖灰等物，乡城往返，因劳悴而大病发，握手泣别，谓难再会矣。余是时始合琼玉膏，未试也，赠以数两而去，自此不通音问者三四载。一日镇有延余者，出其前所服方，问：何人所写？则曰：张瑞五。曰：今何在？曰：即在馆桥之右。即往候之，精神强健，与昔迥异。因述服琼玉膏后，血不复吐，嗽亦渐止，因涉猎方书，试之颇有效，以此助馆谷所不足耳。余遂导以行医之要，惟存心救人，小心谨慎，

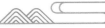

择清淡切病之品，俾其病势稍减，即无大功，亦不贻害。若欺世徇人，止知求利，乱投重剂，一或有误，无从挽回，病者纵不知，我心何忍。瑞五深以为然，后其道大行，遂成一镇名家，年至七十余而卒。"

两仪膏："两仪"之名，源于《易经》，所谓"易有太极，是生两仪，两仪生四象，四象生八卦"。此方源自明代名医张介宾（景岳）的《景岳全书》。"两仪"系指阴、阳而言，气属阳，血属阴，本方能双补气血，方中取人参、熟地黄两味，两者一个益气，一个补血，相辅相成，相得益彰，故名"两仪膏"。两仪膏对于气血亏虚造成的失眠、气短等有很好的疗效。中医有"气血互生，气生血长"的理论，两仪膏简单的组方中，蕴藏着不简单的道理。人们在两仪膏的基础上，加了几味药，研制成了复方阿胶浆。由阿胶、熟地黄、红参、党参、山楂五味药组成。阿胶增加全方补血的功效；山楂可健脾，消除滋腻，有助于消化吸收。正所谓补而不滞，滋而不腻。

龟苓膏：起源于两广一带的龟苓膏，如今在北方超市也随处可见。清代宫廷药膳所用龟苓膏，以名贵中药鹰嘴龟和土茯苓为主精制而成。"龟苓"为"龟龄"谐音，寓有延年益寿之意。今天，龟苓膏是最接地气的一种成品膏方，大街小巷都可以看到售卖，尤其到了炎炎夏日，凉凉软软的一碗冰镇龟苓膏，嫩滑爽口，入口即化，在甘甜中又有一种中药特有的苦味，让人回味无穷。20世纪二三十年代，龟苓膏已经在上海市面上流行，上海地区的龟苓膏吸收了两广地区龟苓膏的制作诀窍，并根据本地的气候和人的体质特点有所改进，更加食品化，加蜜或奶，一些家庭还经常自制龟苓膏，用于清热解毒、祛湿养颜。

二冬膏：为江苏苏州人张璐在《张氏医通》中创立。"二冬膏"的主要组成是天冬和麦冬。用二冬熬膏，炼白蜜收。服法为不时噙热咽之。用于治肺胃燥热，痰涩咳嗽。

集灵膏：也出自《张氏医通》。集灵取义集天地之灵气，百草之精华。治久嗽气血俱虚，不能送痰而出。集灵膏用固本丸中二冬、二地各十两，人参六两，加枸杞子六两，熬膏蜜收。如血虚便难，加当归身。脾弱便溏，加白术。以糖霜代蜜收之。

（二）膏方的理论之美

膏方浸透着中医师的艰辛劳动，"宁开十付汤方，不开一付膏方"在中医界颇有共识。尤其是今天，中药汤方的处方越来越标准化、流水线化，处方时，常常只有一个病名，再有一个证名，之后就是药名，涉及中医四诊的内容少，医理分析淡化，中医处方明显异化。反观膏方的处方，基本完整保留了传统医学处方的格式，并有所发展，理法方药，环环相扣。试举两例。

《慎五斋治验》的陆颂臣膏方案："阴阳二气，相克相生，征之于物，水火分明，属于人体，气血精神。七为火数，精是水凝，火动水流，七日遗精。肾气虚弱，肝木失荣，横乘中土，关脉弦沉，五内互克，二气难平。调治大法，和阳滋阴，两谐木土，交感心肾。"四字一句，从阴阳大道到调治之法，简明扼要，对患者的情况进行了周详阐述，也明确了用药方向。

又比如上海中医学院的首任掌门人程门雪的刘大兄膏方医案，处方之前对病因病机及治疗方略进行了阐述："近恙胃脘痛，泛恶呕酸，得食则减，饥则逾甚。此中虚木横，木来毋土之症，外兼之嗜酒生酒，胃中痰浊不化，运化失常，劳倦再伤，其中饮食又失其节，则胃病成矣。连续调治，用建中汤与乌梅汤合法，缓中抑木，苦辛泄化，痛胀已舒，饮食起居亦如常度。犹恐根株未除，际兹冬令，正宜调补之时，再仿东垣法作膏滋以图补之，仍复入前法以杜根株。唯平时于饮食必须调节有时，勿令过饥过饱，又酒筵少饮为妙。胃病最易犯而最难痊，不可不杜微防渐也。徙薪之谋，幸毋河汉。"文辞优美，又多用典故，理论构建严谨的逻辑美感具有震撼人心的魅力。

六、膏方的阴平阳秘补养之美

膏方主要应用于改善虚弱体质、病后康复和防止复发等方面，近代名医秦伯未尝谓："膏方者，盖煎熬药汁成脂液，而所以营养五脏六腑之枯燥虚弱者，故俗亦称膏滋药。"所以一般来说，疾病正盛正邪交争之时，是不适合服食膏方的，素来体虚或邪退正虚，比较适合服食膏方。正因为膏方这一特点，所以在组方用药上，膏方多用补益药，补气之黄芪、人参，补血之熟地黄、当归，补阴之麦冬、石斛，补阳之肉苁蓉、淫羊藿等药物在膏方中的应用频率显著高于一般的中药处方。《慎五斋治验》的陆颂臣膏方案中曾论述了该案中的药物配伍关系，可管窥膏方的用药大法："参地一阴一阳，有两仪之名；龟鹿一动一静，有二仙之号；山樱泽芰，得水陆之精；水蛎火龙，具阴阳之德；香神取交感之功，莲苑取固精之用；芪归甘润，补气益血；楝芍酸苦，和肝敛阴。使阴平而阳秘，则神静而精凝。"与此思路一脉相承，苦涩味大、有臭味的药物，毒副作用大的药物，质体轻松灰沙多的药物等都是膏方用药需要适当规避的对象。

七、膏方的形态色味之美

中药是大自然的馈赠，有自然形成的美态，而粗加工之后的中药给人们的印象常常是原始而又粗犷的，充满了野性的张力。煎煮后的汤药色黑，味道多苦涩，虽有良药苦口利于病的谚语，然而其口味色泽还是美中不足，一部分人表示难以下咽。而膏方让人们的感官大为改观，给人以美的享受，它凝而不固的形态，物质精华的浓缩，甘美滑

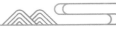

腴的味觉感受，与普通的中药汤剂相去甚远，因而大受欢迎。膏方的形态色味之美与它独特的用料和制作工艺息息相关。因为用了较多的动物胶质，质地稠厚，胶状物与药汁充分融合，口感滑腻舒爽，和稀薄苦涩的中药汤方形成强烈的反差。又常加入蜂蜜、冰糖等糖类物质，更显晶莹剔透，常可牵拉成丝，与中药材本身的黑黄色交融，常呈现红黄隐隐之色态，更显妩媚动人。以糖为药，古已有之。饴糖可温中补虚，蜜糖可润肠通便，冰糖可润肺止咳。糖类增加了甜味，冲淡苦涩，使良药不苦口。膏方和片剂、丸剂等比较，显得万分"柔美"，又多用纠味之品，充满美感与韵味，平添了一份文化气息，为更多人喜好。

八、膏方的人情之美

膏方和一般保健品最大的不同是它的"一人一方"，在使用时间上又比一般的汤方长，组方比较稳定，因此它对于体质的纠偏确实有较好效果，因此它更像一名贴身的"健康小保姆"，更具人文关怀味道。开膏方需要问诊的时间、了解的背景更多，整个漫长膏方季，通常要三个月，在这期间，医患之间的沟通与互动，情感的交流与宣泄也更加容易实现。富贵之家，用膏方进补，有其特定的心理需求，追求稀有名贵之药材，彰显个人生活品质与地位。普通百姓，用膏方进补，不求名贵之药，更讲究实惠与实效。人与人之间在体质和健康方面，千差万别，有先天不足，禀赋亏虚的；有后天失养，脾胃虚弱的；有过度劳累，身心疲惫的；有年迈之体，形神不支的；有病后体弱，正虚待复的，他们的心愿却是一致的，都希望经过一冬的调补，来年的精气神状态焕然一新。膏方，反映了人间百态。

我们还发现，膏方本身还具有比较强的人情黏合效应，因为膏方的养生意义浓厚，在子女孝敬父母、公司领导回馈员工、老干部慰问保健等情形下，都比较喜欢请好的中医师来开膏方，也经常可以见到一个家庭、一个单位集体开膏方的盛况，这在医疗活动中显得格外引人注目。

九、膏方的言辞、书法、印章之美

膏方处方比较完整地保存了中医文化精髓，要求医理、文理、书法、印章俱佳，正因为如此，膏方处方也成了许多人的收藏对象，流传于世的甚多，我们也可以欣赏到许多上乘的佳作。今天的中青年中医师仍然效法传统，通过开膏方得到中医思维和中国文化方面的历练，膏方的人文艺术魅力依然璀璨！一些名医的膏方处方，医文并茂，书法印章艺术相映成趣，本身就是一件艺术品。

（一）张骧云膏方医案赏析

张氏医学自明崇祯始，世祖张元鼎弃儒就医，至今已绵延十四代，名医辈出。张伯讷为张氏内科第十二代传人，是海上名医张骧云曾孙，张骧孙之子。作为海派中医张氏内科课题组一员，在收集整理张伯讷相关资料时，非常荣幸得见骧云公的亲笔膏方处方，独乐乐不如众乐乐，大家一起来赏析。

张骧云（1855—1925年），又名世镳，字景和，晚年号冰壶，上海人。其出生于中医世家，是张氏医学第九代传人，以擅治伤寒而闻名沪上，由于中年时得病耳聋，故民间称之"张聋瞽"。骧云公德艺双馨，深受百姓爱戴，当时的口碑，曰：得了伤寒病，去找"张聋瞽""张家一帖药"。

观骧云公膏方处方（图7-1-2），所用方笺以印有朱红色字画为背景的宣纸，整齐排列的蝇头小楷赫然于上，左下角用朱砂印泥盖有骧云公本人印信，形成一幅典型的融红、白、黑三色于一体的中国书画艺术作品。细赏处方，棋布星列、黑白分明、字体中正、常中有变。南朝著名书法家王僧虔在《笔意赞》中说："书之妙道，神采为上，形质次之。"人道是好的书法作品富有精、气、神，可以愈病，这大概不假，见骧云公如此赏心悦目、神清气爽的处方，病家之病或已去大半。

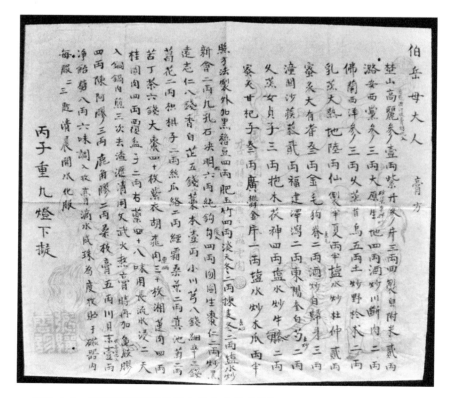

图7-1-2　张骧云亲笔手书膏方处方（黄兰英摄于上海中医药大学博物馆）

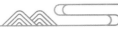

事实上，张公骧云不仅精通医学，而且工诗善画，并喜与医道联系起来。在诊余闲暇之时，尺幅临前，挥洒自如，山水花鸟，时能得其真趣。他由医及画，又能于画中悟出医理，达到医与画契合的境界。他曾在《松荫补读庐论画》中写到："诗文书画，兼及医道，咸以气韵为美，有气则神，有韵则和。皆妙在参悟天地之化机，而令三才合一，则意境油然生矣。"他认为，医道也有气韵和意境，医中的气韵是医家在诊治患者过程中灵活反应的动力和节奏，医者如能得气韵，则随证立方，变化无穷，药到病除，应如桴鼓。骧云公还认为，绘画与中医都分多种流派，而且医家有各家理论，画师也有各派技法，都存在着对传统的继承和发扬，对风格的追求和变革等问题，贵在各展所长。他以为无论在医界还是画坛，人的品格和道德至关重要，骧云公平素为人处事也是依此奉行。

常言道"字如其人"，见书写如此中正平稳的膏方处方，犹如见刚正严谨的骧云公本人。相传当时病家崇信骧云公医术，尤敬重其医德，他常以"医以救人，非以营业""医无贫富，唯以实心求之"为行医之道，对待患者不论贫富贵贱，一视同仁，依次就诊，无有特殊，孙思邈所谓之"大医精诚"，大致也是如此吧。骧云公生性耿直，不畏权势，光绪年间为祖坟墓地与哈同恃洋人势力作斗争，抗争十年，终获胜利。有人曾重金聘其出任华医学院院长，固辞不就，终身以医家身份生活于平民百姓之中，为世人所称颂。凡此种种，均值得后学继承发扬。

下面一起来看看骧云公这张膏方处方的具体内容。

伯岳母大人膏方

野生高丽参（五蒸沥汁收膏后化入）壹两，紫丹参片三两四，制白附米贰两，潞安西党参三两，大原生地（砂仁末三钱拌炒）四两，酒炒川断肉二两，佛兰西洋参三两，火蒸首乌五两，土炒野于术二两，乳蒸大熟地陆两，仙制半夏两半，盐水炒杜仲贰两，蜜炙大有芪叁两，金毛狗脊（去毛）二两，酒炒白归身三两，潼关沙蒺藜贰两，福建泽泻二两，东阳奎白芍（土炒）二两，火蒸女贞子三两，抱木茯神四两，盐水炒牛膝二两，蜜炙甘杞子叁两，广郁金片一两，盐水炒木瓜两半，照方法制，外加黑稽豆四两，肥玉竹四两，淡天冬二两，麦冬（去心）二两，盐水炒新会二两，九孔石决明（煅）六两，纯钩藤（后入）四两，圆图生枣仁二两，炒黑远志仁八钱，香白芷五钱，藁本一两，小川芎八钱，细辛三钱，葛花二两，枳椇子二两，丝瓜络二两，经霜桑叶二两，真池菊二两，苦丁茶六钱，大枣四十枚，紫衣胡桃肉（连晒）三十枚，湘莲肉四两，桂圆肉四两，覆盆子二两。

右药四十八味用长流水浸二天，入铜锅内煎三次，去渣沥清，用文武火熬膏时，再加龟板胶四两，陈阿胶三两，鹿角胶二两，桑枝膏五两，川贝末壹两（收膏后化入），净饴糖八两，六味调入收膏，滴水成珠为度，收贮于磁器内，每服二三匙，清晨开水化服。

丙子重九灯下拟。

"伯岳母大人"，该膏方应该是为一位中老年妇人所拟。此方相对于现代膏方，最大特点是非常清晰地标注出中药的特殊炮制方法以及特定产地，全方共有48味药，再加上最后调入的胶、糖等共计54味。其中有8味药标明具体产地，21味药都标注了具体炮制方法，主要有拌炒、酒炒、火蒸、土炒、乳蒸、盐水炒、蜜炙、去毛、去心、火煅、连晒等。中药炮制是药物在应用前或制成各种剂型以前必要的加工处理过程，包括对原药材进行一般修治整理和部分药材的特殊处理，古代称为炮炙、修治、修事等。炮制得当与否，直接影响药效，而少数毒性和烈性药物的合理炮制，更是确保用药安全的重要措施。一般来讲，按照不同的药性及治疗要求而有多种炮制方法，如修治、水制、火制、水火共制等，骧云公的膏方中所用的中药炮制方法主要有炒、蒸、炙、煅等，多属于火制。

临床上，骧云公一直十分讲究药物炮制，如他治伤寒少用麻桂，而独创用经麻黄水浸过的淡豆豉与大豆卷，他认为南方多湿而无北地的寒邪阴凝，故伤于寒邪无需用麻桂，恐助邪化热，而用麻黄水浸过的淡豆豉与大豆卷，微苦微温，苦而不寒，温而不燥，既擅解表，又擅透达，发汗不伤阴，并能除烦化滞，且无凉遏之弊。他还习惯用桂枝拌炒黄芩或青蒿，治表邪未罢，里热已炽证候。

由此想到现代中药质量问题，种植产地不明、农药金属超标、假冒伪劣等情况时有发生，很多古代炮制方法都已失传，这必然会产生辨证用药无误，效果却不显甚至病情加重或变生他病的情况，让很多中医师怀疑自己的辨治水平，甚至怀疑数千年的中医文化，真是"皮之不存，毛将焉附"啊！当然，近几年国家也已越来越重视中医药事业的发展，2015年底公布的《中华人民共和国中医药法（草案）》中讲到："国家保护中药饮片传统炮制技术和工艺，支持应用传统工艺炮制中药饮片""国家建立道地中药材评价体系，支持道地中药材品种选育，扶持道地中药生产基地建设，鼓励采取地理标志产品保护等措施保护道地中药材"，实乃中医药的福音。

再回过头来看骧云公的这张处方，只有方药及熬制方法，并未写明患者年龄、具体症状、治则治法等。这对后学者来说是一大缺憾，但从另一角度看，是不是有一点中国画中所谓的"空白艺术"之美呢？清代文学家刘熙载在《艺概》中说："意不可尽，以不（言）尽之。"留下空白，便是为欣赏者留下的想象空间。骧云公的这张膏方处方，若用"以方测证""以药测症"法来解读，岂不更有意思？

粗看此方，至少包含了八珍汤、归脾汤、龟鹿二仙胶、羚角钩藤汤、二地二冬汤、

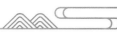

二陈汤、普济川芎丸、九味羌活汤等方。膏方可调可治，无病者服用可养生保健，有病者服用可疗疾愈病。该方前24味药偏于调补，后24味药偏于治疗，分而列之，一目了然。用西洋参、党参、高丽参、黄芪补气；附子、川断、狗脊、杜仲、牛膝、胡桃肉、桑枝、木瓜等补肾阳、祛风湿、强腰膝；生地黄、熟地黄、女贞子、玉竹、天冬、麦冬补肾、肺、胃之阴；何首乌、当归、白芍、龙眼肉、大枣、潼蒺藜、覆盆子、枸杞子、黑穞豆养血平肝、明目止晕；钩藤、石决明、桑叶、菊花、苦丁茶平肝熄风、清热明目；香白芷、藁本、小川芎、细辛、葛花分经论治头痛头晕；酸枣仁、远志、茯神、莲肉养心安神；丹参、郁金理气止痛，活血化瘀；丝瓜络、泽泻、枳椇子清热利尿通络；半夏、白术、新会皮、川贝母健脾燥湿化痰。

可见，上方以气血阴阳并补为主，佐以平肝熄风、健脾养心。用龟鹿二仙胶、二地二冬汤等加减补益肝肾、养阴润燥；归脾汤、八珍汤、二陈汤等益气补血、健脾养心；羚羊钩藤汤去羚羊角以平肝熄风；普济川芎丸、九味羌活汤加减，分经论治，祛湿宣痹止痛。以方测证，这主要是一个肝肾亏虚、肝风内动、心脾两虚、气血不足之证。再结合以药测症法看，服用该方的病家可见如下症状：面色苍白或萎黄，气短乏力，腰膝酸软，肢节酸痛，头晕头痛，耳鸣目眩，口干舌燥，夜寐欠安，时有心悸，稍有怕冷，咽中有痰，舌淡苔白，脉弦细等。

古代中医多善笔墨，习用毛笔书写处方，膏方少则二三十味药，多则四五十味，洋洋洒洒，跃然纸上，再盖上朱砂红印章，俨然一幅书法作品，许多病家视若珍宝，收藏裱挂，珍藏代传，遗留至今，故使我们有幸得见骧云公的上述这张处方。这是中医独有的膏方文化，处方不仅是一张治病药方，而且又是一幅书法艺术作品。读骧云公膏方处方，如遨游于博大精深的中医传统文化宝库中，深切感受其魅力，后学者情不自禁，不揣浅陋，稍作赏析，不当之处还望海涵。

（二）何立人谈膏方艺术

何立人，1942年出生，祖籍江苏仪征。上海市名中医，上海中医药大学教授、博士生导师、主任医师，任全国第四、第五、第六批名老中医药专家学术经验继承工作项目、全国优秀中医临床人才研修项目、全国名中医药专家传承工作室、上海中医药领军人才、海上名医经验传承高级研修班项目、上海近代中医流派临床传承中心指导老师。曾担任中华中医药学会络病分会副主任委员，全国高等医药教育学会教学管理分会副主任委员，全国高等中医药教育学会教学管理研究会理事长，国家中医药管理局"十二五"重点专科急诊医学科学术顾问等。

何氏精究临证，对中医临床病证，尤其是心系疾病的辨治有其独到的辨证思维及特色治疗。继承孟河学派"轻、清、效、廉"的特色，主张"以和为贵，以平为期"，以"精充、气顺、神安，天人得应"为上，提出"治心不唯心，治病先治心"的观点

视频 7-1-2
何立人谈膏
方艺术

（视频 7-1-2）。

何立人每年冬季开出 1000 多张膏方处方，是名副其实的沪上"膏方大王"，他有一习惯，就是把膏方处方进行复印，自己留下一份，经年累月下来，收集的处方编辑成册竟有数大本。患者之中，连续服用 30 年之久者有之，一家三代集体进服者有之，同事好友联袂求诊者有之。每一张处方都弥漫着文化的气息，体现了技术与艺术的融合。

何立人工作室编写出版了《何立人膏方十五讲》，整理了他日常授课及临床带教中关于膏方临床运用的观点和经验；临床膏方验案主要涉及内、外、妇、儿疾病，由于学科及膏方应用人群的关系，以心血管病、重病手术瘥后及亚健康人群的膏方应用为特色；其连续复诊记录及手书方笺资料珍贵程度较高，书中脉案书写、病史陈述、处方用药都保持了原始形式。

何立人认为，膏滋其实是艺术与技术的结合，一张好的膏方的形成一定需要精湛的技巧和技术，采集病史的技术、辨证分析的技术、处方选药的技术、煎煮制膏的技术，所以一坛膏方之所以名贵，不仅仅是因为药材，其成品的每一个过程，都需要年份的积累、经验的沉淀。同时，中医学是中国传统文化的艺术表现形式。就膏方来看，许多老先生的膏方处方字迹或工整清晰，或行云流水，谋篇布局构思缜密，脉案琅琅上口，押韵排比，甚至还有引经据典，无论饮片处方还是膏方处方，无论药味多少，无论处方大小，甚至于单方，铺陈开来皆令人赏心悦目，其有深厚底蕴的内容，亦有美观大方的形式，所以人们看到的不仅仅是一张处方、一坛名贵滋补品，这其中有中医人严谨、热爱和执拗的态度。

在中医的领域里学习，时间久了，是"久居兰室，益知其馨"。艺术与技术相结合的特点是中医学所特有的，在膏方处方中尤其明显，一如中国国画，提笔、凝神，画面早已成形于胸中，落笔轻重、墨色淡浓、水晕与神韵，其成效与水平高低立现，此正所谓因人而异，因时而异，因病而异，淡妆浓抹总相宜。

第二节　明清时期膏方医案

明清以后膏方的发展逐步走向成熟，命名、制备均相对规范化。比如常以"某某膏"命名，制作上亦与现代膏方的制作相似，以多次水煎酌加蜂蜜或动物胶类等物质收膏而成，其临床应用亦得到极大推广，记载膏方的书籍繁多，流传广泛的有明代的《本草纲目》，载有益母草膏、白术膏、乌头膏、泽漆膏、人参膏等。《寿世保元》所载的

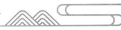

"琼玉膏"，《摄生总要》所载的"龟鹿二仙膏"等均流传至今，仍在临床使用。

明清时期膏方的作用亦呈现由却病疗疾向防病补虚方向发展。膏方的治疗以慢性病居多，且强调其补养作用，其中治疗咳嗽、消渴、虚劳等慢性病证的膏方和延缓衰老的膏方尤多，如枇杷膏、元霜膏、天池膏、集灵膏等。还有延年膏方，如菊花延龄膏、河车膏等。另一方面，膏方进一步普及，呈现出平民化的趋势，如《验方新编》中收载的代参膏，更符合普通民众简便廉验的要求。清代还出现了定制的个体化膏方，如《临证指南医案》中载叶天士治疗遗精病案："某冬令，烦倦嗽加，是属不藏。阳少潜伏，两足心常冷，平时先梦后遗。有神驰致精散，必镇心以安神。犹喜胃强纳谷，若能保养，可望渐愈。桑螵蛸、金樱子、覆盆子、芡实、远志、茯神、茯苓、龙骨、湖莲、煎膏，炼蜜收，饥时服七八钱。"晚清名医张聿青亦擅长用膏方治疗，其医案中设有专篇记载。张氏膏方制作精细，注重饮片炮制，如蜜水炒青皮、盐水炒橘红、土炒新会皮、姜汁炒生地黄等，且讲究特殊用法，如杏仁"去皮尖，水浸打，绞汁冲入"，从中可见一斑。《张聿青医案》中还指出："宜先用通补煎剂以治肝胃，俟胸宽纳谷渐增，再以膏方养肝之体。"提出在膏方治疗前宜使用"开路方"增强脾胃运化功能，多有裨益。

随附养颜延寿之菊花延龄膏一则。

《慈禧光绪医方选议》载菊花延龄膏，可使人肌肤滋润光泽，容颜不衰，令人长寿，其制作简单，乃取鲜菊花瓣以水熬透，去滓再熬，至浓汁即止，后入少量炼蜜收膏即成，每次服 12～15 克即可。《本草纲目》载菊花分两种，一为茎紫气香而甘，叶可作羹食者，为真菊；一为茎青而大，作蒿艾气，味苦不堪食者，名苦薏，非真菊也。故景焕《牧竖闲谈》云：真菊延年，野菊泄人。由此可见，本方所用菊花应是真菊（即甘菊）。《玉函方》云：王子齐（古代仙人）变白增年方，用甘菊，三月上寅日采苗，名曰玉英；六月上寅日采叶，名曰容成；九月上寅日采花，名曰金精；十二月上寅日采根茎，名曰长生。四味并阴干，百日取等分，以成日合捣千杵为末，每酒服二克。或以蜜丸梧桐子大，酒服七丸，一日三服。百日，身轻润泽，年发白变黑。服之二年，齿落再生；五年，八十年老翁变为儿童也。从以上可看出菊花的妙用不仅在于能清热明目，而且还能增色美容与延缓衰老。采用新鲜菊花入药，上述作用更佳。

附张玉书治"女性冲任失调"膏方一则。

上海张氏内科，自第一代张元鼎（明代）行医以来已有 370 年的历史。张玉书为晚清儒医，海派中医张氏内科第 8 代传人，以治疗伤寒杂病著于世，医术精湛。其遗存的膏方既充分诠释了清代江南地区膏方的组方结构，又体现了张氏膏方讲究平衡为宗、补消兼施、扶脾健胃、多脏并调，注重精、气、神三位一体的特点。

太太膏方：潞安党参四两，制西洋参二两，菟丝饼二两，白归全四两，火制大熟地六两，大原生地五两，女贞子二两，奎白芍二两，蜜炙绵芪三两，炒黑远志一两，补骨脂二两，湘枸杞子二两，土炒冬术三两，抱木茯神四两，怀牛膝三两，甜新会二两，潼南蒺藜三两，焙淮山药四两，厚杜仲五两，生枣仁二两，煅石决明四两，黑穞豆三两，冬桑叶一两，池菊花三两，盐水炒木瓜二两，酒炒桑枝一两，麦冬三两，淡天冬一两，肥玉竹三两，□□三两，焦米仁四两，炒扁豆三两，胡桃肉三十枚，大枣三十枚，桂圆肉四两，莲肉四两。

用河水浸二日入铜锅内煎三次，沥渣清收膏时再加龟板膏二两、鹿角膏四两、陈阿胶四两、白冰糖四两，共调入收膏滴水成珠为度。收贮于瓷器内，每服二三勺，清晨开水化服。

此方拟于癸亥年（1863年），全方选药36余味，治疗女性气血不足、月经不调、腰酸乏力、气郁等症，十全大补汤气血双补，龟鹿二仙膏养血助阳。又予山药、扁豆、大枣益气健脾，二冬膏、肥玉竹养阴润燥，田新会疏肝理气，潼蒺藜、石决明平抑肝阳，酸枣仁、远志、茯神养心安神。方中黑穞豆性平，味甘，入脾、肾两经，又具补脾、利水、解毒功效，药食具佳，防老延衰，乃张玉书膏方之独门秘法。全方以调补脾肾为纲，平衡阴阳为本（图7-2-1）。

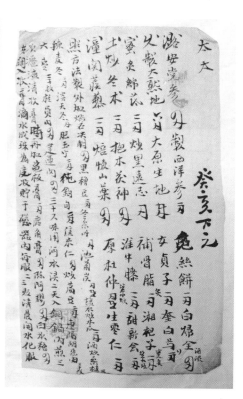

图7-2-1　翼云兄膏方与太太膏方（现藏于上海历史博物馆）

160 年前的这张处方，详尽记录了膏方的制作方法，水浸，铜锅煎，收膏用龟甲胶、鹿角胶、阿胶、白冰糖，以滴水成珠为度等，和现代的膏滋方制作如出一辙，具有非常高的史料价值。

张氏内科绵延数百年，膏方的传承是其重要内容。张氏内科第九代传人张骧云先生在 1876 年开处的一张膏方笺和 1894 年所写的一本膏方记录本被上海中医药大学博物馆所收藏，这些处方和资料具有很高的收藏价值，而且仍然具有很高的临床研究价值。国医大师张镜人为张氏内科第十二代传人，在膏方领域的造诣颇深。海派膏方文化的代表性传承人朱抗美是张氏内科的第十二代传人张伯讷的弟子，为推动膏方的临床和文化发展做出了积极贡献（图 7-2-2）。

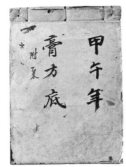 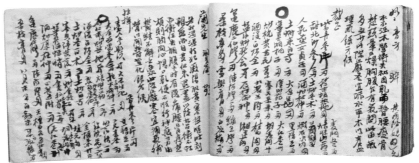

图 7-2-2　张骧云先生膏方记录本（现藏于上海中医药大学博物馆）

❀ 第三节　近现代时期膏方处方 ❀

近代以来，一些老字号药店如杭州胡庆余堂、上海雷允上等均有自制成方膏滋药，如庆余大补膏、人参养心膏、洞天长春膏等，临床应用较广泛。著名医学家秦伯未在运用膏方上卓有成效，并著有《膏方大全》《谦斋膏方案》。蒲辅周老中医在调理慢性病时，喜用膏丸缓图，临床治验甚多。近代名家丁甘仁亦擅长以膏方施治，颇具影响。但由于国家战乱频仍，财匮力尽，民不聊生，膏方治疗在民众中难以普及，发展受到了一定限制。

中华人民共和国成立以来，随着人民生活水平提高及对健康日益关注，北京及江浙沪地区越来越多的人选择冬令时节服用膏方进行养生保健及调治疾病。目前除了购买市售的成方膏方外，更多民众倾向于由有经验的医师根据自身的具体情况辨证处方。在现代，膏方的使用范围愈加广泛，既可调治慢性病、延年益寿，也可广泛运用于未病先防、强身健体、美容养颜等方面。其处方特点较之古代则药味较多，常由 20～30 味中药组成；赋形剂多为动物胶类药，如龟甲胶、阿胶等；制作方法较固定，已形成了加工规范。

与此同时，中医药工作者对膏方源流、理论基础开展了系列研究，并结合现代医学理论开展了初步的临床及基础研究。中医工作者提出了膏方学的概念，这意味着膏方已由一种临床治疗手段发展成为具有理论体系支撑的一门中医学专门学科。近年来，研究膏方学的专著日渐增多，如《实用膏方》《中医膏方学》《中医膏方治病百问》《妇科膏方应用指南》《中医膏方治疗学》等。它们推进了膏方学理论研究和膏方专科治疗的发展，并促进了膏方的传播。

由于近年来临床膏方的定制量大幅上升，对其进行规范以保证质量已成为当务之急。为了提高疗效，上海举办了"中医膏方高级讲习班"，向来自江、浙、沪、皖各大医院的中医师以及各大连锁药店学员传授膏方配制及中医各科膏方诊疗经验。国家中医药管理局也很重视膏方的培训及传播工作，在南京、开封、北京、沧州等地组织了膏方高级培训班培训膏方知识，并制定膏方加工管理办法，对膏方的制作设备、工艺流程、质量检测等诸方面进行了规范，以确保膏方的质量。全国多数医院也开展了此项工作。

随着人民健康意识的提高及社会的发展，膏方受到越来越多的欢迎。膏方节、养生文化节等多形式活动在上海、南京、山东、河南、河北等地陆续推出，让群众对膏方有更深入的了解，膏方的需求量也逐年上升，形成由江浙地区向全国辐射的趋势。膏方更成为养生文化中一颗璀璨的明珠，走进百姓生活，并将在人类健康事业中发挥更为重要的作用。山东聊城已建成了中国膏方博物馆，2017 年"5·18 国际博物馆日"正式开馆，以"膏方"为专业方向兼顾汉唐宋元明清历代的珍贵中医药文物，有中医膏方相关的文物文献约 1500 件，展品有清代膏方木刻板，名医的亲书膏方、善本等（图 7-3-1）。

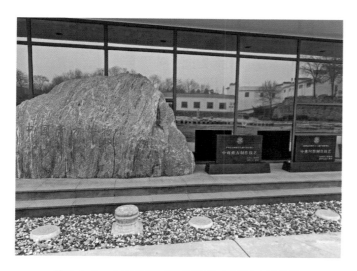

图 7-3-1　山东省聊城市东阿县中国膏方博物馆

近代的膏方处方已显示出浓浓的文化意境。民国时期，陈存仁中医师以社交达人，周旋于高层政商圈而闻名。他是较早印制专门膏方处方签的中医师。原海宁市中医院院长钱菁保存一整套陈存仁手书膏方处方原件，包含封套、内页。封套表面有"陈存仁医生膏方"的标注，并有表格样的患者个人资料，如姓名、地址，还有约定的取膏时间，装

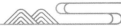

帧十分精美。内页为 12 折页，首页有"延寿"的瓦当图案，并有"膏方案——陈存仁医生谨订"的字样；打开折页，首先进入眼帘的是曾担任国民党主席的林森题词："存仁先生——寿世保元"，另有林森的签名和印章，之后是吴昌硕大师所绘长春图。处方正文颇长，理法方药，面面顾到。除膏方处方之外，藏家还收藏了陈存仁为常先生准备的开路方："常君民国念九年十二月二十六日诊，肺部虚弱咳嗽痰红时作，气分失畅，治与养肺清热，南沙参、墨旱莲、黑山楂、京元参、侧柏炭、小蓟、秋石、银花炭、瓜蒌皮、仙鹤草等。"另外在处方上还印有"陈存仁处方，《中国药学大辞典》著作者，前上海卫生局中医考试委员"等，该患者应是初诊，处方上还专门注明"膏方四元，丸方四元"，膏方门诊比普通门诊诊金要高 1 倍已成定例。最后一张是诊所搬迁公告（图 7-3-2 ~ 图 7-3-8）。

随附陈存仁医生膏方案一则。

姓氏：常先生；地址：天津***；日期：民国二十九年十二月。

常雯君，中华民国二十九年十二月三十日，肺部虚弱虚火易升，娇脏干燥，痰红不清，咳嗽隐作，头晕耳轰，夜寐欠宁，肾虚偶有遗精，治与养肺清润培肾，药摄制膏代煎以资缓效。

南沙参三两	肥知母五两	北沙参五两	炒黄柏一两
京元参三两	云茯苓三两	大麦冬三两	山茱萸一两
小生地三两	煅牡蛎三两	肥玉竹三两	福泽泻三两
淮山药三两	粉丹皮三两	制首乌三两	地骨皮三两
潼文利二两	厚杜仲三两	覆盆子三两	六神曲三两
蒸百部五两	焦楂肉三两	生熟米仁各三两	炒谷麦芽三两
鳖甲胶八两	陈阿胶八两	白冰糖十六两	

上药须拣选道地，依法泡制先浸一宵，宽水浓煎三次去渣滤清加胶，及冰糖同搅匀，用文火收膏以滴水成珠为度，早晚各挑一匙开水冲服。

处方后，还印有服用膏滋药的注意事项，可谓心思缜密，服务周到。

附 识 六 则

一、此方进服期内忌食葡萄及蟹二物，患热症者忌辛辣，其他食品均不忌，又如豆腐、豆芽、红茶、绿豆、面食等亦不忌。

二、进服膏方期前，先服开导剂，以免外邪留余，而收除旧布新之效。

三、膏方进服期内，如遇伤风外感食滞停积等情，应行停服若干日。

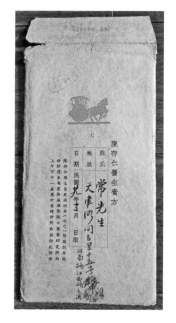

图7-3-2　陈存仁医生膏方之封套

封套上有"陈存仁医生膏方"的标注，并有表格样的患者个人资料，包含姓名、地址，还有取膏时间（全套资料由钱菁先生收藏）。

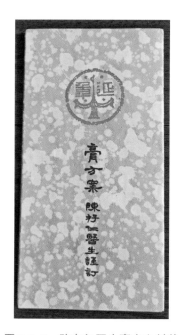

图7-3-3　陈存仁医生膏方之封首

封首有"延寿"的瓦当图案，印有"膏方案——陈存仁医生谨订"的字样。

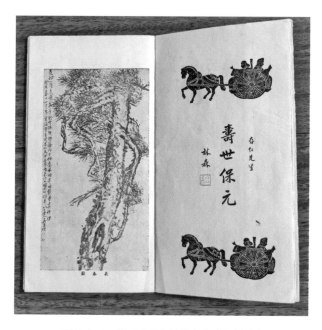

图7-3-4　陈存仁医生膏方之内页首页

由林森题词"存仁先生——寿世保元"，及其签名和印章；次页是吴昌硕大师所绘长春图。

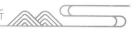

图7-3-5　陈存仁医生膏方之处方正文

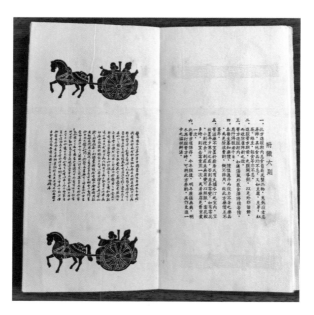

图 7-3-6　陈存仁医生膏方之附识六则

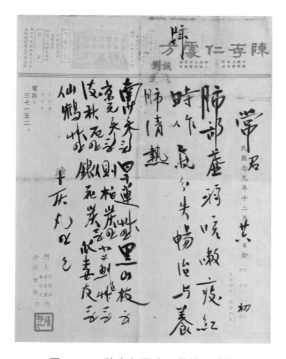

图 7-3-7　陈存仁医生开具的开路方

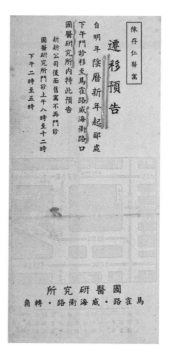

图 7-3-8　陈存仁医生诊所搬迁公告

常君民国念九年十二月二十六日诊，肺部虚弱咳嗽痰红时作，气分失畅，治与养肺清热，南沙参、墨旱莲、黑山楂、京元参、侧柏炭、小蓟、秋石、银花炭、瓜蒌皮、仙鹤草等。

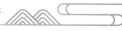

　　四、本医生略知药价，价值过昂而效力不著之药品，为免除浪费计，概不采用，故此方药价并不甚昂。

　　五、膏滋药不宜置于厨房或有火炉水汀之室内，宜放置早夕寒冷之处，否则虑其霉变，如有霉花，小则挖去，别处并无腐变可以照服，霉花较多时，则宜去霉重煎一次，或者药店免费重煮一次。

　　六、此膏方须保存，今年服后，明年康强无病，明冬再订服膏方时，可将此方参酌，再作更进一步之滋补办法。

　　显然，今天我们看到的膏方处方，多多少少都参考了前人的成果。其医嘱内容针对性强，仍然适用于今天的膏方临床实践。

第四节　膏方与体质调养

　　体质现象是人类生命活动的一种重要表现形式，是指人体生命过程中，在先天禀赋和后天获得的基础上所形成的形态结构、生理功能和心理状态方面综合的、相对稳定的固有特质，是人类在生长、发育过程中所形成的与自然、社会环境相适应的人体个性特征。体质对人体的自然寿命起关键作用，会影响一生的发病倾向，也会显著影响发病以后的预后转归。体质是隐藏在人体健康、自然寿命、生理功能、病理变化背后的最基本、最关键的问题。

　　中医体质是人体疾病发生的内在基础，人群体质各有不同，发病规律、病变特点和发展与转归也遵循不同体质特性，而通过合理的中医调理干预可以调整、改善体质偏颇状态，合理应用膏方对改善体质状态有良好功效。

一、体质分类与膏方调理

（一）体质分类

我们一般把体质分为 9 种。

1. 平和体质　平和体质是正常体质，这类人体形匀称健壮，面色、肤色润泽，头发稠密有光泽，目光有神，唇色红润，不易疲劳，精力充沛，睡眠、食欲好，大小便正常，性格随和开朗，患病少。

2. 阳虚体质　阳虚体质的人，肌肉不健壮，时感手脚发凉，胃脘部、背部或腰膝部怕冷，衣服比别人穿得多，夏天不喜吹空调，喜欢安静，吃或喝凉的食物不舒服，容易大便稀溏，小便颜色清而量多。性格多沉闷、内向。患病倾向为易出现寒病，腹泻、阳痿等。

3. 阴虚体质　阴虚体质的人体形多瘦长，经常感到手、脚心发热，脸上冒火，面颊潮红或偏红，耐受不了夏天的暑热，常感到眼睛干涩，口干咽燥，总想喝水，皮肤干燥，性情急躁，外向好动，舌质偏红，苔少。患病倾向为易患咳嗽、干燥综合征、甲亢等。

4. 湿热体质　湿热体质的人，面部和鼻尖总是油光发亮，脸上容易生粉刺，皮肤容易瘙痒。常感到口苦、口臭或嘴里有异味，大便黏滞不爽，小便有发热感，尿色发黄，女性常带下色黄，男性阴囊总是潮湿多汗。患病倾向为疮疖、黄疸等病。

5. 气虚体质　气虚体质的人经常感觉疲乏、气短，讲话的声音低弱，容易出汗，舌边有齿痕。患病倾向为容易感冒，生病后抗病能力弱且难以痊愈，还易患内脏下垂比如胃下垂等。

6. 气郁体质　气郁体质的人，体形偏瘦，常感闷闷不乐、情绪低沉，容易紧张、焦虑不安，多愁善感，感情脆弱，容易感到害怕或容易受到惊吓，常感到乳房及两胁部胀痛，常有胸闷的感觉，经常无缘无故地叹气，咽喉部经常有堵塞感或异物感，容易失眠。神情抑郁、忧虑脆弱。患病倾向为失眠、抑郁症、神经症、乳腺增生等。

7. 血瘀体质　血瘀体质的人，面色偏暗，嘴唇颜色偏暗，舌下静脉瘀紫。皮肤比较粗糙，有时在不知不觉中会出现皮肤淤青。眼睛里的红血丝很多，刷牙时牙龈容易出血。容易烦躁、健忘、性情急躁。

8. 痰湿体质　痰湿体质的人，体形肥胖，腹部肥满而松软。容易出汗。经常感觉导肢体酸困沉重、不轻松。经常感觉脸上有一层油，嘴里常有黏黏的或甜腻的感觉，嗓子里常有痰，舌苔厚腻，性格比较温和。患病倾向为易患消渴、中风、胸痹等。

9. 特禀体质　特禀体质是一类体质特殊的人群。先天失常，以生理缺陷、过敏反应等为主要特征。过敏、遗传性疾病、胎传性疾患者常见。易过敏体质者，有的即使不感冒也经常鼻塞、打喷嚏、流鼻涕，容易患哮喘。容易对药物、食物、气味、花粉、季节过敏，有的皮肤容易起荨麻疹，皮肤常因过敏出现紫红色瘀点、瘀斑，皮肤常一抓就红，并出现抓痕。

简单而言：

平和体质，是精力充沛，健康乐观的那一种；

气虚体质，是气短少力，容易疲乏的那一种；

阳虚体质，是手脚发冷，身体怕冷的那一种；

阴虚体质，是手心发热，阴虚火旺的那一种；

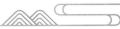

痰湿体质，是身体肥胖，大腹便便的那一种；

湿热体质，是面色油腻，长痘长疮的那一种；

血瘀体质，是面色晦暗，脸上长斑的那一种；

气郁体质，是多愁善感，郁郁不乐的那一种；

特禀体质，是容易过敏，喷嚏流泪的那一种。

（二）膏方调理

上海中医药大学附属曙光医院治未病中心根据多年临床经验总结，通过临床实践和探索，创制出对临床常见偏颇体质改善有良好疗效的体质膏方。治未病中心主任张晓天认为，痰湿体质、湿热特质人群不太适合用膏方调补，如要用膏方调养，需待体质改善后方可。

1. 气虚质——益气复元膏方

组方：生晒参100克，炙黄芪150克，生黄芪150克，太子参150克，潞党参150克，怀山药150克，生薏苡仁150克，熟薏苡仁150克，猪苓150克，云茯苓150克，广陈皮90克，广郁金90克，枸杞子90克，桑椹90克，桑寄生150克，盐杜仲90克，怀牛膝100克，生甘草90克，东阿胶250克，饴糖250克，白蜜250克，黄酒250毫升。

功效：益气固本，健脾复元，燮理阴阳。

适用人群：亚健康及慢性病气虚体质人群。

2. 血瘀质、气郁质——活血养颜膏方

组方：生黄芪150克，太子参150克，生白术100克，炒白芍150克，白茯苓150克，白鲜皮90克，白蔹90克，白薇100克，白芷100克，桑白皮100克，醋柴胡100克，当归身100克，炒赤芍100克，生地黄100克，炒川芎150克，草红花90克，桃仁泥90克，玫瑰花60克，鸡血藤150克，生薏苡仁150克，熟薏苡仁150克，怀山药150克，湘莲肉100克，大枣90克，生甘草90克，丝瓜络60克，路路通100克，东阿胶250克，饴糖250克，白蜜250克，黄酒250毫升。

功效：疏肝解郁，活血化瘀，养颜美白。

适用人群：损美性疾病、黄褐斑的血瘀体质和气郁体质的亚健康人群。

3. 女性血瘀质——活血祛瘀膏方

组方：紫丹参150克，鸡血藤150克，扁桃仁90克，草红花90克，延胡索100克，广郁金90克，泽兰叶90克，玫瑰花60克，醋柴胡60克，生黄芪150克，炙黄芪150克，肉苁蓉90克，菟丝子90克，赤芍药100克，熟地黄100克，生地黄100克，当归尾100克，炒川芎150克，白人参90克，太子参150克，广陈皮90克，阿胶250克，饴糖250克，白蜜250克，黄酒250毫升。

功效：益气补血，活血化瘀，通络止痛。

适用人群：气虚体质、血瘀体质及月经量少、月经不调等亚健康人群。

4.血瘀质（动脉粥样硬化）——扶正化瘀膏方

组方：生黄芪150克，炙黄芪150克，潞党参150克，全当归150克，桃仁泥90克，炒川芎150克，紫丹参150克，红景天120克，甘草60克，景天三七150克，广郁金90克，赤芍150克，白芍150克，草红花90克，淮山药150克，猪苓150克，茯苓150克，生薏苡仁150克，熟薏苡仁150克，黄明胶150克，东阿胶150克，饴糖250克，白蜜250克，黄酒250毫升。

功效：扶正祛邪，益气养血，活血化瘀。

适用人群：动脉粥样硬化、动脉斑块、冠心病血瘀质人群。

5.围绝经期女性（阴虚质及气郁质为主）——滋阴润玉膏方

组方：西洋参90克，当归身120克，淫羊藿100克，醋柴胡90克，白茯苓150克，月季花60克，玫瑰花60克，银柴胡60克，肥知母90克，生地黄120克，熟地黄120克，广郁金90克，嫩仙茅90克，赤芍100克，白芍100克，女贞子90克，浮小麦150克，淮小麦150克，炒黄柏60克，瘪桃干90克，山茱萸100克，佛手片90克，绿萼梅90克，制香附90克，炒枳壳90克，合欢皮90克，酸枣仁60克，夜交藤150克，天花粉90克，石斛150克，黄精90克，炙甘草60克，大枣90克，核桃肉90克，莲子肉90克，阿胶150克，鳖甲胶60克，龟甲胶60克，饴糖250克，白蜜250克，黄酒250毫升。

功效：疏肝解郁，养阴清热，补血活血。

适用人群：围绝经期女性及阴虚体质、气郁体质亚健康人群。

6.阳虚质——温阳益气膏方

组方：高丽红参90克，白人参90克，鹿角霜90克，嫩仙茅100克，淫羊藿150克，巴戟天90克，潞党参150克，生黄芪150克，炙黄芪150克，炒白术150克，生薏苡仁200克，熟薏苡仁200克，白茯苓150克，淮山药150克，广陈皮90克，广郁金90克，枸杞子90克，桑寄生150克，核桃肉100克，莲子肉100克，龙眼肉100克，炙甘草90克，大红枣90克，黑芝麻100克，阿胶200克，鹿角胶100克，饴糖250克，白蜜250克，黄酒250毫升。

功效：温补肾阳，健脾益气，益精填髓。

适用人群：亚健康及慢性病阳虚体质人群。

7.育龄期女性——温阳暖宫膏方

组方：高丽红参90克，白人参100克，补骨脂100克，肉苁蓉100克，淫羊藿150克，嫩仙茅90克，紫石英150克，川肉桂30克，熟地黄100克，厚杜仲100克，女贞子90克，枸杞子90克，菟丝子90克，生黄芪150克，炙黄芪150克，炒白术

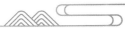

150 克，淮山药 150 克，白茯苓 200 克，生薏苡仁 200 克，熟薏苡仁 200 克，全当归 150 克，炒川芎 90 克，炙甘草 90 克，大红枣 100 克，莲子肉 100 克，核桃肉 100 克，龙眼肉 100 克，黑芝麻 100 克，阿胶 120 克，鹿角胶 120 克，饴糖 250 克，白蜜 250 克，黄酒 250 毫升。

功效：温肾助阳，益气健脾，养心安神。

适用人群：育龄期女性阳虚体质人群。

膏方的适用范围：① 先天不足，禀赋亏虚；② 后天失养，脾胃虚弱；③ 过度劳累，身心疲惫；④ 年迈之体，形神不支；⑤ 病后体弱，正虚待复。

膏方并非放之四海而皆准，对一些偏颇体质或有特殊情况的患者，如痰湿体质没有改善的患者要避免推荐；在疾病过程中的，有几类情况要避免服用膏方或者另择时间：① 急性感染期宜发散者；② 腹满便秘宜攻下者；③ 湿阻纳呆宜通利者；④ 食积痰嗽宜涌吐者。

妇女经期、感冒发热、伤食积滞时暂时停服。

二、不同体质女性的美容养颜膏方

体质是长期形成的较为稳定的身体素质偏向，明辨体质的阴阳偏胜是制订膏方的首要技能，如体质偏于阳虚的，常遵照叶氏"理阳气当推建中"，用经方大小建中汤、理中丸等基础方温补脾阳，结合使用肉苁蓉、巴戟天、杜仲、怀牛膝等补肾阳。

现选取不同生理阶段不同体质女性黄褐斑的膏方调理以资说明。

黄褐斑是指面部出现的黄褐色或灰黑色斑片，常见于健康妇女，从青春期到绝经期均会发生。男子也可患病。黄褐斑暴露于面部，呈褐色或暗褐色斑，大小不等，形态各异，或孤立散在，或融合成片，圆形或条状，一般多呈蝴蝶状。黄褐斑的皮损界限明显，发展到一定程度时会停止扩大，不肿胀、无脱屑。往往日晒后加重，夏季颜色加深，冬季病情减轻。研究发现，雌激素刺激细胞分泌黑素体，而孕激素可促其转运扩散。雌激素和孕激素的联合作用会导致黄褐斑的形成。因怀孕引起的称为"孕斑"，往往在妊娠期 3～5 个月开始，分娩后逐渐消失，但下次妊娠可再发。应用口服避孕药的妇女也易出现黄褐斑，常于口服 1～2 个月后发生。慢性肝病、结核病、妇女月经不调、附件炎等病患者，均可出现黄褐斑，可随着病情的加重而色素加深，当疾病治愈后便会自行消失。有些慢性疾病如女性生殖器疾病，以及肝病、内脏肿瘤、甲状腺功能亢进症等患者也常发生黄褐斑，推测可能与卵巢、垂体、甲状腺等内分泌功能失调有关。大多数患者在夏季日晒后诱发或加重，说明黄褐斑的出现也与日光照射有关。

随附上海中医药大学附属曙光医院治未病中心张晓天治黄褐斑医案一则。

【医案】

徐某，女，38岁。患者诉3年前眼眶下、颧骨、面颊部出现黄褐斑，并逐渐增多，经前胸乳胀痛，腰痛如折，时感乏力，手足不温，冬季尤甚，纳寐皆可，寐易早醒，大便畅，舌淡，苔薄，脉弦。主因工作压力大，劳心过度，故有虚劳不足之证，中医体质辨识属于血瘀气虚兼有阳虚，治法：滋养肝肾，养血润燥。处膏方如下。

生黄芪250克，党参200克，赤芍药150克，白芍药150克，川芎90克，当归120克，桃仁90克，红花90克，白术120克，青皮90克，陈皮90克，柴胡90克，生蒲黄（包煎）90克，黄精100克，丹参120克，升麻90克，炙甘草60克，广地龙90克，五灵脂90克，檀香45克，砂仁30克，茯苓100克，香附90克，山药250克，防风100克，神曲100克，山楂90克，牛膝120克，生地黄120克，枳壳100克，麦冬120克，牡丹皮100克，延胡索100克，泽兰叶100克，乌药90克。

制备方法：将以上药物放入清水中浸泡一昼夜，然后用快火连煎三汁，用细纱布过滤，去渣取汁，再以文火慢慢煎煮浓缩。另用鳖甲胶200克，以黄酒400毫升浸泡烊化，冰糖或蔗糖500克，连同50克参三七粉，趁热一同冲入药中收膏，待冷却以后便可服用。

服用方法：上述膏方于冬至前后开始服用，每次约25克，开水冲服，每日早、晚各1次，共计服用50～60日。服食期间忌酒、烟、浓茶、咖啡、刺激性食品、生萝卜。

随访结果：最明显的感觉是经期腰痛明显缓解，黄褐斑变淡。此后每年服用膏方，时隔5年，工作压力仍然很大，但精神气色好转，黄褐斑大减，状态佳。

注意事项：一般来说，需要经过2～3个冬季的膏方调补，可以收到较好的效果。但血瘀质人群邪淤经络日久，应于天热以后继续服中药汤剂调理，以去根本。

膏方调理原则：对于血瘀质人群，膏方宜在用药中兼用行气活血化瘀之品，不宜用凉血涩血药，应活血祛瘀，通络养颜，常用血府逐瘀汤，以祛瘀生新，改善心痛胸闷，头晕头痛，关节滞涩疼痛，妇女月经色暗有血块、痛经、皮肤暗沉、色素沉着、黑眼圈等。

第五节　国医大师论膏方

一、张镜人

张镜人（1923—2009年），男，出生于名医世家，其曾叔祖张骧云，以擅治伤寒而称誉社会，以医德高尚而口碑极佳。先生幼承庭训，立志杏林，为第十二代传人。1990

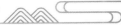

年经人事部、卫生部、国家中医药管理局确认为全国第一批名老中医药专家学术经验继承工作指导老师。1995 年获首届"上海市名中医"称号。2009 年，荣获全国首届"国医大师"称号。张镜人的国学功底深厚，尤其是古诗词造诣颇深，2006 年结集出版有《张镜人诗集》。1963 年，裴沛然赠诗《庆张镜人医师四秩寿辰》七律，其中写到："借问江东吟咏者，风流人物属张生。"赞他能诗之名。

随附验案两则。

【医案一】

杨某，女，47 岁。素有高血压病史多年。现见眩晕时作，夜间时或胸闷，耳鸣，腰酸膝软，月经量多，舌苔薄，脉细弦。证属肝肾两虚，心气不足。治以补益肝肾，养心益气。处方：生地黄 30 克，熟地黄 30 克，山茱萸 60 克，炒山药 60 克，枸杞子 60 克，炒滁菊花 60 克，泽泻 60 克，牡丹皮 60 克，茯苓 60 克，女贞子 60 克，墨旱莲 60 克，赤芍 60 克，白芍 60 克，水炙甘草 20 克，生牡蛎 90 克，生石决明 60 克，白蒺藜 60 克，制何首乌 60 克，明天麻 30 克，炒川续断 60 克，桑寄生 60 克，炒杜仲 60 克，沙苑子 60 克，川石斛 60 克，北沙参 60 克，太子参 60 克，大麦冬 60 克，远志 20 克，炒酸枣仁 60 克，陈阿胶 240 克，白冰糖 400 克。制成膏方。每日服 1 汤匙，开水溶化，临睡前服。如遇伤风食滞等症则暂缓服用。

按：本患者高血压病程迁延日久，肝肾阴虚，阴不制阳，上犯巅顶，眩晕而作。肾虚脑海失养，则耳鸣塞聪，肾府失养，冲任虚损，则腰酸膝软，月经量多，夜间时或胸闷乃心气不足，心失所养之征。方中选用杞菊地黄丸加减滋肾养肝；天麻钩藤饮加减平肝熄风，潜阳降逆；二至丸补肝益肾，强壮筋骨；芍药甘草汤酸甘化阴，柔肝缓急；远志、酸枣仁养心安神；炒白术、佛手片、炒陈皮、炒神曲、香谷芽醒脾健运；太子参、北沙参、大麦冬、川石斛益气滋阴，清心除烦。值得一提的是，针对心气不足，本方选用太子参，既可健脾益气，又能止汗生津而护及心阴，似较党参及生晒参更为适宜。综观全方，通补兼施，用药清平，补而不滞。

【医案二】

徐某，男，26 岁。既往有风湿性心脏病史。现见胸闷，心悸不宁，咽红气急，喉间痰稠，腰酸，大便带溏，舌苔薄，边有齿印，脉濡滑，时见结代脉。证属肺脾两虚，心气亏损。治以养心健脾，兼佐益肺，处方：丹参 60 克，炒党参 60 克，太子参 60 克，赤芍 60 克，白芍 60 克，水炙甘草 20 克，南沙参 30 克，北沙参 30 克，苦参片 30 克，炒酸枣仁 60 克，水炙远志 20 克，淮小麦 60 克，广郁金 60 克，炒当归身 60 克，大麦冬 30 克，生香附 60 克，紫石英 30 克，茶树根 60 克，北五味 15 克，香扁豆 60 克，炒山药 60 克，建莲肉（去衣心）60 克，炒山药 60 克，炒神曲 60 克，香谷芽 60 克，生地黄 30 克，熟地黄 30 克，砂仁 15 克，枸杞子 60 克，炒川续断 60 克，桑寄生 60 克，炒杜仲 60 克，墨旱莲 60 克，制何首乌 60 克，水炙桑白皮 60 克，甜杏仁 60 克，炙百部 60 克，旋覆花 60 克，海浮石 60 克，清阿胶 240 克，白冰糖 500 克，大红枣 30 枚。制成膏方，每日服 1 汤匙，早晚各服 1 次，开水溶化服。如遇伤风食滞等症则暂缓服用。

按： 本病系外邪反复侵袭人体，久则累及内脏，引起脏腑亏虚，其病情错综复杂，虚实并见。正如《素问·痹论》云："脉痹不已，复感于邪，内舍于心。"患者心气亏虚，血不养心，故胸闷、心悸；痰浊壅盛，肺失宣肃，则气短气急，喉间痰稠；脾胃虚弱，运化失常，则大便带溏；肾虚腰府失养，则腰酸。故治当养心健脾，兼佐益肺。方中丹参、炒当归身、赤芍和中缓脉，调心血；党参、太子参补益心气，其用量轻灵，以免壅塞气机；南沙参、北沙参、苦参片滋阴泻火，清心热；酸枣仁、远志、淮小麦养心宁神，除心烦；广郁金芳香宣达，活血通滞；香附上行胸膈，开郁散气；紫石英温阳通脉，镇心定惊；茶树根强心利尿，活血降脂；香扁豆、炒山药、建莲肉、炒山药、炒神曲健脾化浊，滋培后天；枸杞子、炒川断、炒续断、桑寄生、炒杜仲、墨旱莲等平补肝肾且不碍胃；桑白皮、甜杏仁、炙百部、旋覆花开达上焦，肃降清肺，贯通上下之气机。诸药相合，攻补兼施，润燥相宜，升降通调，相辅相成，其效益彰。

二、裘沛然

裘沛然（1916—2010 年），男，国医大师，上海中医药大学和上海市中医药研究院终身教授，上海文史馆馆员，《辞海》编辑委员会副主编兼中医学科主编。裘老长期从事中医教育和中医理论、临床研究，在中医基础理论、各家学说、经络、伤寒、温病、养生诸领域颇多见解，对内科疑难病的治疗亦颇具心得，他总结疑难病证治疗八法，力倡伤寒温病一体论，提出养生"一花四叶汤"。裘沛然临床善治疑难杂症，于中医膏方运用方面也有独到经验。

随附验案一则。

【医案】

林某，男，46 岁。2006 年 11 月 26 日就诊。患者有十二指肠溃疡史 5 年，胃痛反复发作。半年前查胃镜示十二指肠球部见两处溃疡 0.8 毫米 × 1.0 毫米，0.4 毫米 × 0.6 毫米，采用常规西药治疗 1 个月后疼痛明显减轻。2 个月前因饮食不慎、饮酒过量，致胃痛复作，服中药治疗后，症情略有好转。刻下：胃脘痞满胀痛，饥饿时疼痛更甚，进食稍安，得温痛减，摩腹后疼痛胀满暂得缓解；平素嘈杂泛酸，嗳气频作；畏凉喜温；纳食尚可；大便先干后稀，日行两次；不耐劳累，神疲困倦；面色少华，形体消瘦；脉弦细，舌淡红，苔薄白腻。

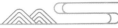

诊为溃疡病，体虚气滞证。处以膏方缓图之。

高良姜 120 克，潞党参 200 克，制香附 120 克，炒白术 150 克，生甘草 120 克，云茯苓 120 克，川黄连 120 克，延胡索 200 克，全当归 180 克，轻马勃 45 克（包），煅海螵蛸 180 克，煅牡蛎 400 克，草豆蔻 100 克，大蜈蚣 20 条，北细辛 90 克，香橼皮 90 克，炒枳壳 120 克，佛手柑 45 克，广木香 100 克，紫苏梗 120 克，藿香梗 120 克，川厚朴 120 克，麦冬 150 克，制苍术 120 克，姜竹茹 90 克，淡黄芩 150 克，旋覆花 120 克（包），青皮 60 克，生黄芪 250 克，陈皮 60 克，大砂仁 90 克，怀山药 150 克，大熟地黄 180 克，霍山石斛 30 克，太子参 150 克，生晒参 180 克，焦神曲 120 克。

上药和匀，共煎 3 次，取浓汁，加阿胶 200 克、鹿角胶 200 克、冰糖 250 克、饴糖 250 克、陈黄酒 250 毫升，浓缩取汁，收膏。每晨以沸水冲饮 1 匙。

按：本病属中医学"胃脘痛""吐酸""嘈杂"等范畴。多因饮食失调、思虑过度、精神紧张、禀赋不足等综合因素而致病。胃主受纳、腐熟水谷，其气以和降为顺，故胃痛的发生与饮食不节关系最为密切。若饮食不节，暴饮暴食，损伤脾胃，饮食停滞，致使胃气失和，胃中气机阻滞，不通则痛；或五味过极，辛辣无度，或恣食肥甘厚味，或饮酒如浆，则伤脾碍胃，蕴湿生热，阻滞气机，以致胃气阻滞，不通则痛，皆可导致胃痛。故《素问·痹论》曰："饮食自倍，肠胃乃伤。"本膏方适用于体虚伴有气机阻滞的胃痛。本案患者平素体亏，加之饮食不当，导致胃痛缠绵。故设寒温并蓄、攻补兼施之法，以良附丸、不换金正气散、香砂六君子汤、甘草泻心汤等方相合。补脾胃用太子参、黄芪、党参、生晒参等；温中理气用制香附、高良姜、香橼皮、草豆蔻、陈皮等；清化湿热用黄芩、黄连、川厚朴、云茯苓、制苍术、制半夏等；芳香化湿用紫苏梗、藿香、佛手柑等；制酸用煅海螵蛸、煅牡蛎；降气用旋覆花、竹茹、砂仁等；理气通络止痛用延胡索、广木香、北细辛、大蜈蚣等；滋养胃阴用怀山药、麦冬、霍山石斛等；方中甘草用量达 120 克之多，乃取甘草泻心汤（即半夏泻心汤加甘草）之意，重在和胃消痞。纵观组方用药，体现了扶正而不碍邪、理气而不伤脾、祛邪而不伤正、和胃而不伤气的中医整体观、恒动观的学术特色。全方灵活化裁，巧妙配伍，颇有章法。

三、颜德馨

颜德馨（1920—2017 年），男，国医大师，江苏丹阳人。第一批国家级非物质文化遗产项目中医生命与疾病认知方法代表性传承人，上海同济大学中医研究所主任医师。长期从事疑难病证的研究，学术上推崇气血学说，诊治疑难病证以"气为百病之长""血为百病之胎"为纲，根据疑难病证的缠绵难愈、证候复杂等特点，倡立"久病必有瘀、怪病必有瘀"的理论，并提出"疏其血气，令其条达而致和平"是治疗疑难病证的主要治则，创立"衡法"观点，提出瘀血实邪，乃人体衰老之主因的新观点，为诊治疑难病证建立了一套理论和治疗方法。尤其是运用于心脑血管病领域，颇有成效。在膏方运用中不落窠臼，突破历代膏方以滋补为主的局限性，将膏方灵活应用于多种疾病的治疗，取得良好疗效，在用药上强调动静结合，尤其必须佐以运脾之品，以利于膏方的吸收而发挥其治病和调补作用。

随附验案四则。

【医案一】 阳虚阴凝心脉瘀阻案（心绞痛）

钟女士膏方，己卯冬至前。

胸痹有年，甚则心痛，自进麝香中止，只求苟安，未得正治，遂致气虚血瘀，营卫之行涩而不畅，正虚邪实，脸色不华，形怯神萎，府行不实，脉细迟，舌淡而胖。人之所有者，气与血耳，气血贵在流通，年已古稀，岂可旦旦而伐之。矫枉必须过正，姑拟固本清源，拨乱反正，以膏代煎，却病延年（图7-5-1）。

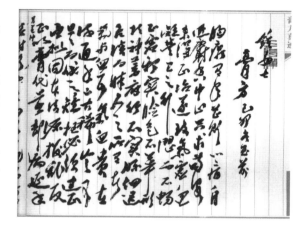

图7-5-1　颜德馨阳虚阴凝心脉瘀阻案（心绞痛）膏方真迹

淡附片90克（另煎冲），野山参30克，川桂枝90克，淡干姜24克，紫丹参150克，细辛90克，公丁香24克，生蒲黄90克（包），生三七30克（研冲），血竭粉15克，净赤芍90克，大白芍90克，五灵脂90克，桃仁90克，川芎90克，当归90克，红花90克，巴戟天90克，淮山药150克，补骨脂90克，菟丝子90克，熟地黄300克，肥玉竹150克，炙黄芪300克，茯苓150克，柴胡90克，青陈皮45克，路党参150克，木香45克，炙甘草45克，红枣90克，枳壳90克，苍术90克，白术90克。

共煎浓汁，文火熬糊，入龟甲胶、鹿角胶各150克，饴糖1000克，熔化收膏。每晨以沸水冲服一匙。

按：尝见冠心病患者，每携芳香开窍之剂，作为怀中至宝，殊不知用以急救则可，用小量预防亦可，作为常用治疗药则不可。因此类患者正气已虚，防治之道，贵在固本清源，老年人尤须如此。本例以麝香常服，虽能取效于一时，但以该药窜散为胜，造成阳虚阴凝之局，故以附、桂、参、姜鼓舞阳气，诚为张景岳所云，阳气宛如一轮红日，得之则明，失之则不彰，信然！但鉴于古稀高年，必须治顾阴阳，辅以四物汤加龟甲胶、玉竹，以免失之偏颇。为医之道，以衡为上，膏滋需长期服用，制方者"九思终有益"（朱熹语），亦医者之信条也。

【医案二】心脾两虚肝失疏泄案（神经衰弱症）

王小姐膏方，乙卯立冬系。

系出名门，天生丽质，幼年曾患结核，肺气小损；及长经营陶朱之业，仆仆海内寰宇，劳心劳力，气阴交耗，营卫不和。常见失寐，咽梗不适，善叹息，面色不华，肢末欠和。肝气有失条达，心脾失养，营卫之行涩而不畅。亟为疏肝健脾，养血安神；药饵外还宜怡情养性，劳逸结合，以期早日康复（图7-5-2）。

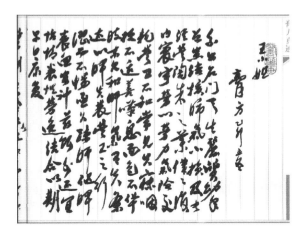

图7-5-2　心脾两虚肝失疏泄案（神经衰弱症）

柴胡60克，天冬90克，麦冬90克，玉竹120克，八月札90克，五味子90克，南沙参120克，娑罗子90克，紫丹参150克，生薏苡仁300克，绿萼梅45克，当归90克，湘莲肉90克，川郁金90克，杭白芍90克，山药150克，冬虫夏草60克，茯苓90克，紫河车30克，野山参30克（另煎汁入收膏），功劳叶90克，小青皮45克，炒枳壳90克，佛手60克，炒女贞90克，天生术120克，百合90克，柏子仁90克，炙远志90克，淮小麦150克，生地黄150克，熟地黄150克，酸枣仁150克，炙甘草45克，黄芪300克，合欢皮150克，红枣90克，川芎190克。

共煎3次，去渣，文火熬糊，入龟甲胶90克，阿胶90克，白蜜1000克，熔化收膏。每服一匙。

按："劳伤""虚劳""劳损"，在中医概念上多有混淆。其实虚在质薄，由虚致损；劳在妄作，由劳致伤。劳在精伤，而气不内敛；虚在气损而精失其守。本案幼年肺脏受损，年长劳乏过度，气阴交耗，心脾失养，营卫涩滞。治则：不足者补之以复其正，有余者去之以归于平。取费伯雄《医醇賸义》益气补肺汤为底，参合正平五脏之味，选方用药至醇，方义寓有两大特色：一以柴胡为君，伍以郁金、绿萼梅、枳壳、佛手、青皮、八月札、娑罗子等，以疏肝利气为先导，乃针对病之关键；二则以调其血气为主线，重以丹参、川芎为辅，虚损亦血气病，调其血气必不可少，且可缓冲膏滋药之滋腻，治慢性病必须重视胃气，故选此二味有一举两得之妙。

【医案三】胸痹心痛（冠心病）案

患者，男，75岁。1998年冬至后就诊。冠心病病史15年。现见心痛频作，夜分少寐，舌淡，苔薄，唇紫，脉沉细结代。证属心阳不振，气滞血瘀，痰浊困阻。治以温阳解凝，活血通络，运脾化痰。处方：野山参30克（另煎冲），淡附片150克，川桂枝150克，柴胡90克，赤芍90克，当归90克，川芎90克，炒枳壳90克，桔梗60克，怀牛膝60克，红花90克，大生地黄300克，桃仁90克，生甘草90克，生蒲黄150克，醋五灵脂90克，炙乳香45克，炙没药45克，延胡索90克，煨川楝子90克，苏木90克，降香24克，九香虫24克，黄芪300克，紫丹参150克，血竭30克（研冲收膏），制香附90克，天台乌90克，法半夏90克，小青皮60克，茯苓90克，广郁金90克，百合90克，炙远志90克，酸枣仁150克，活磁石300克，全瓜蒌120克，干薤白90克，木香45克，苍术90克，白术90克，鹿角胶150克，麦芽糖500克。制成膏方，每晨服用1匙，开水溶化服。

按： 心痛病与心、脾、肾关系密切。"中焦受气取汁，变化而赤是为血"，脾的运化要靠肾的温煦，才能贯注心脉以荣之，心阳才得以鼓舞。若脾为湿困，精微不运，凝结成痰，流于精髓，则心脉滞阻。该患者素禀阳气不足，阴寒内盛，阳气不达，营卫凝聚，诸寒收引，气血不利，血脉凝泣，痰湿困阻，故真心痛频发。纵观全方，剿抚兼施，汇温阳益气、活血理气、运脾祛痰于一炉。温阳益气重用附子、桂枝、野山参、鹿角胶；活血通脉则选血府逐瘀汤全方合失笑散加味；理气祛痰倚仗二陈、瓜蒌、薤白等；用苍白二术以运脾，杜绝痰之源头。故可获良效。

【医案四】 脂血症案

杨某，男，1998年12月就诊。患者秉性正直，工作繁忙，容易动怒，现见疲倦，少寐多梦，梦呓喃喃，面苍不华，耳鸣，胃呆口臭，舌紫暗，苔腻，脉弦细。实验室检查提示血脂异常，B超提示脂肪肝。证属肝郁气滞，痰瘀交困。治以疏肝理气，祛瘀化浊。处方：柴胡90克，赤芍90克，枳壳90克，生地黄300克，牛膝90克，桔梗60克，川芎90克，当归90克，甘草45克，红花90克，桃仁90克，磁石300克，川黄连45克，石菖蒲90克，酸枣仁150克，苍术90克，白术90克，灵芝90克，黄芪300克，枸杞子90克，丹参150克，肉苁蓉90克，蛇床子90克，生蒲黄90克（包），法半夏90克，韭菜子90克，茯苓90克，青皮45克，陈皮45克，台乌药60克，地锦草300克，远志90克，生山楂150克，郁金90克，知母150克，紫河车1具，吉林人参60克，西洋参60克（另炖），龟甲胶90克，鹿角胶90克，白糖500克。制成膏方，每晨服用1匙，开水溶化服。

按： 脂血症"病涉五脏，独重于脾"，多因饮食不节，过食肥甘厚味，脏腑功能失调，致使浊脂留滞于血脉所致。临床上多表现为本虚标实之证，其"本"多为肝脾两脏之虚，调养总以健脾柔肝为贵，而"实"者多为气滞、痰湿、血瘀三者，痰瘀交困是脂血症的病理基础。因此，治疗脂血症多从脾虚、痰浊、瘀血三方面为主论治。方中以血

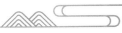

府逐瘀汤、生蒲黄、丹参活血化瘀；青皮、陈皮、台乌药、郁金疏肝理气；苍术、白术合二陈汤、山楂运脾化痰、健运中州，肉苁蓉等味薄之品补益肝肾。此证最忌腻补，否则壅结更甚。应"通补"，以气血畅通为补；"清补"，以质轻味薄为补。拟方重视补益肝肾、运脾化痰、气血双调，故能收效。

四、朱南孙

朱南孙，女，国医大师，1921 年出生，上海中医药大学教授、主任医师，系"朱氏妇科"第三代传人。其祖父朱南山、父亲朱小南先生是中国著名的中医妇科学专家。在朱氏两代名医的熏陶与教诲下，以其睿智好学、锲而不舍的精神，发奋努力，终成一代妇科大家。上海市级非物质文化遗产代表性项目朱氏妇科疗法市级代表性传承人。2017年 6 月 29 日，人力资源社会保障部、国家卫生计划生育委员会和国家中医药管理局授予朱南孙"国医大师"荣誉称号，享受省部级先进工作者和劳动模范待遇。2019 年 9 月 29日，被授予"全国中医药杰出贡献奖"称号。2022 年 3 月，入选 2021"中国非遗年度人物"30 位提名候选人名单。2022 年 3 月，荣获上海市第二届"医德之光"选树人物。

随附验案三则。

【医案一】　经期延长案

朱某，女，29 岁。2003 年 12 月 19 日（冬至之前 3 日）就诊。已婚已育，经水尚准，经期唯长，放环尤甚，经期延长，淋漓旬余方净，面色萎黄，神疲乏力，腰酸不适，脉细软，舌质淡胖，苔薄。证属肝肾亏虚，冲任不固，治拟养肝益肾，调理冲任。

处方：生晒参 50 克，路党参 150 克，焦白术 90 克，大生地 120 克，枸杞子 150克，菟丝子 150 克，海螵蛸 150 克，淫羊藿 120 克，金狗脊 150 克，小蓟草 150 克，另加：湘莲肉 150 克，龙眼肉 120 克，冰糖 500 克，西洋参 50 克。上药另煎，收膏时兑入。炙黄芪 150 克，怀山药 150 克，白茯苓 150 克，当归身 150 克，何首乌 200 克，杭白菊 120 克，桑椹子 150 克，山茱萸 120 克，金樱子 150 克，桑螵蛸 150 克，白果 60克，巴戟天 120 克，川续断 150 克，川杜仲 150 克，大红藤 150 克，地丁草 150 克，山楂肉 120 克，新会皮 60 克，小红枣 150 克，阿胶 250 克，黄酒 500 毫升，胡桃仁 150克，龟甲胶 250 克。

按：患者素来经期偏长，放置宫内节育器后，月经要淋漓十余日方止。《黄帝内经》曰："经水出自肾""肾乃封藏之本"。该患者肝肾素亏，产后房劳肝肾更虚。肾虚，冲任不固，故经血淋漓不净。全方以党参、黄芪合用补气固摄。怀山药、白术、茯苓健脾益气。当归身、何首乌、白芍、枸杞子、桑椹子养血柔肝。山茱萸、菟丝子、金樱子养肝肾，摄精血。桑螵蛸、海螵蛸是朱南孙常用药对，具有固冲止崩、摄精止泻、缩尿束带作用，多用于肾虚不固之崩中漏下。续断、杜仲、狗脊补肝肾、强筋骨、固冲任，也是朱南孙常用药对。肾虚易致湿热，红藤、地丁草清热利湿，小蓟草清热化瘀止血，山楂、陈皮和胃消积，防补膏碍胃。阿胶、龟甲胶为厚味峻补之品。冬令封藏之际，进行调补，以冀来年经调康复。

【医案二】 经间期出血案

龚某，女，26 岁。1990 年 11 月 15 日（立冬之后 7 日）就诊。患者诉新婚后房劳过度，症见期中出血，经转量多，神疲乏力，腰膝酸软，虚火内盛，口腔溃疡反复发作，咽喉疼痛，便结不畅，经前乳胀，夜寐尚可，小便尚调。脉沉弦数，舌红边有齿痕，苔薄腻。证属肾精耗损，水亏火旺，木失条达，脾气受阻，治宜滋肾清肝，健脾润腑。此值冬令，适时进补以使经调恙平。

处方：潞党参 150 克，北沙参 120 克，淡黄芩 60 克，云茯苓 120 克，软柴胡 90 克，女贞子 120 克，柏子仁 120 克，苎麻根 120 克，制狗脊 150 克，仙鹤草 200 克，另加：陈阿胶 150 克，胡桃仁 125 克，文冰 500 克，紫丹参 120 克，大麦冬 120 克，肥知母 150 克，生薏苡仁 120 克，延胡索 60 克，桑椹子 120 克，全瓜蒌 150 克（打），川续断 150 克，金樱子 150 克，金钱草 150 克，京玄参 120 克，大生地 150 克，川柏皮 90 克，福泽泻 120 克，小青皮 60 克，肉苁蓉 120 克，火麻仁 120 克，桑寄生 150 克，墨旱莲 150 克，生甘草 60 克，黄明胶 150 克，莲子心 60 克，陈酒 500 毫升，龟甲膏 90 克，红枣肉 125 克，西洋参 50 克。

按：《女科准绳》："袁了凡先生云：天地生物，必有氤氲之时，万物化生，必有乐育之时……丹经云：一月止有一日，一止有一时，凡妇人一月经行一度，必有一日氤氲之候，于一时辰间，气蒸而热，昏而闷，有欲交接不可忍之状，此的候也，于此时逆而取之则成丹，顺而施之则成胎矣。"此氤氲的时候出血，相当于西医学排卵期出血，若出血量增多，出血期延长，失治误治常可发展为崩漏。本案例患者因禀赋虚弱，肾本不充。证属肾精耗损，水亏火旺，木失条达，脾气受阻，治拟滋肾清肝，健脾润腑。方用党参、玄参、北沙参、大麦冬益气养阴，生地黄、黄芩、知母、川柏清热生津，茯苓、生薏苡仁、泽泻健脾，柴胡、延胡索、青皮疏肝理气，女贞子、桑椹、肉苁蓉、川续断、桑寄生、狗脊益肾养肝，苎麻根、金樱子、墨旱莲、仙鹤草更兼止血，柏子仁、全瓜蒌、火麻仁润肠通便。

【医案三】 产后腹痛案

吴某，女，27 岁。2004 年 12 月 21 日（冬至）就诊。去年 9 月人流后，未加养息，感邪，腹痛时作，经来较前减少。经调治后，症状减轻，体虚未复。脉细数，舌偏红，

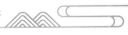

苔腻有裂纹。冬令进补，扶正祛邪，以期热清湿除康复。

处方：生晒参50克，西洋参50克（上药另煎，收膏时兑入），潞党参150克，生黄芪150克，紫丹参150克，全当归120克，生白芍120克，细生地150克，怀山药150克，山茱萸150克，女贞子120克，枸杞子120克，蒲公英150克，地丁草120克，大血藤150克，巴戟天120克，甜苁蓉120克，菟丝子120克，桑寄生120克，川杜仲120克，川续断120克，金狗脊120克，延胡索60克，小青皮60克，川楝子120克，制香附120克，川牛膝120克，泽兰叶120克，益母草150克，杜红花120克，威灵仙120克，淫羊藿120克，另加：龟甲胶400克，莲肉150克，胡桃仁150克，红枣150克，龙眼肉120克，冰糖500克，黄酒500毫升。

按：小产后，血室正开，未加养息，外邪内侵，稽留胞宫，则腹痛；客于冲任，"冲为血海""任主胞宫"，两者受损，则血海少贮，经量减少。虽经调治，但未康复，脉细数，舌偏红，苔腻有裂纹，为正虚邪恋、虚实夹杂之征。生晒参补元气、西洋参甘凉益气养阴；党参、黄芪、当归、生地黄、白芍、丹参益气养血活血，蒲公英、地丁草、红藤清热解毒、通络化瘀，怀山药、山茱萸健脾益气、益肾涩精；女贞子、枸杞子滋补肝肾之阴；巴戟天、肉苁蓉、菟丝子、桑寄生、杜仲、川续断、狗脊、淫羊藿补肝肾、强筋骨、调冲任；延胡索、青皮、川续楝子、制香附疏达肝气，活血止痛；泽兰、益母草、川牛膝、红花活血通经止痛。

五、施杞

施杞，男，国医大师，1937年生，江苏东台人。上海中医药大学教授，主任医师，博士研究生导师。曾任上海中医药大学附属龙华医院骨伤科主任、教研室主任，上海市卫生局副局长，上海中医药大学校长。曾拜全国著名老中医石筱山、石幼山教授为师，系统地学习研究中医骨伤科理论和石氏伤科经验，并兼收并蓄，吸收魏指薪、王子平等沪上名家的伤科特长，成为中医骨伤科的新一代学科带头人。对于慢性筋骨病诊治造诣颇深，擅治骨伤疑难疾病。施杞认为，肾精亏虚，气虚血瘀是慢性筋骨病的主要病机。膏方"扶正祛邪、寓防于治、持久有效"的作用特点契合该病病机。可以减轻慢性筋骨病中脊柱、骨与关节、脊髓与神经根的损害，从而发挥中医药的特色与优势。慢性筋骨病患者选择冬令进补时节服用膏滋，既可以做到攻可祛邪，又可以起到补可养虚的整体调护作用。达到"骨正筋柔，气血以流"的目的。

随附验案一则。

【医案】 颈腰综合征——肾亏血瘀证

沈某，女，时年58岁，2008年12月8日就诊。

往昔中年备受劳役之累，复感风寒，又失防护，近年体弱，精神少振，颈腰疼痛缠绵不已，每有头晕手麻，两膝酸楚略肿，口干便燥，脘腹作胀，入寐艰难，时有胸闷心烦，苔薄根腻质紫尖红，有齿纹，脉细弦两尺沉弱。MRI：颈腰椎退变、骨质增生、骨质疏松，C4–C5、C5–C6 及 L4–L5、L5–S1 椎间盘突出，黄韧带轻度增生。

岁近花甲，天癸已竭、气阴两亏、坎离失济、心神易动，肾精先失、骨髓空虚，复加经脉痹阻，故有诸恙叠见，遂遵谨守病机，必先五胜，疏其气血而致和平之经旨，取千金独活寄生之意加味，相契运用，病证合参，治则：扶正祛邪，培元固本。

处方：炙黄芪 120 克，全当归 90 克，大川芎 100 克，干地黄 120 克，炒白芍 100 克，软柴胡 90 克，炒白术 90 克，云茯苓 120 克，炙甘草 90 克，炒防风 120 克，北细辛 90 克，羌活 90 克，独活 90 克，左秦艽 90 克，厚杜仲 120 克，桑寄生 100 克，肉桂心 60 克，川牛膝 120 克，明天麻 100 克，嫩钩藤 100 克，生石决 200 克，炒黄芩 90 克，炒栀子 90 克，益母草 120 克，枸杞子 100 克，夜交藤 150 克，广木香 90 克，广陈皮 90 克，大腹皮 100 克，大蜈蚣 30 克，姜半夏 90 克，全瓜蒌 120 克，酸枣仁 90 克，灵芝草 100 克，吉林参 150 克，花旗参 90 克，铁皮枫斗 90 克，紫河车 90 克，鹿角胶 150 克，龟甲胶 150 克，胡桃肉 250 克，大红枣 250 克，净饴糖 250 克，上白冰 150 克，陈年黄酒 500 毫升。

制法用法：上诸味如法制膏，冬至日始服，每晨晚各一浅匙，开水烊化送下。外感暂停数日，忌生冷辛辣。

二诊（2009 年 12 月 7 日）：去岁冬令膏滋调摄，诸恙均瘥，全年颈腰酸楚偶有再现，亦无外感，精神渐振，唯入秋后时有晨起咯痰不爽，唾为白沫，胸闷心悸未见，苔薄质淡，脉细，再宗前法缓缓图治，以冀巩固。

处方：原方加炙麻黄 60 克，炙苏子 90 克，全蛤蚧一对，川贝粉 50 克。

三诊（2010 年 12 月 10 日）：连续 2 年冬令进补、膏方调摄，全年颈腰疼痛少有再现，两膝肿胀已消、酸楚亦少、手麻已瘥，二便调和，夜寐已宁，胃脘尚有时胀、偶见泛酸，苔薄质略紫，脉细弦，气血虽和，肝气未疏，再予原方进益。

处方：2009 年方加煅瓦楞子 200 克。

按：本案为慢性筋骨病之常见颈腰疼痛之病例，已历十余年。结合石氏伤科"内伤证治，辨脏腑气血；陈伤劳损，审因度势"，该病例病机本虚标实，治法以调和气血、补养肝肾为主，兼顾脾胃、宁心安神、祛风通络为辅。

膏方由益元养身煎合天麻钩藤饮加味立方组成。益元养身煎方由圣愈汤合独活寄生汤组成，具有祛风湿、止痹痛、益肝肾、补气血，主治痹病日久、肝肾两虚、气血不足所致腰膝疼痛、痿软、肢节屈伸不利，或麻木不仁。天麻钩藤饮养阴通络、平肝潜阳。方中朱茯神、夜交藤安神定志，酸枣仁养肝血安心神，大蜈蚣活血通络，灵芝草、吉林

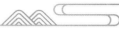

参、花旗参、铁皮枫斗、紫河车、鹿角胶、龟甲胶、胡桃肉固本培元、扶助正气，广木香、广陈皮、大腹皮行气畅中、运化脾胃，以防膏滋补品滋腻碍胃，姜半夏、全瓜蒌涤痰散结，主治患者胸闷心烦。合而为用，心身同治，标本兼顾，使气血和调，阴阳平衡，脏腑安康，诸羔去矣。二诊经膏滋调摄，诸羔均瘥，精神渐振，唯入秋后时有晨起咯痰不爽，唾为白沫，原方加炙麻黄、炙苏子、全蛤蚧、川贝粉解表化痰、润肺定喘。三诊时全年颈腰疼痛少有再现，两膝肿胀已消、酸楚亦少，手麻已瘥，二便调和，夜寐已宁，咯痰亦已，胃脘尚有时胀，偶见泛酸，故在原方基础上加煅瓦楞子治酸，再予原方进益。再宗前法缓缓图治，以冀巩固。

六、严世芸

严世芸，男，国医大师，1940年生。上海中医药大学终身教授、上海中医药大学原校长，享受国务院政府特殊津贴，获"上海市劳动模范"称号。获国家教育部科技进步奖二等奖、国家教育部优秀教育成果奖二等奖、国家中医药管理局科技进步奖三等奖、中华中医药学会科技进步奖三等奖等。

擅长中医内科，以中医治疗心脑血管疾病及疑难杂症，疗效显著。主要负责研究的项目：中医学术思想史、中医中药治疗心律失常、中医中药治疗慢性心力衰竭的临床与实验研究、中医脏象辨证论治体系研究、国家标准"中医临床诊疗术语"（疾病、证候、治法三部分）、国家标准"中医病证分类与代码"、上海市医史文献学重点学科、上海市中西医结合心血管重点学科、中医综合心脏康复对急性心梗后心室重构和生活质量的影响、强心饮防治慢性心功能不全 MMP1、TIMP3 调节机制研究等。

严世芸认为膏方具有以下特点：① 充分体现辨证论治和因人、因时制宜的个体化治疗原则，一人一方，针对性强；② 以扶正为主、祛邪为辅、调治结合为特点，进行整体调理，维护身体健康，或进一步巩固平时治疗效果；③ 膏方是"膏"这种剂型在临床应用方面的重大发展，也是中医临床辨证处方的一种延伸，充分体现了辨证治疗、养生、治未病的理念和思想。膏方处方要求较高，要求"精到""整体""全面"。

严氏崇尚"和"，认为"和"是中国传统文化中颇具特征性的哲学思想，而无论是《黄帝内经》还是历代医家学术思想和理论，都渗透着"和"的理念，膏方和汤剂一样能充分体现"和"的理念，膏方的目标是治病求本，整理正气；协调阴阳，脏腑平和；通补兼备，气血顺畅。详细来说，膏方是对人体进行整体和全面调整，面对阴阳气血、邪正虚实、升降出入、五脏失调等各种状况并存的复杂情况，处方时须兼顾各方，往往需要多法并用，且组方用药必须协调和谐，不可有失偏颇，要体现相互补充、互相制约的原则。即治病求本、整理正气，协调阴阳、脏腑平和，通补兼备、气血顺畅；调养与治病结合（治未病、康复、治疗、扶正、祛邪），整体与局部结合，共性与个性结合，从而达到阴平阳秘、气血顺畅、脏腑调和的目的。张景岳曰："和方之剂，和其不和者也。凡病兼虚者，补而和之；兼滞者，行而和之；兼寒者，温而和之；兼热者，凉而和之，和之为义广矣。亦犹土兼四气，其中补泻温凉之用，无所不及。务在调平元气，不失中和贵也。"膏方的处方法则也是"和"，《广瘟疫论》曰："寒热并用谓之和，补泻合剂谓之和，表里双解谓之和，平其亢厉谓之和。"根据"和"的指导原则，膏方的组方应该做到：补泻得宜，通补兼施；药性互制，不偏不倚；即补不宜呆滞，泻（通）不可伤正，寒不可损阳气，温（燥）切忌劫阴。在临床思维方法上，要注意圆机活法，《素问·至真要大论》在病机十九条之后指出："谨守病机，各司其属，有者求之，无者求之，盛者责之，虚者责之，必先五胜，疏其血气，令其调达，而致和平，此之谓也。"

随附验案一则。

【医案】

患者，男，54岁，初诊日期：2017年11月13日。主诉：头晕、易疲劳、腰背酸痛2周。患者有高血压病、脑梗死、肠息肉、慢性萎缩性胃炎、颈椎病病史多年。刻诊：头晕，易疲劳，腰背酸痛，活动后膝关节疼痛，小腿偶胀，纳可，夜寐梦多，畏寒怕冷，大便调，偶有便溏，舌苔白腻、边有齿痕，脉细。治则：益气活血、补肾通督、养髓益脑、涤痰通络。

处方：黄芪30克，桃仁180克，酸枣仁180克，川芎180克，土鳖虫150克，三棱180克，莪术180克，地龙150克，葛根180克，淫羊藿250克，骨碎补180克，天麻180克，钩藤180克，石决明300克，沙苑子180克，蒺藜180克，珍珠母400克，炮附片150克，桂枝180克，熟地黄250克，麦冬180克，鹿角120克，杜仲180克，续断180克，狗脊180克，牛膝180克，白芥子180克，乌梢蛇180克，僵蚕180克，秦艽180克，独活180克，白术180克，茯苓180克，白芍300克，甘草120克，木香120克，砂仁120克（后下），菝葜180克，徐长卿180克，知母180克，黄柏180克，夜交藤250克，远志180克，合欢皮180克，山茱萸200克，菟丝子200克，金樱子180克，牡蛎400克，夏枯草180克，浙贝母180克，海藻180克，芡实180克，赤石脂250克，生晒参250克，阿胶150克，鹿角胶120克，鳖甲胶120克，龟甲胶100克，饴糖200克，冰糖200克，黄酒400毫升。上药合煎，煎制成膏，服法：每日一汤匙，临睡前开水冲服。

二诊（2018年1月31日）：患者服用膏方45日后诸症明显减轻，头晕大为缓解，易疲劳减轻，腰背酸痛好转，血压平稳。但停药后仍见膝关节痛、膝冷，夜寐梦扰，大便每日2次、成形。续用前法，益气活血，温肾固涩，通络止痛。处方：黄芪30克，桃仁15克，酸枣仁15克，川芎12克，三棱15克，莪术15克，地龙12克，葛根15

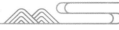

克、淫羊藿 20 克、骨碎补 15 克、鹿角片 9 克、炮附片 12 克、肉桂 12 克、杜仲 12 克、续断 12 克、牛膝 15 克、秦艽 15 克、独活 15 克、金樱子 15 克、菟丝子 20 克、山茱萸 20 克、夜交藤 20 克、远志 15 克。14 剂，每日 1 剂，早晚分服。

三诊（2018 年 2 月 14 日）：患者诉服上方后诸症进一步缓解，嘱患者上方继服 14 剂。

按： 患者阴阳偏盛，气虚血瘀，痰瘀互阻，阻于脉络，故宜益气活血、补肾通督、养髓益脑、涤痰通络。以生黄芪、桃仁、酸枣仁、川芎、土鳖虫、三棱、莪术、地龙、葛根、淫羊藿、骨碎补为基本方，补肾通督，益气活血。该患者肾精亏虚，腰府失健，故见腰膝酸软、乏力，水不涵木，肝阳上亢，扰动清窍而见头晕，方中用天麻、钩藤、石决明、珍珠母、沙苑子平肝熄风潜阳。患者阴损于前，阳亏于后，又有畏寒怕冷，故以鹿角、炮附子、桂枝温补阳气。同时患者有慢性萎缩性胃炎多年，因脾胃为气血生化之源，乃后天之本，脾胃气机顺畅不仅有利于气血的化生，还可以滋养肝木，故在方中加入健脾和胃的白术、茯苓、木香、砂仁，并以白芍、甘草缓急止痛；再辅以杜仲、续断、狗脊、牛膝、秦艽、独活补肾健腰，强筋骨；以虫类药物乌梢蛇、僵蚕搜风通络止疼；知柏、夜交藤、远志、合欢皮养心安神；山茱萸、菟丝子、金樱子补益肝肾，收涩固脱，缩尿，补脾止泻，治疗夜尿频、大便稀薄等症；脑梗死后期属于"结"而用牡蛎、夏枯草、浙贝母、海藻软坚散结法疗之。诸药合用以达良效。

第六节 代表性传承人的学术思想撷英

一、代表性传承人朱抗美膏方经验

（一）朱抗美简介

朱抗美，女，1952 年生，教授，研究员，研究生导师，上海市名中医，上海市非物质文化遗产"海派膏方文化"代表性传承人。曾任上海中医药大学附属曙光医院党委书记兼副院长、上海中医药大学特色诊疗技术研究所所长、国家中医药管理局中医药特色技术和方药筛选评价中心临床评价基地负责人。现任上海曙光中医药研究发展基金会名誉理事长、上海市中医药学会民间特色诊疗技术研究分会名誉主任委员、中华中医药学会科学技术奖励评审专家库专家。

师从著名老中医刘树农及张伯讷，继承张伯讷"以肾为本"的学术思想，主张"肾精为本，从肾论治"，在刘树农"以通为主"学术思想的基础上，提出"整体观念，以通为补",另外主张"顾护脾胃,以喜为补"。从医近 50 年,临床擅长舌诊和脉诊,用药轻灵,善于运用多种治疗手段,包括中医外治、膏方调治、饮食疗法、心理疗法等。对更年期综合征、心血管疾病、肥胖病、脾胃病、失眠、虚劳、亚健康等的诊治具有一定心得,能够灵活应用二仙汤的加减方治疗女性更年期综合征,创立的"二仙加葛参甘汤"对更年期综合征的胸闷、胸痛、心律失常效果显著。提出并普及"七通养生法"以治未病。

先后主持各级各类科研课题 10 余项,目前在研 2 项。主编著作 20 余部,发表学术论文 40 余篇,获各类各级荣誉 20 余项。其中,主编的《实用中医临床诊治备要》荣获 2011 年度上海中医药科技著作奖,《中医心疗法》荣获 2012 年度上海中西医结合学会科普奖,《中医药,让我们更健康》荣获 2012 年全国百家科普图书奖及 2013 年度上海市科技进步奖三等奖。曾被评为中华医学会"全国优秀中医健康信使"、中华医学会"百名优秀中医健康信使",上海市教委党委系统"创先争优·医德标兵"等。

（二）膏方临证特色

朱氏在"整体观念,以通为补""肾精为本,从肾论治""顾护脾胃,以喜为补"学术思想的指导下,擅用膏方调治各种慢性疾病,形成了自身的独特经验。

1. 服膏方前开路　朱氏认为"开路方"很重要。一般在开具膏方前,首先看患者是否脘腹胀闷、食欲不振、大便不畅、舌苔厚腻。若有以上症状,尤其是舌苔厚腻者,必处以开路方化湿开胃,一般药用如半夏、竹茹、枳壳、生薏苡仁、泽兰、泽泻、茯苓、生姜皮、白术、苍术等,服用 1～2 周后再看情况,舌苔净后方可服用膏方。这也是朱氏"顾护脾胃,以喜为补"思想的体现。以下介绍朱抗美教授常用的独特开路方及食疗方。

（1）开路处方:朱氏在开具膏方前,一般先辨舌。若舌淡苔白腻者,通常使用醒脾化痰开路法,方用温胆汤加减。若舌红苔黄腻者,一般运用清化热痰开路法,方用黄连温胆汤加减。若舌胖苔薄、边有齿痕者,一般运用温阳利水开路法,方用苓桂术甘汤加减。

（2）开路食疗方:除了开路处方外,有些患者在服用膏方前,朱氏嘱其饮食清淡并自行煎煮萝卜梨汤代茶饮进行开路,约服 2 周左右。这是朱氏独创的开路食疗方,简称为"萝梨汤"。

萝卜与梨相配煎煮,具有降气化痰、润肺通便之功效,代茶饮 1～2 周,将脾胃调理到最佳状态,更利于补膏的吸收。具体煎煮步骤:每日取 500 克左右的白萝卜与梨各 1 个,洗净备用,白萝卜去皮切块,梨可不去皮但一定要洗净切块,把梨块和白萝卜片一起放入锅中,加入适量清水煎煮至萝卜与梨烂熟,喝汤代茶饮即可,可用少量冰糖调味,坚持 1～2 周。

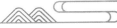

不是所有患者在服用膏方前都需要开路。如单纯气虚无痰之人、大便偏多之人，并不需要刻意进行开路，但嘱其在服用膏方前及服用过程中饮食清淡即可。

2. 辨病辨证相结合用药　朱氏开具膏方时，通常遵循辨病辨证相结合的原则进行处方用药。若将其膏方进行拆解，一般可见几类不同"药组"，总不外补益扶正、消导祛邪、理气和中三类。补益扶正如补气类、补血类、养阴类、温补类等；消导祛邪如活血类、通络类、化痰类、利湿类、消食类等，理气和中类如理气类、平肝类等。此外，还会针对现代多发疾病进行辨病处方用药。比如降脂降糖常用生山楂、泽泻、茶树根、枳椇子等；降压常酌加生龙骨、生牡蛎、石决明、杜仲、葛根等；顽固性咳嗽常用佛耳草、款冬花；类风湿关节炎常用鬼箭羽、露蜂房；尿路结石常用牛膝、乳香、玉米须；胆结石常用鸡内金、海金沙、金钱草；助消化常用炒谷芽、炒麦芽、神曲、山楂；胸闷气逆常用降香、沉香、檀香等；对于心阳不振心痛、雌激素过高、乳腺小叶增生者常用到鹿角片，更年期心悸常用葛根、甘松、苦参。

朱氏开具膏方时尽量会避免"十八反""十九畏"中的药物及食物一起配伍使用。同时避免在膏方中使用一些有肝肾毒性的中药，尤其对于本身具有肝肾功能不全者，避免在膏方中开具肝肾毒性的中药。对于肝肾功能正常者，若在膏方中需要用到一些具肝肾毒性的中药，朱氏一般将用量控制在安全范围内，比如川楝子60～100克、蜈蚣30～60克、全蝎20～60克、制何首乌90～120克、生蒲黄90～150克、益母草90～150克等。

3. 注重顾护脾胃　脾胃被称为"后天之本"，是气血生化之源。"凡治病勿伤胃气，久病宜保脾土"，这是中医治病的一个基本原则。朱氏师承刘树农，临证开具膏方注重脾胃，喜通过望鼻头以判断患者脾胃功能，若鼻头肉厚且圆润，说明其脾胃功能强健，宜进补，可使用滋腻之品。若患者鼻头肉很薄、偏尖，说明其脾胃功能较弱，为了避免进一步妨碍脾胃，不宜过用滋腻。

在开具膏方时，朱氏选方派药不仅辨病辨证，还秉承"胃以喜为补"的基本原则，她不仅根据患者喜温喜暖或喜凉恶热等胃寒或有胃火、心火的疾患以及体质特点选药，还要照顾到患者的口味，尽量避免选用过苦、异味过大的药物。一些碍胃之品如矿物类、苦寒类、腥味虫类药、滋腻药等也会斟酌而用。此外，开具膏方注重寓通于补，忌一味进补，通常在滋补滋腻之品中，加入健脾醒脾之药如木香、砂仁、陈皮、炒谷芽、炒麦芽、白术、凤凰衣等，以使补膏更易于人体吸收。

4. 寓通于补虫类药的运用　朱氏在开具膏方时，喜寓通于补，通补结合。在为一些血瘀比较严重或瘀滞时间较长者开具膏方时，通常会在膏方中佐以虫类药。虫类药具有很强的活血化瘀通络功效，较为常用的有地龙、全蝎、蜈蚣、僵蚕、水蛭、地鳖虫等。

地龙是使用率最高的一味虫类药，多数虫类药均有不同程度的毒性，而地龙相对安全，味微咸，性寒，无毒，入肺、脾、肝诸经。有活血化瘀、平喘通络、行水解毒、泄热定惊平肝之功。朱氏所开膏方最常应用于哮喘、咳喘等病症，常配伍象贝母、胆南星、竹茹、枳壳、鱼腥草、丹参、郁金、全瓜蒌等宣肺平喘祛痰药味。另对一些脑梗死后遗症、颈椎病、腰椎病等伴有肢麻、头痛等血脉不通的患者，在膏方中常配伍三七、葛根、桑枝、杜仲、桑寄生、续断等活血通络止痛药。对一些月经不调有瘀阻者，常配伍丹参、当归、鸡血藤等活血调经之品。地龙还有很好的平肝镇肝功效，结合西医学及临床经验，在一些高脂血症、高黏血症及高血压患者中，地龙的正确使用往往可以起到较为显著的降压作用，从而改善头痛、头胀等临床症状，常用剂量为 60 ～ 100 克。

此外，全蝎、蜈蚣常取其通络、散结、祛风搜风之功，用于女性月经闭经、经前头痛、多囊卵巢、乳腺增生、子宫肌瘤、男性前列腺肥大等病症，另外还配以活血通经药，用于一些下肢血络突显于肤表、色紫暗红，伴或不伴有水肿，辨有瘀阻者。常用剂量：全蝎 6 ～ 10 条，或 30 ～ 60 克；蜈蚣 5 ～ 10 条，或 30 克。白僵蚕有熄风止痉、化痰散坚、活血通经止痛之功，味咸而辛，咸者能软能下，化痰散结而走于肺，常用于肺系疾患之伴有痰涎壅肺、咳喘不宁的哮喘、慢性支气管炎等疾病，多配伍以半夏、枳壳、冬瓜仁、杏仁、全瓜蒌、陈皮等化痰药。在膏方及临证中，对于银屑病、湿疹等顽固性皮肤病，也会选用白僵蚕，与白鲜皮、地肤子、车前子、赤芍、牡丹皮等配伍使用。常用剂量：90 ～ 150 克。水蛭味咸苦，性平，有毒，入肝、膀胱经。有破血逐瘀消癥之功。对一些甲状腺结节、深静脉血栓、硬皮病患者时有用到。但因其腥味较大，考虑到"胃以喜为补"的原则，故而临床较少使用。

5. 胶类、糖类以及细料的选用特色　膏方中除了普通中药外，还需要胶类、糖类以及细料等共同成膏。胶类具体分为皮胶类，包括阿胶、黄明胶等；甲胶类，龟甲胶、鳖甲胶等；角胶类，如鹿角胶；骨胶类，如虎骨胶、狗骨胶等。细料，又称"细贵药材"，是参、茸、芝、麝等贵重药物的统称。糖类，系各种用于收膏的调味剂，如冰糖、麦芽糖、赤砂糖、木糖醇、蜂蜜等。

关于胶类，朱氏开膏方选用阿胶、龟甲胶、鳖甲胶、黄明胶偏多。阿胶具有非常好的滋阴养血功效，故朱氏在膏方中选用阿胶者最多，但阿胶之性相对偏温，尤其现代很多并不是陈年阿胶，容易引起上火。故对于体质偏于阴虚有火者，朱氏一般阿胶与龟甲胶同用，以补血养阴降火。而对于体内有瘀滞者，则阿胶与鳖甲胶合用以滋阴通滞；脾胃虚弱不受补者，阿胶合用黄明胶以补脾厚土；阳虚明显者，阿胶合用鹿角胶，以温补肾阳。若阴虚火旺明显者，则不用阿胶，单用龟甲胶，或与鳖甲胶同用，以滋阴降火。若雌激素过高、乳腺小叶增生或结节者，则鳖甲胶与鹿角胶合用，以调内分泌、散结消肿。

关于细料，朱氏在膏方中最常用的是各种参类。其中用生晒参的频率最高，若是

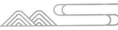

虚热明显者，则合用西洋参；阳虚明显者，则合用红参；气阴两虚较严重者，选用野山参。此外，血瘀明显者，用西红花；更年期女性雌激素偏低需要补充者，用少量雪蛤；阴虚口渴明显者，用铁皮石斛。

关于糖类，朱氏膏方中最常用的是冰糖。但对于脾胃虚弱者，一般选用麦芽糖；阳虚明显者，选用赤砂糖；睡眠不佳或雌激素偏低者，选用蜂蜜；有"三高"者，尤其是血糖偏高者，则选用少量木糖醇调味。若膏方中用了大枣、甘草、梨汁、龙眼等本身甜度较大的药食两用之品时，则有时不加糖类。

6.女性膏方调补特色　女性一生的生、长、壮、老、已有其自身特点，每个阶段都具有不同的生理病理特点。女性作为一类特殊群体，占据服用膏方人群的绝大多数。朱氏认为女性以阴为本，以血为要，以肝、脾、肾三脏为重，尤关冲、任二脉。女性由于各个年龄时期生理特点的不同，在疾病发生和治疗用药方面都应有所侧重。女性亚健康及疾病的膏方调治，应从女性各年龄阶段的不同特点出发，认清女性少、长、壮、老不同时期的高发疾病，重从阴血、肝肾、冲任为主，进行辨证施调，遣方用药。

朱氏在用膏方调治女性亚健康及疾病时，总以滋阴补肾、补脾养血、祛瘀生新、疏肝理气、温经通脉、调理冲任六法为主。用药方面，治血不忘调气，疏肝不忘健脾，养阴不忘补阳。滋补注防滋腻，以免滞气滞血。同时，慎用苦寒辛散之品，恐耗伤阴血。

滋阴补肾，喜用生地黄、熟地黄、黄精、山茱萸等，代表方如左归丸、养精种玉汤等。补脾养血，喜用当归、白芍、人参、黄芪等，代表方如当归补血汤、四物汤以及八珍汤等。祛瘀生新，喜用桃仁、红花、泽兰、五灵脂、蒲黄、丹参、赤芍、牛膝等，代表方如失笑散、桃红四物汤、血府逐瘀汤等。疏肝理气，喜用柴胡、枳实、陈皮、半夏、郁金等，方如四逆散、逍遥丸。温经通脉，喜用肉桂、附子、艾叶、吴茱萸、干姜、补骨脂、小茴香、川椒等，代表方如温经汤、艾附暖宫丸。调补冲任，若冲任虚弱主要用紫河车、鹿角霜、巴戟天、淫羊藿、补骨脂、金狗脊等，代表方如温冲汤、胶艾汤。冲任不固则用山茱萸、覆盆子、芡实、金樱子、益智仁等健固冲任，方如安冲汤、补肾固冲丸等。

（三）膏方病案举隅

【医案一】　更年期综合征

李某，女，50岁，2014年10月30日前来就诊。近更年，平素易头胀，烘热汗出，夜寐欠酣，腰椎间盘脱出。高血压史，服氨氯地平片、氯沙坦控制中，曾由于药源性肝损而致使GPT增高至200 U/L。胃炎史，痔疮史，现便干欠畅。舌黯红，苔腻，舌下络紫，脉小弦。拟方调理阴阳为主。处方如下。

金钱草100克，广郁金60克，鹿角片60克，三七片100克，党参150克，炙黄芪150克，白花蛇舌草150克，象贝母100克，全当归100克，淫羊藿100克，仙茅100

克，巴戟天 100 克，炒黄柏 100 克，肥知母 100 克，泽兰 100 克，泽泻 100 克，粉葛根 100 克，红藤 120 克，败酱草 100 克，炒杜仲 120 克，川续断 100 克，前胡 60 克，怀牛膝 100 克，原红花 60 克，紫丹参 150 克，炙远志 60 克，制菖蒲 60 克，女贞子 100 克，生地黄 120 克，墨旱莲 100 克，鸡血藤 150 克，川桂枝 60 克，白茯苓 120 克，焦白术 100 克，桑寄生 100 克，夏枯草 100 克，益母草 100 克，桃仁泥 150 克，赤芍 100 克，狗脊 100 克，平地木 150 克，生蒲黄 150 克，宣木瓜 100 克。

上药浓煎去渣，生晒参 200 克另煎冲入，陈阿胶 250 克烊化，白冰糖 250 克，黄酒 500 毫升，如法收膏。

服用方法：服膏方前先服萝卜梨汤 1 周，取"开路"之意。冬至前后开始服用膏方，第 1 周晨起空腹服用 1 包，温水冲调，若无不舒，第 2 周开始早晚各服 1 包，服用 1～2 个月，其间忌食生萝卜、浓茶及浓咖啡，感冒停服，吐泻停服。

效果：该患者为朱氏的一位朋友，自行反馈膏方服后烘热汗出次数明显减少，睡眠改善，大便能保证一日一次，但还是偏干。要求第二年继续服用。

按： 更年期综合征主要是因肾气渐衰，精血不足，冲任亏虚，天癸将竭，其病本在于肾阴虚，由于肾阴不足，不能上滋肝木，致使肝阴亦虚，冲任隶属肝肾，肾水亏虚，心火亦亢，心肝火旺，故而引起阴阳紊乱失调，可见寒热虚实交杂错乱等诸多症状，变化难测。治疗重在调补肾阴肾阳，交通为要。本案病患年超七七，平素头胀、烘热汗出、夜寐欠酣，为典型的女性更年期阴阳失调症状。有多年高血压史、便干欠畅、腰椎间盘突出，说明肾精亏虚，阴阳失调。舌黯红，苔腻，舌下络紫，脉小弦，为痰瘀互结、虚实夹杂之证。故治拟平调阴阳、化痰祛瘀之法，选用二仙汤加减。患者腰椎间盘突出，故用仙茅、淫羊藿、狗脊、牛膝、杜仲、续断、鹿角片补益精血、补肾强腰；便干但苔腻，阴虚痰湿共患，较为矛盾，故不宜过用滋腻，仅用当归、女贞子、墨旱莲、大生地稍补阴血，知母、黄柏清泻虚火以保肾阴；夜寐欠酣又有苔腻，故用温胆汤以清胆和胃、化痰宁神助眠，药用远志、菖蒲、茯苓、白术、象贝母等；舌暗、舌下络紫、脉弦，故用三七、红花、红藤、丹参、鸡血藤、益母草、桃仁、赤芍等活血通络祛瘀。

【医案二】 哮喘

郑某，男，37 岁，2018 年 12 月 24 日前来就诊。幼有哮喘，近年常有胸闷呼吸不畅感，易疲乏，大便畅，寐尚可，舌淡胖苔净，脉偏数。先天肾气不足，拟方益肾补肺。处方如下。

炙黄芪 150 克，潞党参 150 克，坎炁 10 条，干地龙 100 克，肉苁蓉 100 克，肉桂 60 克，熟附片 60 克，干竹茹 60 克，川楝子 100 克，苏子 100 克，山茱萸 100 克，紫丹参 150 克，全当归 100 克，赤芍 100 克，白芍 100 克，三七粉 60 克，大生地 150 克，

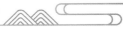

陈皮 60 克，煅瓦楞子 150 克，仙鹤草 100 克，红花 60 克，广郁金 60 克，大红枣 250 克，苏梗 60 克，狗脊 100 克，独活 100 克，桑寄生 150 克，灵芝 100 克，怀牛膝 100 克，淡黄芩 100 克，牛蒡子 100 克。

上药浓煎去渣，生晒参 200 克另煎冲入，陈阿胶 150 克、龟甲胶 100 克，用黄酒 500 毫升烊化，加蛤蚧粉 45 克，胡桃肉 250 克，麦芽糖 200 克，明胶 50 克，如法收膏，制成 10～20 克的小包装。

服用方法：冬至前后开始服用膏方，第一周晨起空腹服用 1 包，温水冲调，若无不舒，第二周开始早晚各服 1 包，服用 1～2 个月，其间忌食生萝卜、浓茶、浓咖啡、海鲜等，感冒停服，吐泻停服。

效果：患者 2019 年 11 月 28 日前来复诊，诉哮喘未发，胸闷已无，疲劳感改善，继拟原法，加菟丝子 100 克。此后每年冬至前后均服膏方一料，至 2022 年 11 月 15 日前来，诉哮喘未发，胸闷已无，疲劳感大大改善。

按：哮喘病，是一种比较顽固的疾病。古语有云："内科不治喘"，并不是喘证不可治愈，而是哮喘很难根治，尤其对于一些先天正气不足者，经常要复发。故加强哮喘缓解期的调治，能有效巩固治疗效果或控制复发。每年冬至前后服用膏方，就是一种非常好的在缓解期调治哮喘的方法。本案患者幼年即有哮喘，说明本身先天正气不足，男子以"八"为节点，病患现年接近"五八"四十岁，《素问·上古天真论》言："五八，肾气衰，发堕齿槁"，说明到了这个年龄肾气渐渐开始衰弱，故而患者近年常有胸闷呼吸不畅感、易疲乏等症状，舌淡胖进一步说明其肺、脾、肾三脏之气的不足，故拟方以益肾补肺为主。方中运用肉苁蓉、肉桂、熟附片、狗脊、桑寄生、怀牛膝、胡桃肉、山茱萸、大生地、龟甲胶等阴阳双补，偏于补阳；生晒参、炙黄芪、潞党参、仙鹤草补肺脾之气；当归、芍药、大红枣、陈阿胶补心肝之血；再针对性地运用坎炁、蛤蚧、地龙、苏子补肺益肾、纳气平喘；在大堆补益药中加入竹茹、川楝子、紫丹参、三七粉、陈皮、红花、广郁金、苏梗、煅瓦楞子等理气、活血、化痰之品，以达补而不滞之目的。全方以补益肺肾为主，通补结合，故患者连年服后哮喘未发，胸闷未作，身轻如燕，效果甚佳。

二、代表性传承人余小萍膏方经验

（一）余小萍简介

余小萍，1957 年生，教授，主任医师，博士研究生导师，上海市名中医，上海市非物质文化遗产"海派膏方文化"项目代表性传人。1982 年毕业于上海中医学院，被评为首批"曙光高级中医师""曙光名中医"。曾任上海市中医药大学附属曙光医院传统中医诊疗中心主任，内科教研室主任。现任世界中医药联合会中医临床思维专业委员会副主任委员，世界中医药联合会中医特色诊疗研究专业委员会副主任委员，世界中医药联合会呼吸病专业委员会常务理事，上海市中医药学会民间传统诊疗技术研究分会主任委员。

余氏为第一届全国名老中医学术经验继承班学员，师承全国名老中医颜德馨、黄吉赓，上海市名中医蔡淦、邵长荣等。余氏擅长于以中医药治疗急慢性支气管炎、哮喘、支气管扩张、肺部感染等呼吸系统常见病及其他内科疑难杂症。特别是对于慢性咳嗽、慢性哮喘、支气管扩张反复感染等临床较为棘手的疾病有较好的疗效，形成了自己独特的学术思想，如整体辨证论治肺系疾病；审证求因治疗慢性咳嗽；标本兼治治疗哮喘；搜风剔络治顽咳；扶正祛邪治顽痰；综合方法防病治病。

（二）膏方临证特色

1. 肺系病易感体质及慢性肺系疾病是冬令膏方治疗的优势病种　膏方，即是在大型复方汤剂的基础上，根据人的不同体质、不同疾病、不同证型而确立的不同处方，经浓煎后掺入某些辅料而制成的一种稠厚状半流质或冻状剂型。根据中医春生、夏长、秋收、冬藏的养生理论，冬季是一年四季中进补的最好季节，而冬令进补，更以膏方为最佳（视频7-6-1）。

视频7-6-1
膏方组方
原则

临床上，肺系疾病体质主要分两大类，第一类为平素无疾病史，但为肺系疾病易感体质，遇秋冬气候变化则发病，如过敏性鼻炎、慢性咳嗽、鼻后滴漏综合征、上呼吸道感染等，这类人群呼吸道疾病的发作与气候有明显的相关性，当气温骤降，空气中温度、湿度发生变化，呼吸道黏膜抵抗力便不堪一击，呼吸道疾病高发频发。第二类为素患慢性肺系疾病，如慢性阻塞性肺病、支气管哮喘、支气管扩张、肺肿瘤术后放化疗后、毁损肺、肺结核、间质性肺病等，此类患者往往在入冬后症状加重，且常规治疗不能缓解，不得已反复住院治疗。

传统中医理论认为，疾病发病与"正气存内，邪不可干""邪之所凑，其气必虚"有关，疾病治疗理念崇尚"上工治未病""未病先防""已病防变"。对肺系疾病易感体质人群，予以扶正固本的膏方思路进行干预，可以改变其体质状态，使其不发病或少发病，这便是对健康最好的保护。对于慢性肺系疾病患者而言，在冬藏的季节，予以扶正祛邪的膏方治疗，缓缓图之，可以增强体质，提高抗病能力，有利于防止或减少疾病的复发，改善症状。

2. 整体观入手，脏腑虚损为本，咳痰喘哮症状为标　余氏认为，有别于一般的中药汤剂治疗，膏方服用时间长，其辨证处方更需注重整体观念。慢性肺系疾病按西医病症分类可能病种多而杂，但传统中医更加注重"病着的人"，到具体患病的人身上，肺系

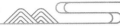

疾病主要症状不离咳、痰、喘、哮，或兼胸闷气短，或兼纳差乏力，或兼头晕寐差等。故而膏方辨证处方的灵魂应着眼于疾病之本，即脏腑虚损。

通常来讲，肺系疾病脏腑虚损的重点在于肺、脾、肾。生理上，肺主气，司呼吸，脾为气血生化之源，肾为气之根，肾主纳气，培土可以生金，金水相生。病理上"肺为储痰之器""脾为生痰之源""久病及肾"。余氏在师承全国名中医黄吉赓、邵长荣学术思想的基础上，结合临床实践，认为慢性肺系疾病的发生发展往往先由肺及脾，再由脾及肾或直接由肺及肾。故而，膏方治疗补虚之本离不开肺、脾、肾，补肺如玉屏风散、生脉散、补肺汤等；健脾补肺则四君子汤、六君子汤、参苓白术散等；益肾补肺则六味地黄丸、肾气丸、左归丸、右归丸、金水六君煎、二仙汤等皆为常用之处方。

慢性肺系疾病由于病程长，病情复杂，症状顽固，在补诸脏之虚的基础上，往往兼顾咳痰喘哮之标，标症的反复存在往往与"肺功能渐进性下降""慢性气道炎症""气道高反应性""气道黏液高分泌""气道重塑"等病理基础有关，这些病理状态无法在短时间内得以纠正，故而症状反复胶着。所以，在治疗思路上需要灵活选方用方，小柴胡汤、大柴胡汤、银翘散、桔梗汤、射干麻黄汤、杏苏散、止嗽散、苏子降气汤、定喘汤、二陈汤、半夏厚朴汤、厚朴杏子汤、小青龙汤等皆可酌情选用。

3. 痰饮为慢性肺系病之宿根，化痰蠲饮贯穿治疗始终 肺系疾病稳定期往往是膏方治疗的最佳时期，这一时期咳、痰、喘、哮显性症状未必突出，但痰饮作为慢性肺系疾病反复发作的重要病理因素会持续存在。所以在问诊的过程中，不管患者刻诊有痰无痰，在拟定处方的时候，都要关注肺系病之宿根——痰饮，化痰蠲饮之思路需要贯穿膏方治疗的始终。

这是因为，其一，痰饮是肺、脾、肾气化功能失常的病理产物，这与慢性肺系病发生发展"诸脏虚损"的病机之本相吻合，临床上我们可以看到，肺系病反复发作、缠绵难愈与"痰饮作祟"密切相关；其二，痰饮久居于肺，每因外邪引动伏痰，阻于气道，肺失宣肃而出现咳、喘、哮诸症，痰饮是引发肺系病急性发作的重要因素；其三，咳痰症状是慢性阻塞性肺疾病、支气管扩张、哮喘等慢性肺系疾病发作期的主要症状之一，痰的变化往往与肺系疾病的发作程度密切相关。

故而，中医认为"喘有宿根，遇寒即发""治喘先治痰""治咳者，化痰为先""若不蠲除痰饮之患，肺系疾患将永无宁日"。余氏在膏方的辨证处方中，常根据痰的性质选用相应的化痰药物，偏寒痰者选用泽漆、细辛、半夏；偏热痰者多用黄芩、竹沥、猴枣散；理气化痰常用青陈皮、香附、沉香；祛风化痰常用蝉蜕、僵蚕、地龙等。

4. 咳喘日久，肺心同病，久病必瘀，兼顾活血 慢性肺系疾病反复发作的患者多为中老年以上群体，这一年龄段的患者往往兼集其他多种基础疾病于一身，如高血压病、2 型糖尿病、冠心病等，病久者，一来能体会到"病去如抽丝"之痛苦，久病必郁，郁者气机不畅，久则气滞血瘀，甚则加重原发疾病，临床常见气逆痰壅、性情急躁、胸闷气促、烦躁狂言等；二来"心肺不分家"，肺病日久影响到心主血脉的功能，导致肺心同病，痰瘀互结，加重原有疾病的治疗难度，临床常见口唇发绀、四肢末端发绀、舌质暗红或紫暗、舌下络脉粗暗、眼周发青、面色黧黑等。

《证治汇补》载："肺胀者，动则喘满，气急息重，或左或右不得眠也，为痰挟瘀血碍气。"《血证论》曰："瘀血乘肺，咳逆喘促，鼻起烟煤，口目色黑。"明确指出了瘀血碍气乘肺可以引起咳喘。已故全国名老中医颜德馨也曾经指出"久病必瘀""血为百病之胎"的观点，余氏深受其旨，在膏方的辨证治疗中常常加入活血化瘀类中药，如丹参、郁金、赤芍、牡丹皮、当归、川芎、莪术等。现代研究表明，活血化瘀类中药具有抑制血小板聚集及抗血栓、抗动脉粥样硬化、抑制缺血再灌注损伤、抗肿瘤、抗纤维化、保肝护肝、抗炎镇痛、降压、调节免疫力等多种药理作用。于慢性肺系疾病的治疗和肺康复具有重要意义。

5. 四季脾旺不受邪，膏方治疗顾护脾胃　《临证指南医案》载："有胃气则生，无胃气则死，此百病之大纲也。"《四圣心源》曰："中气旺则胃降而善纳，脾升而善磨，水谷腐熟，精气滋生，所以无病。"脾胃五行属土，有化生气血以濡周身之功，居于一身之中，为阴阳气机升降之枢。脾胃气血的盛衰直接影响疾病的向愈与否。在疾病发生发展过程中，脾胃不仅化生因祛邪而耗损之精微，同时各种药物功效的发挥也须先经脾胃的纳运和转输，方能达于病所。

慢性肺系疾病持续存在，咳痰喘哮的发作过程耗伤人体正气；而脾胃虚弱者，一方面土不生金，无以充养肺气而使肺气萎弱，一方面脾胃自虚，影响饮食物中营养物质的吸收，无以接续人体之正气，如此形成恶性循环，临床上经常可以看到肺病性营养不良的患者。研究表明，慢性阻塞性肺疾病患者中发生营养不良的情况就高达 60%。

故而，余氏拟膏既不主张蛮补，也不主张小病大补。制定膏方，要充分考虑患者的脾胃功能状态，用药注意动静结合，佐以运脾健胃之品。如用熟地黄配砂仁，以防滋腻；用檀香拌炒麦芽，以醒脾开胃；用桔梗、枳壳，以升降相因；配伍陈皮、山楂、神曲等以消食化积；苔腻用苍术，能消除补药黏腻之性，以资脾运。而评价膏方的好坏，往往也要看患者服膏方后，是否胃中舒服，若能消化吸收，方可达到补益的目的。

（三）膏方病案举隅

【医案一】　慢性阻塞性肺疾病

一般资料：诸某，男，72 岁，2016 年 12 月 3 日。

病情概要：COPD 史 20 余年，血糖血脂偏高，咳、痰（++），痰白黏，欠畅，鼻塞流涕，喘（++），喉中痰鸣，口干口苦欲饮，餐后脘胀，神疲乏力，怕冷汗出，大便日行 1～2 次，黏腻不爽，夜尿 3～4 次，腰酸，苔白腻偏厚，舌暗红稍胖，脉弦滑细。

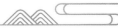

病机：肺脾肾不足，痰浊内阻。

治法：补益肺脾肾，化痰活血，补中平喘。

方药：生黄芪 300 克，炒防风 60 克，仙茅根 150 克，淫羊藿 150 克，巴戟天 150 克，生地黄 150 克，熟地黄 150 克，淮山药 150 克，炒白芍 150 克，桑寄生 150 克，怀牛膝 150 克，菟丝子 150 克，黄精 150 克，川芎 90 克，当归 90 克，丹参 150 克，郁金 100 克，炒薏苡仁 300 克，桂枝 45 克，细辛 30 克，射干 150 克，炙麻黄 30 克，麻黄根 90 克，炒白果 90 克，沥半夏 150 克，陈皮 60 克，茯苓 150 克，炙苏子 150 克，黄荆子 100 克，蝉蜕 60 克，全蝎 60 克，紫菀 150 克，款冬花 100 克，煅龙骨 300 克，煅牡蛎 300 克，徐长卿 200 克，旋覆梗 90 克，厚朴花 30 克，黄连 30 克，吴茱萸 10 克，煅瓦楞子 300 克，砂仁 30 克，豆蔻 30 克，乌梅 90 克，熟附片 60 克，葶苈子 100 克，生晒参 90 克，蛤蚧一对，紫河车 90 克。

上药浓煎去渣，取浓汁入东阿胶 200 克，明胶 50 克，鹿角胶 100 克，鳖甲胶 100 克，木糖醇 300 克，黄酒 500 毫升，融化收膏。

按：慢阻肺的治疗非常强调调整脏腑功能，益肺可以增加卫外能力，健脾可以减少痰湿的产生，补肾可以纳气平喘。膏方调治可以扶正祛邪，以增强患者的免疫功能，控制病情反复发作。阳虚明显者，加熟附块、肉桂；喘甚肾不纳气者，加紫石英、山茱萸；便溏者，加煨肉果、干姜；唇舌暗紫者，加全蝎、红花、降香、红景天等；汗多不固，加煅龙骨、煅牡蛎。本例患者患慢性阻塞性肺疾病 20 余年，肺、脾、肾虚为本，咳、痰、喘症为标。故以黄芪、生晒参、仙茅根、淫羊藿、蛤蚧、紫河车等补肺脾肾；射干麻黄汤、定喘汤、葶苈子、蝉蜕、全蝎等止咳化痰，搜风剔络平喘；黄连、吴茱萸、煅瓦楞子以抑酸和胃；以丹参、郁金、赤芍等药调理气血；旋覆梗、厚朴花、砂仁、蔻仁等药防滋腻太过。

【医案二】　支气管扩张症

一般资料：朱某，女，46 岁，2017 年 11 月 28 日。

病情概要：有支气管扩张、肺结核、肺不张病史，反复咳嗽咳痰 10 余年，遇寒加重，痰多，口干，烘热汗出，头晕多梦，四肢不温，空腹脘胀，纳平，二便调。舌质淡胖，苔薄白，脉细。

病机：脾肾不足，痰热内蕴。

治法：补益脾肾，养阴润燥，清肺化痰。

方药：生晒参 60 克，西洋参 60 克，天冬 150 克，麦冬 150 克，五味子 90 克，生黄芪 150 克，炙黄芪 150 克，炒防风 60 克，乌梅 60 克，葛根 150 克，沙苑子 150 克，白蒺藜 150 克，南沙参 150 克，北沙参 150 克，炒知母 90 克，炒黄柏 90 克，生地黄

150 克，熟地黄 150 克，山茱萸 150 克，菟丝子 150 克，仙茅 90 克，淫羊藿 90 克，巴戟天 90 克，川芎 90 克，当归 90 克，牡丹皮 150 克，丹参 150 克，炒白术 150 克，茯苓 150 克，茯神 150 克，怀牛膝 100 克，淮山药 150 克，茅根 300 克，芦根 150 克，开金锁 300 克，冬瓜子 300 克，炒薏苡仁 300 克，桃仁 100 克，紫菀 150 克，败酱草 150 克，合欢皮 150 克，百合 300 克，陈皮 90 克，沥半夏 150 克，砂仁 30 克，厚朴 60 克，川石斛 150 克，炙甘草 60 克，黄连 30 克，吴茱萸 10 克，煅瓦楞子 300 克。

上药浓煎去渣，取浓汁入东阿胶 200 克，明胶 50 克，鳖甲胶 100 克，黑芝麻 150 克，饴糖 500 克，黄酒 500 毫升，融化收膏。

按： 支气管扩张症的临床表现主要有长期咳嗽痰多，或咳吐黄脓痰，或反复咯血，属于咳嗽、肺痈、咯血的范畴。临床常表现为痰郁生热、留滞肺胃的痰湿挟热证，痰热内阻、肺失清肃的痰热郁肺证，热郁化火、肺络受损的肺胃实热证，痰热恋肺、脾失健运的肺热脾湿证，痰热伤阴、肺络失宁的阴虚痰热证及痰热留恋、气阴已伤的气阴两虚证。在制定膏方时要根据患者气伤阴亏的情况和痰湿、痰热、痰火的多少来权衡用药，既要防止滋腻恋邪，也要避免苦寒败胃，常以麦门冬汤、千金苇茎汤、小柴胡汤为基本方。注意和胃健脾，杜绝生痰之源。若患者表现为实热证为主时，不用膏方。经常咯血者，加入藕节炭、侧柏叶、蒲黄炭、墨旱莲；上热下寒，四肢不温、便溏者，加炮姜炭、肉豆蔻；胸痛者，加丝瓜络、郁金；汗多不固，加煅龙骨、煅牡蛎。本例补益脾肾之本，清肺化痰，滋阴润燥，佐以顾护脾胃之品。

三、代表性传承人徐玲玲膏方制作技艺与质量控制经验

（一）徐玲玲简介

徐玲玲，女，1953 年生，浙江上虞人，主任药师（二级），研究生导师，上海中医药大学附属岳阳中西医结合医院药学部首席专家，徐玲玲上海市中药专家传承工作室导师，徐玲玲中医膏方制作技艺与质量控制团队劳模创新工作室指导老师，上海市虹口区非物质文化遗产"海派中医膏方熬制技艺"代表性传承人。

徐玲玲师从岳阳医院第二代膏方制作师鲍忠华，是海派膏方熬制技艺第三代传承人。长期从事海派膏方制作和质量把控，熟练掌握膏方熬制技艺，曾任中华中医药学会膏方分会筹委会副主任委员、上海市药学会理事、上海市中西医结合学会药物专业委员会副主任委员、上海市中医药学会药房分会主任委员、上海市药学会医院药学专业委员会委员。历任上海市第十一届人大代表，上海市第十一届、第十二届政协委员。1991—1995 年担任制剂室副主任，1996—2003 年担任药剂科副主任（主持工作），2003—2016 年担任药剂科主任。担任全国中医药行业高等教育"十二五"创新

教材《中医膏方学》编委，沪上中医名家养生保健指南丛书《膏方别裁》编委，《中药的合理应用》副主编，徐氏先后在《中国药师》与《中医药导报》等核心期刊上发表中药制剂研究文章70余篇。申请国家专利4项，授权发明专利"一种治疗女子不孕症的药物组合"；发明专利"一种膏滋得膏量的质控方法及系统"；授权实用新型专利"一种用于膏滋药的便携式药勺"；"膏方计算程序系统V1.0"获国家计算机软件著作权；2019年"一种膏滋得膏量的质控方法及系统"荣获第三十一届上海市优秀发明选拔赛职工技术创新成果奖。2022年"一种用于膏滋药的智能制膏数字化识别系统"荣获第三十四届上海市优秀发明选拔赛职工技术创新成果铜奖。徐玲玲结合临床对海派中医膏方熬制技艺进行了继承、完善、创新。在对海派中医膏方熬制技艺把关的同时，与临床膏方专家切磋交流，在膏方的质量、得膏率、疗效方面进行实验研究，每年大量收集与归纳整理中医膏方处方的原始资料万余份，进行了大量的海派中医膏方制剂方面的研究，得出翔实数据，并制定了海派膏方熬制技艺的操作流程和质量标准，将取得的成果更好地服务于临床。同时积极探索除了罐装膏方以外的包装形式——袋装膏方，此外，还积极宣传和推广海派中医膏方熬制技艺，在上海乃至全国各地（山东、河南、安徽、辽宁、重庆、江苏、浙江、海南等）传授海派中医膏方熬制技艺及学术报告，进一步推广与扩大学术影响力与百姓知晓度，讲好中医药故事，为这一宝贵文化遗产的继承和发扬倾尽全力。徐玲玲对六种膏方熬制技艺的质量控制进行细化，并且在此基础上结合经典名方提出"四季膏方熬制"的学术思想以及"三因四透"学术观点，"三因"指收膏技艺需因时、因地、因人制膏。"四透理论"指工艺四透，中药饮片需浸透、润透、煎透、榨透，确保膏方有效成分的充分提取，保证每料膏方都是精品膏方。徐玲玲率先提出传统型膏滋得膏量质控方案的创新理念，建立了多种类型膏

滋制作技艺、质量把控新技术，促进了传统中医膏方收膏技艺从"人工经验"向现代中药膏方药剂学"人工智能AI"的关键转型。相关成果入选全球首个"中医药非物质文化遗产数据库"，获得两项上海市优秀发明选拔赛职工技术创新成果奖和"海聚英才"全球创新创业大赛优秀项目。曾被评为"全国优秀药师""上海市劳动模范"等（图7-6-1～图7-6-3）。

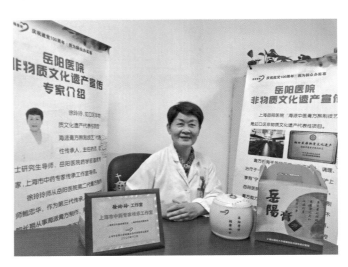

图7-6-1　徐玲玲工作照

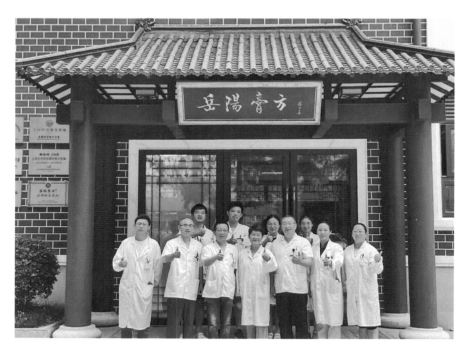

图7-6-2 徐玲玲团队在膏方楼前合影

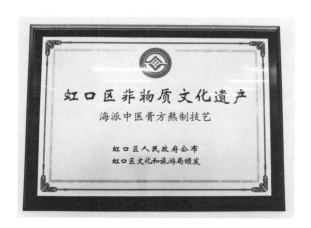

图7-6-3 虹口区非物质文化遗产"海派中医膏方熬制技艺"牌匾

（二）膏方制作技艺特色

徐玲玲在"收膏看天、因地收膏、以人为本"的探索中建立了"三因四透"学术思想，擅于把控膏方制作环节中的关键因素，形成了自身的独特经验，渗透于膏方制作的各个环节。

1. 对于特殊中药饮片的处理　徐玲玲认为对于特殊中药饮片的处理将直接影响后续

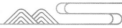

成品膏方的疗效。应按处方要求，对需特殊处理的中药饮片进行加工与处理。

（1）先煎：毒性中药和矿物类、贝壳类及个别动物类中药，为降低毒性或提高有效成分活性，均应单独先煎 50 分钟后再与其他中药饮片共煎。

（2）后下：气味芳香，含挥发油多的药物，不宜久煎的药物，应在最后 10～20 分钟加入。

（3）包煎：细小种子类，含毛茸或黏液类或丸、散等需要包煎的中药，均应装入纱布袋内与其他中药饮片共煎，以防止煎煮时结底或漂浮或毛茸对口腔、咽喉的刺激。

（4）烊化：胶类中药应加适量黄酒和水，浸软后，再隔水炖（烊）化备用，也可打成细粉，收膏时均匀加入，含无机盐类中药应在浓缩时加入溶化。

（5）研粉：贵重中药饮片或医嘱要求研粉加入的中药饮片，应研细粉，过 100 目筛备用。

（6）单煎：贵重中药饮片或医嘱要求单煎的中药饮片应双人投料，单独煎煮 50 分钟，滤取药液备用。药渣再和其他药物共煎，保证药效，以免浪费。

2. 对贵细中药饮片的鉴定　徐氏制作膏方前，必先对膏方中的贵细中药饮片进行质量把控，以保证贵细中药饮片的品质，多年来形成了自己独特的经验。以"参"为例。参可以分为中国人参、高丽参和西洋参。中国人参又可分为播种和生长均无人为干预的野山人参、人工播种的林下山参、移种的移山参和人工种植的园参。

人参的主根呈纺锤形或圆柱形，表面灰黄色，味甘、微苦、性平。能大补元气，复脉固脱，补脾益肺，生津，安神。补气之力大于西洋参。

高丽红参分为高丽参和朝鲜红参，其中，韩国产的高丽参表面呈红棕色，存放时间长的为深红棕色，有光泽。高丽红参味甘、微苦，性温。用于体虚欲脱，肢冷脉微，气不摄血，崩漏下血。

西洋参主根呈圆形或纺锤形，表面为浅黄色或黄白色，色泽油光，味甘、微苦，性凉。其清热生津之力高于人参。

徐玲玲从参的历史沿革、分类、真伪品的鉴别要点、显微鉴别等给团队成员详细讲授，通过大量翔实的样品图片实例及真伪品实物让团队成员再一次物化书本上的知识，深刻理解"人参芦长碗密枣核艼，紧皮细纹珍珠须"的鉴定口诀。

膏方中会用到很多名贵药材，如胶类药，阿胶、鹿角胶、鳖甲胶……同时，还会用到比如西红花、铁皮石斛、冬虫夏草……这些在膏方中被称为"细料药"。由于价格昂贵，在经济利益驱使下，市面上鱼龙混杂、以假充真的现象频现。开展真伪鉴定研究十分重要。徐玲玲曾指出：既然名贵，必当用得恰到好处，明明白白，方能物尽其用，甚至物超所值。大家清晰记得徐玲玲为工作室成员上的第一堂课是"膏方中细料药的真伪鉴别"。她多次强调，作为膏方工作室的一员，不仅要做好膏方，更要从选药源头严格把控药材质量。

3. 蜜和糖的前处理　蜂蜜生则性凉，熟则性温，生蜜一般需要经过加热炼制成熟蜜方可使用。熟蜜又称炼蜜，即将生蜜加适量沸水煮沸，滤过，去沫及杂质，经适当加热浓缩而成。

糖具掩盖药物异味的功效，故而可达到矫味的目的。糖在膏方使用前要进行炼制，使糖的晶体熔融，去除水分，净化杂质，并达到杀死微生物的目的。

4. 膏方"返砂"现象的处理　有些膏方存放一段时间后，会有糖的结晶析出，这种称为膏方"返砂"现象，经过适当的处理，如隔水加热的方法可使返砂现象得到纠正，膏方依然可以服用。

造成"返砂"情况的原因主要有两个。

（1）膏方中糖的加入量不当。糖的加入量过多，蔗糖在膏体中处于过饱和状态，放冷后，就会逐渐析出蔗糖结晶。因此，膏方配伍时，不能使用过量的糖，一般情况下，一料膏方加入糖的总量不宜超过清膏量的2倍。

（2）糖的预处理不当。蔗糖炼制一定的程度，糖浆中转化糖的量达到40%～50%，就不易析出蔗糖结晶，如果转化糖的含量过低（10%～35%）或者过高（60%～90%）就会逐渐析出蔗糖结晶。

5. 熬膏掌握的火候　将上述浓缩的清膏依次兑入备用的药液、各种辅料及胶类等（事先加热炼制或烊化，临用时趁热加入），同时适当地调节火候（文火），并继续加热充分搅拌，以免粘底起焦。

在收膏行将结束前加入细料药粉，以及其他经加工备用的辅料（如核桃肉、芝麻、龙眼肉等），边加入边搅拌，混合均匀，直至成膏。

火候贵在适中，火候不及则功效难求，太过则功效反失。凡服膏滋药，虽品物专精，修治如法，而煎药者鲁莽造次，水火不良，熬膏者火候失度，顺序颠倒，则药亦无功。

6. 凉膏环节的重要性　成膏后必须及时进入凉膏间自然放凉，凉膏时间一般需12小时以上，凉透后加盖。此工序也是制膏的关键，应把握好时机，如过早封口加盖，极易霉变。

7. 细化六种类型膏方制作技艺　海派中医膏方制作技艺主要分为荤膏制作技艺、素膏制作技艺、糖膏制作技艺、蜜膏制作技艺、清膏制作技艺、成药膏方制作技艺。其中以荤膏制作技艺最为复杂。荤膏制作技艺又可细分为原药收膏法和取汁浓缩法。

荤膏制作技艺多用于冬春季，素膏制作技艺常用于夏秋季，清膏制作技艺多用于糖尿病患者。成药膏方制作技艺常用于同一证型的人群。

徐玲玲继承"炮制虽繁必不敢省人工，品味虽贵必不敢减物力"的思想，其熬制技艺针对不同类型的膏方处方，从药剂学的角度出发，量身定制，形成一套完善的制膏工

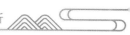

艺方案，在临床实践中具有疗效确切的特色，同时更具有开创性。

（三）制膏体验分享

一气呵成、火候到位、水分适中、膏滋细腻、稠厚适中、色黑如漆、光亮如镜、噙化如饴。

验收膏方以膏体亮、黏、润、净、香、爽为优质膏方。

亮即观察膏体的颜色光泽，应呈现自然的深褐色或黑褐色。对光检查应没有通透性或通透性很差，不泛贼光、不暗淡。在光线下呈现自然柔和的光亮，这样的膏体就是好膏方。

黏即成品膏方呈半流体状，有一定的黏稠度。如果用密度计测量的话，密度应该在1.35～1.45。摇动瓶罐观察膏体的流动性，膏体呈现比较缓慢的流动。无沉淀、无分层、不结块的就是好膏方。

润即润泽度。精品膏方就像婴儿的脸，光泽透亮。精品膏方与劣质膏方相互对比，前者光滑油润，后者粗糙干涸，有的膏方凹凸不平。

净即讲究膏体质地的纯净度。将膏体放置在白色的盘子里摊开检查，没有颗粒杂质或糊点，就是好膏方。

香即优质的膏方闻上去有淡淡的药香，胶香四溢，闻不出焦味、腥臭味。

爽即经过认真煎煮、精心过滤、浓缩提炼、准确配比、充分混合好的膏方，服用之后，口腔爽利，留有淡淡药香，没有口存异物的感觉。

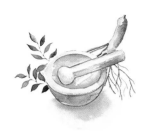

第八章
上海冬令膏方的制作技艺

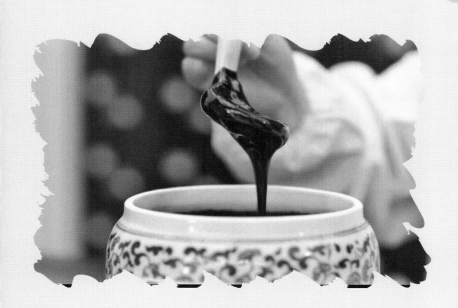

第一节 膏方简介

膏方是我国中医传统丸、散、膏、丹、汤五大剂型之一，是在汤剂的基础上，加入了胶类、糖类、黄酒，经煎煮浓缩制成的半固体制剂，与汤剂相比具有服用与携带方便、药物浓度高、容易储存、口感好等优点，具有治病防病与营养滋补的综合作用。下文将从膏方组成、分类、适用人群进行简要介绍。

一、膏方的组成

一副完整的膏方通常由中药饮片、贵细药、胶类、糖类、黄酒五部分组成。

1. 中药饮片　中药饮片的定义为药材经过炮制后可直接用于中医临床或制剂生产使用的处方药品，是膏方的主体部分，由有经验的中医根据望、闻、问、切后所得到的诊断结果所开出，药味组成较多，看似杂乱但实际上有规律可循，依据的是中医"君臣佐使"的组方原则。

2. 贵细药　贵细药又称为细料药，是指资源紧缺、价格昂贵、疗效显著、需要精细化保管的中药，如人参、三七、牛黄、蟾酥、冬虫夏草、乳香等。

贵细药价格昂贵，中药市场上所售卖的中药存在真假参半的情况，可以根据以下鉴别要点区分药物真伪。

（1）人参的鉴别：中药人参是五加科植物人参的地下根和根茎，野生人参是自然传播生长在山林中的原生态人参；林下山参是人工播种自然生长在山林中，其中生长年限在 15 年以上的也认定为野山参；园参是人工栽培种植而成。鉴别人参的优劣有"五形六体"之说。

"五形"是指人参的五个部位，分别是：

芦：芦头其实是人参的根茎，位于人参主根的上端，与主根相连，即观察到的人参主体上端的细长部分。秋季时地上茎脱落留下的形似碗状的痕迹即为芦碗，随着人参的生长，芦碗逐年增多，所以芦碗可以作为判断人参年限的标准，芦上有时会长出一些不定根，称为芋。

体：人参的主体部分，包括主根和主根下的支根，主根多为圆柱形或纺锤形，支根一般有 2～3 根，呈现八字形。

须：人参支根上生长的细长的小根为须，好的人参其须疏而不乱具有韧性，不易掰

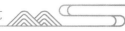

断，其上生有不规则的小疙瘩，称为珍珠点。

纹：有横纹位于主体肩部，排列紧密呈螺旋状，深的黑色横环纹称为"铁线纹"，还可以观察到几条纵向皱褶。

皮：人参的皮呈黄色至褐色，紧密而有光泽。

六体是指人参的六种形态，分别为：

灵，体态灵动自然，模样较为好看，下端有两根支根似人字形分开。

笨，下端有三根及三根以上的分支，参体挺直，模样笨拙不美观。

老，皮老色黄，横纹密集，参龄较长。

嫩，皮嫩色白，横纹疏松，须根质脆易折断，参龄较短。

横，主根粗短，支根向两边伸展。

顺，根顺且直，多腿并拢。

野山参的鉴别要点可以用以下歌谣来记忆：芦碗紧密相互生，圆膀圆芦枣核艼；紧皮细纹疙瘩体，须似皮条长又清；珍珠点点缀须上，具此特征野山参。

（2）西红花的鉴别：西红花又称为藏红花或者番红花，用药部位是番红花的干燥柱头，市场上经常有商家拿玉米须或其他植物的花丝冒充西红花，或将西红花掺水或浸油以增重。鉴别西红花的真伪优劣主要有以下几点：① 正品西红花色泽暗红，顶端像喇叭一样膨大，质地松软，无油润光泽，干燥后质脆易断，可以闻到特异香味，若质地柔软不易折断，多半为掺水的劣质西红花或其他伪品。且西红花体态舒展而细长，若数根缠绕在一起，可能为提取过后的西红花，这样的西红花有效成分减少，达不到原先的药效。② 取西红花放入水中，可见橙黄色呈直线下降，水变成黄色而西红花不褪色，水中无沉淀，若泡水后西红花褪色，或水呈红色有浑浊，均为伪品。③ 取少量西红花包于面巾纸上用力按压，纸上无油迹为正品，若渗出有油说明掺杂有矿物油或者植物油。

（3）三七的鉴别：根据采收季节可以将三七分为春三七和冬三七，在 8 ～ 9 月份收获的为春三七，11 月份以后收获的为冬三七，春三七的品质要优于冬三七。在售卖时经常会提到三七的"头数"，有的商家会误导消费者让其以为头数越大越好，其实不然，三七的头数指的是一斤（500 克）三七所含的个数，因此头数越小三七的个头越大，价格越高。那么什么样的三七比较好呢？业内常用"铜皮铁骨狮子头菊花心"来形容品质优良的三七。

"铜皮"指三七表面为灰黄色或灰褐色类似于铜；"铁骨"指三七质地坚硬难以折断，敲击地面时的声音清脆，类似于铁器；"狮子头"指三七表面的瘤状突起；"菊花心"指三七断面的放射状纹理，因形似盛开的菊花而得名。

三七价格昂贵，常有以次充好或以假乱真的现象，莪术是市场上最常见的三七伪品之一，可以从以下几点进行区分：① 三七个头较小，总体长度在 5 厘米左右；而莪术体型偏长，约为 40 厘米。② 莪术表面经过商家雕刻，所以形似三七，但仔细观察可以发现刀刻的痕迹，且莪术的断面没有"菊花心"。③ 三七闻起来有类似于人参的气味，味微苦有回甘，而莪术味辛辣。

除此之外还有以下几点需要注意：若三七表面光滑，多是经过了打蜡处理，可食用蜡对人体无害而工业蜡具有一定的致癌风险，在购买时应选择表面干净触之有粗糙感的三七；将三七粉末放入动物鲜血中，血化成水状；取适量三七粉放入水中浸泡 10 分钟后再用力晃动，水中产生不易消散的泡沫，溶血与泡沫都是因为三七中有三七皂苷，而其他伪品不会发生上述现象；还有许多中药都叫"三七"，如藤三七、菊三七（土三七）、景天三七，但都不是五加科的三七，功效与三七不同，在购买时要注意区分，避免落入一些不良商家的陷阱中。

（4）冬虫夏草的鉴别：冬虫夏草（以下简称虫草）总长 3～5 厘米，由两部分构成——虫体和从虫头部长出的真菌子座（也称为草头）。虫草的鉴别可以从颜色、外观、断面、气味四个方面入手。① 颜色：虫体部分形似蚕，为深黄色至黄棕色，虫体头部的眼睛为黄褐色，平而不鼓，子座较虫体颜色更深，为深棕色或棕褐色，向上渐细。② 外观：虫体共有 8 对足，尾足 1 对，中部 4 对足较为明显，头部 3 对足已经退化，虫体有 20～30 个环纹，子座基部膨大。③ 断面：冬虫夏草质脆易折断，断面平坦呈淡黄白色，虫体中部断面可见一"V"形痕迹，为虫的消化线。④ 气味：干燥的冬虫夏草可以闻到虫体的腥味和混杂的草菇味道，尝之微苦。

常见的劣品：① 断草：虫草在采挖或运输过程中断裂，价格要低于完整的虫草。② 竹签草和胶粘草：商家为了将虫草卖出高价，将断裂的虫草用竹签穿起来或者用胶粘在一起伪装成完整的虫草。③ 瘪草：采挖虫草时可能已经过了最佳的时间，子座吸收了虫体的营养导致干瘪。

常见的伪品：① 新疆虫草：表面暗红色至紫红色，没有子座，一般以其他植物的枝梗伪装成子座，仔细观察可发现拼接痕迹。② 凉山虫草：表面棕黑色，虫体粗短而子座细长，长度超过虫体，足不明显。③ 亚香棒虫草（霍克斯虫草）：与正品较相似，有的虫体表面有灰白色菌膜，环纹不清晰，中间 4 对足不明显，子座多有分叉的情况。④ 地蚕：形似虫体但其实为植物地蚕的干燥根，呈纺锤形，没有子座，表面黄白色，环纹较少，味微甜有黏性。⑤ 模具虫草：食用模具用面粉、石膏等压制而成，外观与正品相似，但每根虫草的长度、大小、颜色都一致，较好分辨。

3.胶类　包括阿胶、鹿角胶、鳖甲胶、龟甲胶等种类，是发挥补益作用的成分，也是膏方成型的关键，用量在 200～400 克，当膏方中的糖类较少时，应适当增加胶类的用量。

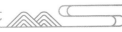

阿胶的鉴别要点：正品阿胶是由驴皮经过加热浓缩等工序制成的，可从性状和包装等方面与伪品辨别。

（1）性状：正品阿胶形状规则，大小厚度一致，表面黑褐色且光滑没有气孔，对光照有呈半透明状，用手掰不易弯曲但将其用力拍在硬物上就会碎裂，断面光滑没有气孔，阿胶经夏不软，在热水中融化后胶液澄清，大多没有异物残渣，略有腥味而味甜；而伪品阿胶大多形状不规则，大小厚度不一，色泽乌黑，表面粗糙没有光泽，不易打碎，且断面不光亮有气孔，溶于热水后胶液浑浊有残渣，味道腥臭；正品阿胶闻之有轻度的胶香味，气微，而伪品阿胶味腥、苦。

（2）火试法：用火灼烧少量阿胶，可以看到阿胶迸裂，随后融化并有白烟冒出，有浓郁的麻油味道，灼烧后的残渣质地疏松为团块状。

（3）包装：除此之外，正品阿胶包装规范，印有"阿胶"字样，可以找到生产日期、有效期、批号、生产厂家、生产地址、防伪标识和防伪电话等信息。伪品阿胶上述信息不全或印刷不清。

市面上的伪品阿胶大概有以下几种类别：骨胶类、明胶类，用其他动物毛皮掺杂制成的杂皮胶，这几种都会在颜色、光泽度、硬度等方面与正品阿胶有区别。

选用阿胶时还需注意，新制阿胶火毒重，可能会引起口鼻出血等不良作用，因此阿胶一般放置 3 年后再使用，火毒会随着时间慢慢消失，但也不是越久越好，存放时间不能超过其保质期。

4. 糖类 包括蜂蜜、冰糖、红糖、饴糖等，加入量为 200～500 克，糖类本身具有一定的补益作用，还可以增加膏体的黏稠度，添加适量的糖类可以化解中药的苦味，对于儿童和肠胃功能不适者更加友好。

5. 黄酒 黄酒性热味辛，具有祛风散寒、活血化瘀、行药势之功效，可助药物更好地吸收，同时也可用于胶类的烊化。

二、膏方的分类

1. 按膏方添加的辅料 根据膏方加工过程中选用的不同辅料，可分为"素膏"与"荤膏"。

"素膏"是指加工收膏过程中，仅加入糖或蜂蜜制成的膏剂，前者又可称为"糖膏"，后者又可称为"蜜膏"。"荤膏"是指在加工收膏过程中除了加入糖或蜂蜜以外，还加入动物来源的胶体物质，如阿胶、龟甲胶、鳖甲胶、鹿角胶等制成的胶剂。

2. 按膏方的加工方式 根据膏方不同的加工方式，可分为成方膏方和临方膏方。

成方膏方是指由药品生产企业按照规定的处方，批量生产加工制成的膏剂，以中成药的销售方式在药房进行销售。这些膏方的组成内容一般比较简单，适用的人群范围较广泛，具有一定的通用性，制成的膏方，顾客可结合自身的实际情况，在医生或药师的指导下合理选用。此类膏方在药房中常见的有由益母草加工制成的益母草膏，桑椹制成的桑椹膏，枇杷叶制成的枇杷叶膏，人参、鹿茸制成的二仙膏，天冬、麦冬制成的二冬膏，还有更多药物组成制备的十全大补膏等。

临方膏方，又称为定制膏方，为本书主要的关注内容，是根据人的身体状况，辨证处方，然后加工制成的膏剂。由于临方膏方具有因人而异、随证处方的特点，更能体现中医临床辨证施治的特色，个体化给药，一人一方，针对性更强，疗效也就更加显著。

3. 按服用方法　根据服用方法的不同又可以分为外用膏方和内服膏方，外用膏方常被称为膏药，可进一步分为硬膏和软膏，用于治疗跌打损伤、腰椎颈椎疼痛、烧伤烫伤、疮疡等；内服膏方又称为膏滋，为本书所论主题，应用范围比外用膏方更广，可以治疗妇科、儿科、内科、外科、骨伤科的诸多疾病。

三、膏方的适用人群

膏方的适用范围广泛，男、女、老、幼，慢性疾病患者及术后恢复人群都适宜，但膏方是一种缓慢调节身体功能以达到气血阴阳平衡状态的治疗手段，所以不适合急性病发作期的患者。

1. 患有慢性疾病者　患有各种慢性病如慢性肝炎、慢性胃炎、风湿性关节炎、慢性支气管炎的人群，在病情稳定期间可以服用膏方，既有治病功效，又可补充患病造成的身体气血津液损失。且患有慢性疾病者许多为老年人，随着年龄的增长，身体功能逐渐减退，在中医理论中有后天失养学说，认为后天的保养对于延缓衰老至关重要，老年人服用膏方除治疗疾病外更有着延年益寿、强身健体之功。

2. 亚健康人群　亚健康是介于疾病和健康之间的一种中间状态，在身体和精神上均有症状表现，随着现代人的生活压力日益增加，精神状态紧张，运动时间减少，亚健康人群所占的比例也逐渐提高。当处于亚健康状态时，表现为心情烦躁、胸闷气短、失眠不安、腰膝酸软等，虽未出现器质性病变，但对日常的生活也会造成很大的困扰，使用膏方进行调理可达到"阴平阳秘"之功效，实现人体气血、阴阳、脏腑之平衡，从而改善亚健康人群的生活状态。

3. 女性进补　《素问·上古天真论》中记载："女子五七阳明脉衰，面始焦，发始堕；六七，三阳脉衰于上，面皆焦，发始白。"女性在生理功能上有经、带、胎、产、乳的特点，容易发生气血虚弱，脏腑不足，故而在"五七"也就是 35 岁时就开始衰老，所以女性调理身体以补虚为主，而膏方服用方便，药性平和，对于女性来说是一个适宜

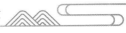

的选择。诸如经期紊乱，产后虚弱，绝经期妇女均可服用膏方调理身体，补气养血，延缓衰老进程。

4. 儿童　我国古代著名儿科医家钱乙认为，儿童的五脏六腑"成而未全，全而未壮"，儿童还处于生长发育阶段，器官、骨骼、免疫功能还未发育完全，所以对于疾病的易感性也更强，膏方可以提高身体的免疫力，适用于体质虚弱和疾病恢复期的儿童，并且因为加入了糖口感较好，更容易被儿童所接受，是儿童进补的较佳选择，但需要注意的是，膏方适用于 4 岁以上的儿童，且对于发育正常的儿童，应谨慎选择有滋补功效的药物，以清补之药为佳，避免出现发育过早的情况。

第二节　膏方的制作

膏方的制作过程包括配药、浸泡、煎煮、沉淀、过滤、浓缩、收膏、凉膏等步骤，每个步骤的操作规范性都会影响最后成膏的品质，因此掌握正确的膏方制作步骤尤其重要，下面简要介绍内服膏方的制作过程。

一、配药

膏方是在汤剂的基础上发展起来的一种剂型。根据加工途径的不同可以分为成方膏方和临方膏方。成方膏方即由一些组方简单，疗效确切的方剂所制成，由药厂批量生产并在药店出售，与板蓝根颗粒、六味地黄丸等中成药相似，规定有适应证、功能、主治、用法用量，消费者可以根据说明书自行选择适合自己的膏方，如咳嗽有痰者可选择具有清热化痰止咳作用的川贝枇杷膏，脾胃虚弱者可选择补虚健脾功效的琼玉膏，血瘀型痛经可选择由益母草与红糖制成的益母草膏。临方膏方是在有丰富临床经验的中医诊断后根据每个人的体质差异，疾病的进展情况，还有季节、地域、年龄、性别等因素综合考量，开出的适合个人体质的方剂，也就是所谓的一人一方，同时也是中医整体观念的集中表现。所以制作膏方前需要找到专业的医生根据个人情况开具处方，才能更好地达到其营养滋补和预防治疗的功效。膏方一般由 20 ～ 40 味的中药组成，剂量是汤剂的 10 倍左右，重量在 6 ～ 10 斤（3 ～ 5 千克），可以服用 4 ～ 6 周，一般由具有补益作用的中药组成，包括补阳药、补阴药、补血药、补气药，通常膏方中也含有一些理气药，以达到"补而不滞、滋而不腻"的作用，或根据病情的需要添加活血化瘀药、清热药、利水渗湿药进行辅助治疗。

二、浸泡

为使煎药时更多有效成分溶出并缩短煎煮时间，在煎药前需要对中药进行浸泡。浸泡需要将中药放在容器内，加入纯净水没过中药约 15 厘米，浸泡过夜，一些质地紧密的中药如根茎类和矿物类中药，浸泡时间需要长一点，而质地疏松的中药如叶类、花类和草类，浸泡时间可以相应缩短；此外根据季节的差异，浸泡的时间也略有不同，春夏季节温度高，浸泡时间应短，而秋冬季节温度低，浸泡时间应延长。以上情况都应以药材完全浸透为准，若浸泡过程中药材露出水面，应及时补充水以免药材浸泡不到位。

三、煎煮

煎煮是通过加热使中药中的有效成分析出的操作过程，煎煮过程中有许多的注意事项，煎煮器具、加水量、煎煮时间、特殊药材的煎煮方法等都会影响最后的药效，操作不当还易导致药液糊底，下面详细阐述煎煮过程中应该注意的事宜。

1. 煎煮器具　历代中医药学家对煎药器具的选用均很重视，如梁代陶弘景说："温汤忌用铁器"，明代李时珍说："煎药并忌用铜铁器，宜银器、瓦罐。"煎膏方最好选用砂锅或铜锅，其次为搪瓷锅和不锈钢锅，不宜使用铁锅、铝锅等金属器具。铁锅的化学性质不稳定，高温条件下铁离子可能会游离出来并与中药中的某些成分发生反应，如与中药中的一类成分鞣质发生化学反应生成鞣酸铁，鞣酸铁是一种不易被人体吸收的沉淀物，煎煮过程中生成鞣酸铁会使中药的有效物质含量降低，影响药效，甚至对人体产生一些负面作用，如恶心呕吐等；铝锅与铁锅一样性质不稳定，并且不耐强酸强碱，在煎煮过程中铝离子会游离进入药液中，长期服用有铝离子的药液会损害人体，加重一些本身因铝离子含量高而造成的疾病，如骨质疏松，除此之外铝离子会影响机体对于其他离子的吸收。

2. 加水量　加水量的多少影响最终有效成分的含量，加水过多会导致浓缩和收膏时间延长，加热时间过长会导致某些有效成分损失或在长时间的加热过程中药液糊化，而加水过少会使有效成分不能完全浸出，也有发生药物焦化的可能。中药的质地不同，所需的加水量也不同，一般来说质地疏松的药物容积大吸水量多，而质地坚实的药物容积小吸水量少，根据经验，适宜的加水量一般为一煎超过药物 3～5 厘米，二煎超过药物 1～2 厘米。

3. 煎煮次数与时间　中药需要多次煎煮方能最大程度地发挥药效，第一次煎煮先用武火将药液煮沸，后用小火持续煎煮，大约2小时后分离药液与药渣，剩余的药渣再加适量的水进行二次煎煮，加水量以淹没药材为准，煎煮方法同第一次一样，煎煮1小时左右分离药液，同第一次煎煮的药液合并，并用纱布包裹药渣，挤出剩余药液合并。

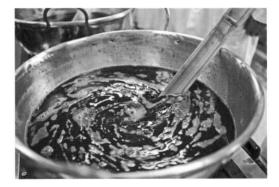

图8-2-1　用铜锅煎煮，竹片搅拌，须把握好色泽、浓度等要素

　　4. 煎煮过程中的注意事项　在煎煮的过程中注意搅拌，避免发生中药糊底的情况，并撇去浮沫以免药液溢出造成有效成分的损失（图8-2-1）。一些中药由于性质特殊，需要特别的煎煮方法，列举如下。

　　（1）先下：指将某些性质特殊的中药在其余中药煎煮前放入容器内煎煮的方法。川乌、草乌等有毒中药为减轻其毒性，生石膏、代赭石等矿物类中药和牡蛎、石决明等贝壳类中药为增加其有效成分的溶出，都需要先于其他药物30分钟左右煎煮。

　　（2）后下：指将某些含有挥发性成分，久煎有效成分易破坏的这类中药在煎煮快结束前放入容器内进行煎煮，一般提前5～10分钟放入，如木香、砂仁、豆蔻等。

　　（3）包煎：某些细小种子类中药与粉状中药，为避免煎煮时漂浮在水面上不能充分煎煮；或某些含有淀粉与黏液较多的中药，为避免造成糊底焦化与滤过困难；或含有绒毛的中药，为避免绒毛刺激咽喉引起咳嗽，在煎煮时均应置于布袋中，如菟丝子、葶苈子、神曲、枇杷叶等。

　　（4）另煎：一些贵细药材，资源稀缺，功效显著，价格昂贵，需要精细化保管，如牛黄、人参、川贝母等，不宜与其他中药一同煎煮，可能会造成有效成分的损失，可选择另煎，将煎好的药液在收膏时再与其他中药药液合并，最大程度地保留有效成分。

　　（5）烊化：阿胶与鹿角胶等胶类中药既是有效成分，又是膏方成型的关键。由于含有大量胶质，黏性较大，不宜与其他中药一同煎煮，否则会影响有效成分的溶出，应在烊化后加入过滤后的药液中一起浓缩。烊化的具体方法为将胶类中药与水或黄酒一同蒸化，或加入煎煮过滤后的药液中一起加热融化。

四、过滤

　　多次煎煮合并的药液静置过夜进行沉淀，而后将沉淀后的药液使用80目筛过滤，自制膏方时也可以用四层纱布代替，除去残余药渣，这样才能得到品质更好的、口感更佳的膏方，也可避免后续浓缩与收膏过程中发生糊化，过滤后得到的药液即为清液，可以进行下一步的浓缩。

五、浓缩

将清液置于药锅内使用武火加热至沸腾后，再转为小火持续加热蒸发药液，在此过程中应持续搅拌，防止焦化糊锅，并撇去浮沫以免药液溢出，待药液持续蒸发变为黏稠状态时，取一些稠状药液滴于干燥的桑皮纸上，若滴有药液的地方无水迹渗出，则表明清膏已完成，可以进行下一步的收膏操作。某些贵细药的煎煮药液可另取一容器浓缩，加在清膏中一同收膏，或研磨成药物细粉加于清膏中，药物细粉最好先用水冲开再加入，避免出现成团情况，影响膏方的储存。

六、收膏

将浓缩得到的清膏加入烊化的胶类、糖类、黄酒等辅料，先用武火加热使水分快速蒸发，再改为小火并不断搅拌以免糊底，当膏体加热至呈蜂窝状时，习称为"翻云头"，此时可认为收膏完成。除此之外，收膏的标准还有"扯旗"和"滴水成珠"，扯旗指用木板将膏体搅动并拉起时可以观察到形如旗帜状的膏体；滴水成珠指将膏体滴入冷水中时凝结成珠状而不散开，出现这两种情况时都可以认为膏方制作完成，可以进行下一步凉膏操作。加入何种辅料，应根据治疗目的和治疗对象的体质差异进行选择，列举如下。

1. 胶类　胶类中药既有一定的疗效，又可助膏方成形，是制作膏方的关键辅料。常用胶类中药有阿胶、鹿角胶、龟甲胶，这几种药物的性质各有不同，用于治疗的病症也有差异，阿胶是以驴皮为原料经煎煮浓缩干燥制成，性甘、平，具有补血止血、滋阴润燥的功效，适用于血虚萎黄，眩晕心悸，失眠烦躁，失血贫血等证；鹿角胶是由鹿角加水煎煮并浓缩干燥制成，性甘、温，具有温补肝肾、益精养血的功效，适用于肝肾不足所致的腰膝酸冷、阳痿遗精、崩漏下血等证；龟甲胶是由龟甲加水煎煮并浓缩干燥制成，性甘、凉，具有滋阴、养血、止血的功效，适用于阴虚潮热、骨蒸盗汗、腰膝酸软等症，所以阿胶偏于补血，鹿角胶善于补阳，龟甲胶更宜滋阴，在实际使用过程中应根据具体病症加以选择。

2. 糖类　中药大多味苦且不少滋补类中药为动物药，味道偏腥，在清膏中加入糖类不仅可以起到矫味的作用，而且当糖分含量高时还可抑制微生物的生长从而发挥一定的防霉功效。可用于制作膏方的糖包括红糖、冰糖、饴糖、蜂蜜等，红糖可补血润心肺；

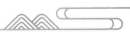

冰糖可补中益气；饴糖可补脾益气，缓急止痛；蜂蜜可调补脾胃。但含糖量过高不适宜糖尿病患者服用，因此又出现了元贞糖，虽名为糖，但元贞糖实际上是一种由麦芽糊精、海藻糖、阿斯巴甜、三氯蔗糖、小麦淀粉等由一定比例组成的复合调味品，经过临床研究证明元贞糖并不会增加糖尿病患者的血糖值，因此对于患有糖尿病的人来说是制作膏方的首选，除此之外还有甜菊糖、木糖醇等可供糖尿病患者选择。中医认为蜂蜜生则性凉可清热，熟则性温能补中，膏方常用熟蜜作为辅料，可以与药物起到协同作用或缓和药物性能，且经过炼制后水分减少，发霉的可能性减少。炼蜜时需要向生蜜中加入适量水一起加热煮沸并撇去浮沫，进行一定程度的浓缩，根据炼制的程度可以将蜂蜜分为嫩蜜、中蜜、老蜜，其中嫩蜜的加热温度为 105 ～ 115℃，与生蜜相比颜色变化不显著，黏性较小。将嫩蜜继续加热可得中蜜，加热温度在 116 ～ 118℃，加热过程中出现鱼眼泡并呈浅红色，用手捻有黏性但不能拉出长白丝。老蜜在中蜜的基础上继续加热，温度达到 119 ～ 122℃，水分含量更少，气泡更大为牛眼泡并呈红棕色，黏性更强且可拉出白丝。在实际操作过程中难以精确控制温度，应着重观察蜂蜜的颜色、气泡的大小和黏稠度。在选择何种蜂蜜时也要根据季节温度的不同而变化，一般冬季选用老蜜，夏季选择嫩蜜。为防止返砂，加入药液中的其余糖类物质也需要进行炼糖操作，炼糖的操作与炼蜜相似，将糖与水一起加入锅内熬炼，去除大部分水分与微生物，这样可以避免膏体变质，储存过程中也不易发霉。

有些膏方存放一段时间后，会有糖的结晶析出这种称为膏方"返砂"的情况，主要原因为：① 膏方中糖的加入量不当。糖的加入量过多，蔗糖在膏体中处于饱和状态，放冷后，就会逐渐析出蔗糖结晶。因此，膏方配伍时，不能使用过量的糖，一般情况下，一料膏方加入糖的总量为 0.5 千克。批量生产时，糖的用量不宜超过清膏量的 3 倍。② 糖的预处理不当。蔗糖炼制到一定的程度，糖浆中转化糖的量达到 40% ～ 50%，就不易析出蔗糖结晶，如果转化糖的含量过低（10% ～ 35%）或者过高（60% ～ 90%），都有可能析出蔗糖结晶。"返砂"并不一定意味膏方的变质，经过适当的处理，返砂现象可以得到纠正，膏方依然可以服用。

3. 黄酒 用于胶类的烊化，去除胶类的腥味。当处方中有阿胶等胶类中药时，不适合与其他中药一起煎煮，会影响其他中药中有效成分的溶出，或在还未融化时沉底，黏附锅底造成药材的浪费与糊底。烊化需将胶类中药切碎，加入适量黄酒或水，隔水加热或直接置于火上加热，使其溶解，再加入其他药液中。

七、凉膏

收膏完成后应趁热倒入预先准备好的无水无油的干净容器中，可以进行分装，也可

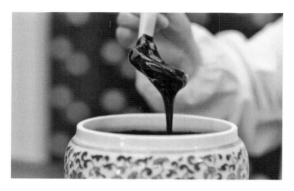

盛于可以密闭的玻璃器皿中，但需要长期服用膏方的患者最好对其进行真空包装处理，冷却时需要在容器上方加盖一张纱布，这样既不影响膏体冷却，又可避免凉膏的过程中落入灰尘污染膏体，等到膏体完全冷却后，盖上盖子储存在适宜的环境条件中，切勿在膏体还未完全冷却时密封，否则散出的水蒸气会冷凝后落入膏体，影响膏方的储存。

图 8-2-2　制作完成后的膏方

膏方制作完成后如何判断是否为优质的膏方呢？可以参考以下条件，品质优良的膏方质地细腻，色泽均匀且有光泽，为可以流动的半固体状态，能闻到中药的清香，没有焦煳异味（图 8-2-2）。

八、膏方的储存

膏方冷却后为避免变质，延长储存期限，可以放于冰箱上层的冷藏室内，取用膏方的勺子等器具也应保持干燥洁净，以免将一些杂质带入膏体中造成污染，最好使用一个固定的勺子作为取用膏方的工具，存放于干燥整洁处。

九、膏方的服用注意

1. 服用时间　每日可服用 2～3 次，饭前服用更有利于药物的吸收，因为此时胃肠道中没有食物，运化能力更强，若此时服用产生不适感，可以食用少量食物后再服用，具有镇静安神功效的膏方睡前 1～2 小时服用，止咳化痰类的膏方饭后服。

2. 服用季节　膏方一年四季均可服用，但以冬季服用为佳，《灵枢·顺气一日分为四时》中言："春生，夏长，秋收，冬藏，是气之常也，人亦应之。"意为春季生发，夏季生长，秋季收敛，冬季闭藏，这是季节变化的规律，人也相同，民间也有谚语"三九补一冬，来年无病痛"，冬季气温寒冷，阳气潜藏于内，对于营养物质的吸收效果更好，在冬季储存精气，来年的身体功能会更好，不易得病。因此，冬季进补符合中医中"天人合一"的思想理念，被越来越多的人所接受。

3. 服用量　想要达到治病与补益作用非一日之功，所以膏方的服用量应该从少至多，循序渐进，切勿峻补。每次的服用量控制在一勺，大约为 15 毫升，若膏方中含有毒性中药，服用量应酌情减少，具体情况遵照医嘱或说明书而定。

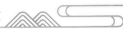

4. 服用方法 膏方有冲服、调服和噙服三种服用方法。

（1）冲服：取适量的膏体加入容器中，用开水融化并搅拌均匀后服用。

（2）调服：某些胶质黏腻难以融化，可与开水或黄酒共同隔水炖化再服用，或是某些粉状药物需要同服时，应在膏体冲入热水融化后再加入药粉共同服用。

（3）噙服：取一勺膏体含在口中待慢慢融化后吞咽。

5. 服用禁忌

（1）闭门留寇：当体内邪气（风、寒、湿、热）尚在时，应先驱邪再进补，否则会加重脾胃的负担，助长邪气，病邪会留在体内难以驱除。

（2）虚不受补：平素脾胃虚弱的人群，运化功能较弱，膏方味甘滋腻，有碍胃之弊，因此应该先调理脾胃，使脾胃功能恢复正常后再服用膏方，或在膏方中添加健脾助消化之物。

（3）妊娠妇女：妊娠期间一般不建议吃膏方，妊娠后体质会发生变化，服药也有诸多禁忌，因此妊娠前所配制的膏方不适用于妊娠期间，如确有需要，建议由医生诊断之后做出综合判断再使用。

（4）忌口：服用膏方期间禁食生冷、油腻、不易消化、刺激性食物，不宜饮茶、咖啡、牛奶，方中若有人参、党参等不宜与萝卜同食。

十、可能出现的不良反应与解决方法

1. 脾胃不适 膏方为滋补之品有碍胃之嫌，服用后可能会出现胃气闷胀、不思饮食、舌苔厚腻、口苦、口臭等症状，特别是本身脾胃功能不好的人群，更易出现上述情况。为了尽可能地避免或减轻以上症状的出现，可以在服用膏方前先服几剂"开路方"，开路方从其名称便可看出是为了服用膏方所做的一些准备，由医生根据个人体质，针对个体需求进行调理，如脾胃运化功能较差的就可以先服一些理气和中、健脾化湿的中药，使脾胃运化功能恢复正常，以达到"先通后补"之效；或是在膏方中加入一些有助于消化之物，帮助脾胃运化。

2. 过敏 少数人服用膏方后会出现皮肤瘙痒，或突发荨麻疹，多为过敏的表现，此时应该酌情减少服用剂量或先停用膏方，咨询医生的意见后再行服用。

3. 上火 有些人服用膏方后会发生口腔溃疡、牙龈肿痛、鼻腔出血、大便干燥等一系列上火的表现，这与膏方中一些辛热壮阳药物剂量过大或药不对症有关，建议暂停服用膏方，等症状消失后再减轻药量或增减药味。

4. 失眠多梦 可能与用药不当或患者自身情绪失调有关，此时应暂停服用膏方或服用一些安神类中药缓解症状。

第三节 家庭自制膏方

膏方制作过程细节颇多，在此介绍几种组方简单，适合在家自制的膏方供参考。

一、治疗咳嗽膏方

1. 家用自制药梨膏　以雪梨或白鸭梨和中草药为主要原料，添加冰糖、橘红粉、香橼粉等辅料熬制而成的药梨膏。

（1）原料及配比：雪梨或白鸭梨1000克；中草药分别为：川贝母30克，百部50克，前胡30克，款冬花20克，杏仁30克，生甘草10克，制半夏30克；另加冰糖500克，橘红粉30克，香橼粉30克。

（2）制作方法

1）煎液：将雪梨或白鸭梨洗净切碎，与7种中草药一起，投入陶瓷大药锅内，加入适量的水后，用火煎熬，每隔20分钟，取出部分汁液，再加进水继续煎煮。如此，连续取液汁4次。

2）浓缩：将陆续取出来的液汁，不接触金属器皿，直接投入搪瓷锅内，用旺火烧开，再改用文火熬煎。待锅内液汁浓缩到稠厚时，加入冰糖粉，并不断搅拌；当黏稠时，再加入橘红粉和香橼粉，搅拌至用筷子可以挑起长丝时，即可停火。在整个熬制过程中，火力应逐渐减弱。

3）划切包装：将浓缩的黏稠液，倒入涂过熟菜油的搪瓷盘内，经稍凉后压平，划切成厚度为5～6厘米见方的小方块，待凉透后，即为药梨膏块。包装时除外面裹包装纸外，还需用塑料薄膜封严。

（3）功效：主治咳嗽多痰和气管炎、哮喘等病症。

（4）服法：患有咳嗽多痰、气管炎和哮喘病的人，可在每日早晨起床前和晚间睡前，各含化药梨膏1小块；患肺气肿的人，可含化2小块。

2. 琼玉膏

（1）原料组成：人参300克，生地黄2000克，茯苓500克，蜂蜜1000克。

（2）制作用法：① 生地黄榨汁备用，茯苓、人参加水浸泡。② 人参属于贵细药，需要另煎，浸泡完成后将茯苓与人参分开煎煮，各煎煮3次后过滤并合并药液。③ 将生地黄汁液与煎煮药液混合，先用武火加热，沸腾后转为文火，加热过程中时常搅拌，

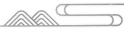

待药液黏稠时加入蜂蜜进行收膏。

（3）功效：滋阴润肺，益气补脾。

二、治疗失眠膏方

1. 远志地黄膏

（1）原料组成：远志 30 克，龙眼 30 克，熟地黄 20 克，山茱萸 40 克，山药 15 克，大枣 40 克，蜂蜜适量。

（2）制作方法：① 将大枣去核切块，其余中药加适量水浸泡。② 浸泡后诸药加适量的水，武火煎煮至沸腾后转为文火，煎煮 2 次后合并煎液。③ 煎液继续加热浓缩，颜色加深、质地黏稠时加入蜂蜜进行收膏。

（3）功效：养心安神，健脾和胃。

（4）服法：每日 2 次，每次 1～2 食匙，沸水冲服或含服。

2. 酸枣仁膏

（1）原料组成：酸枣仁 300 克，知母 120 克，茯苓 120 克，川芎 120 克，甘草 60 克，蜂蜜适量。

（2）制作方法：① 以上五味药加水浸泡后煎煮 3 次，合并煎液。② 煎液继续加热浓缩，待逐渐黏稠搅拌有阻力时加入蜂蜜进行收膏。

（3）功效：养血安神，清热除烦。

三、治疗虚损膏方

1. 十全大补膏（视频 8-3-1）

（1）原料组成：茯苓、白术、当归、白芍、熟地黄、黄芪各 15 克，肉桂、川芎各 60 克，甘草、生姜各 30 克，大枣 100 克，红参 30 克。前 11 味与红参分别放在两只锅内。

视频 8-3-1
自己制作膏
方——十全
大补膏

（2）制作方法

1）配方：将饮片、细料和辅料配齐分装，做好制作准备。

2）浸药：饮片以专用容器加水适量，充分浸透 2 小时。将药物和匀后，放入有盖的容器内，容器以砂锅最佳，也可用铜锅或搪瓷锅、铝锅，但不可用铁锅，以免引起化学反应。然后在其中加入适量的冷水浸泡，一般以水高出药面 15 厘米为度，浸泡时间约 2 小时，这样，药物中的有效成分容易煎出来。

3）提取：加热煮沸后 30 分钟滤取煎液 1 次，加水再煎，共取煎液 3 次。合并 3 次药液，药渣压出药汁，并入上述药液，置容器放置沉淀 6 小时。俗话说 "煎药要煎透"。所谓 "透"，就是恰如其分的意思。先用大火将药液煮沸，再用小火煎煮，保持微沸，煎煮时应及时搅拌，并去除浮于表面的泡沫，以免药液溢出，煮至 2 小时后，过滤取出药液，药渣续加冷水再煎，第二次加水量一般以淹没药料即可，如法煎煮 3 次为度，合并药液，静置沉淀，再用四层纱布过滤 3 次，尽量减少药液中的杂质。

4）浓缩：取药液经滤过后置紫铜药锅中，加入另煎细料药液，加热至沸，撇去浮沫。将煎出的药液再放在小火上煎煮蒸发浓缩，同时不断用筷子或竹扁搅动药液，防止焦化，逐渐形成稠膏状，趁热用筷子或竹扁取浓缩的药液滴于干燥皮纸上，以滴膏周围不见水迹为度。此谓清膏。红参比较贵重，不宜与他药同煎，以免造成浪费，应该用小火另煎浓汁，于收膏时将药汁冲入，或将其研成细粉，于收膏时调入膏中亦可，这样可以充分发挥其药效。

5）收膏：在浓缩药液中加入蜂蜜 500 克，不断搅拌，再经药筛滤过，倒入紫铜药锅继续加热搅拌至药汁滴下呈线或柱，形成膏滋。

6）分装：膏滋乘热快速倒入事先清洗、消毒过的专用容器（瓦罐一料一罐，玻璃瓶一料 4 ~ 6 瓶）内，或进入自动分装机内分装（每袋 20 克，一料约 60 袋）。装有刚刚熬制好膏滋药的紫铜药锅非常烫手，但分装膏滋药的动作一定要快，否则黏稠的膏滋药容易凝结在一起。

7）凉膏：膏方定制成品在净化环境中凉放备取。膏方的收藏也是重要的一环，如收藏不妥，极易变霉变质，影响药效。一般存放膏方的容器以瓷罐为宜，切不可用金属的锅、罐存放，以免引起化学反应。

（3）主治功效：虚劳见有面色㿠白、神疲倦怠、咳嗽、遗精、失血，妇女崩漏，以及一切气血虚寒证。温补气血。

（4）服法：每日 2 次，每次 1 ~ 2 食匙，沸水冲服或含服。

四、美容驻颜膏方

美容葆春膏（视频 8-3-2） 这一料膏方主要用于黄褐斑、腰膝酸软、倦怠、耳鸣等虚证。

（1）原料组成：熟地黄 300 克，女贞子、山药、茯苓、阿胶各 200 克，生地黄、山茱萸、枸杞子、墨旱莲、鸡血藤、石斛、玉竹各 150 克，牡丹皮、泽泻、黑大豆、天冬、神曲、龟甲胶各 100 克，陈皮 90 克，甘草 50，珍珠粉 20 克。

（2）制作方法如下。

视频 8-3-2
自己制作膏
方——美容
葆春膏

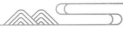

第一步，除龟甲胶、阿胶、珍珠粉外，将其他药物和匀，放入有盖的容器内（最好是砂锅），加入适量的冷水浸泡，水高出药面 15 厘米，浸泡 1 日。

第二步，三煎其药：先用大火将药液煮沸，再用小火维持微沸，然后过滤，取药汁备用。药渣继续加冷水再煎，如此煎煮 3 次，三煎的药液合而为一，静置沉淀约 1 日，用消毒多层纱布过滤 3 次，减少杂质。

第三步，浓缩精华：将过滤的药液再放在小火上煎煮蒸发浓缩，同时不断用筷子搅动药液，防止焦化，逐渐使其形成清膏。

第四步，锦上添花：这方面最能体现个性化。将龟甲胶、阿胶加适量黄酒浸泡后隔水炖烊，当药汁中有大泡冒出来的时候，冲入清膏和匀，最后再加蜂蜜 300 克收膏，如果想口味好一些，也可酌情加入核桃肉、芝麻、冰糖等，用小火熬并不断用筷子搅拌和匀，膏滋将成时调入珍珠粉收膏。

第五步，低温储存：一般存放膏方的容器以瓷罐为宜，切不可用金属的锅、罐存放，以免引起化学反应。

通过有经验的中医师辨证论治开的膏方，更具针对性，这些膏方在家庭的制作过程也可以参考美容葆春膏的做法。

（3）功效：美容祛斑，补肾填精。

（4）服法：每次一勺，15 ~ 20 克，每日 2 次，开水调服。

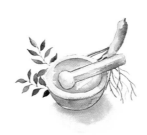

第九章

膏方的对外传播与推广

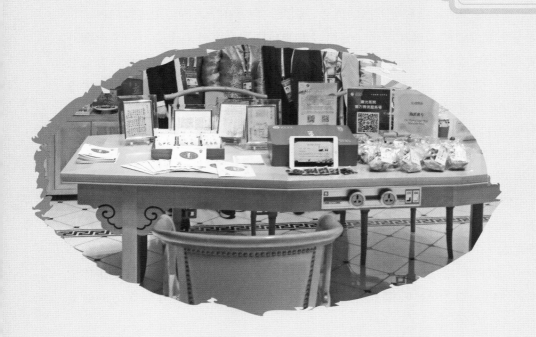

第一节　膏方在海外传播概况

在海外，相比于针灸所取得的成就，中医被归为补充与替代医学，中药的推广道阻且长，中医药复方以其成分复杂而暂未获得全世界认可。中药的片剂、颗粒剂、药丸等最常见的剂型在海外的普及都面临一些共同的难题，膏方与此类似，在海外的发展仍处于早期阶段。

现阶段膏方的海外发展呈现如下几个特点。

1. 海外对膏方的认知还处于起步阶段　尽管中草药在海外受到越来越多的关注和使用，中医及中医诊所被越来越多的地方所认可，其神奇疗效亦吸引了越来越多的海外人士尝试，加上中医药的研究尤其是基础研究取得长足发展，SCI 等国际期刊刊载中医药相关的文献日渐增多，因此，海外对中医药的认知逐渐提升。然而，不管是中草药汤药，抑或是颗粒剂、丸药剂等，在全球的认知均为传统医药的一部分，人们对中草药的文化认同还有进一步提升的空间，对膏方在预防及治疗慢性病中的优势还刚起步，因此，提升海外对膏方的认知是推动膏方全球化的重要策略。

2. 海外膏方的应用区域差别明显　与华人在海外分布存在差异相似，膏方在海外的应用与华人聚集区存在重叠，即华人多的地方膏方应用较多，究其原因，华人对膏方的认知要远胜于外国人，甚至能自行制作膏方，原材料包括中草药等在海外容易获得，加之其在养生、治疗及预防慢性病等方面的优势，因此，膏方在华人群体中流行尚可。

3. 上海冬令膏方的传播速度较快　有诸多港澳台同胞和海外人士会专门来上海开量身定制膏方带回去。第十一届全国膏方交流大会采访中，中华中医药学会膏方分会名誉主任委员——上海中医药大学附属龙华医院周端就讲到，近年来膏方获得广大患者的青睐。中华中医药学会膏方分会筹委会曾派专家前往港澳台地区，开展培训。不少外籍人士亦关注膏方，并服用膏方强身健体。有加拿大籍患者一直看周端的膏方门诊，并已连续服用膏方数年（2019 年 9 月 28 日，中新网，上海）。近年来，"上海膏方"名扬海内外，每年冬令进补时节，许多港澳台同胞、外国友人更专门赶至上海定制膏方。有一位日本名流及夫人非常青睐"上海膏方"，每年都要重金聘请上海著名中医专家赶赴日本，为夫妻俩度身定制"上海膏方"，并在上海专门加工制成……远渡重洋的"上海膏方"以全方位调理的突出效果验证着中医药的神奇，被视若珍品，在异国他乡扬名。（2009 年 12 月 8 日四川在线—华西都市报）上海的媒体在膏方文化传统中扮演了重要角色，如《新民晚报》美国版 2018 年 11 月就连续推出了《膏方的前世

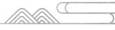

今生》《闲话膏方》《如何配到一料好的膏方》等颇具吸引力的话题，提升了美籍华人和本土美国人对膏方的认知度。

4. 膏方仍以成方为主　如前文所述，由于中医药在海外仍非主流医学，其覆盖人群仍较有限，而膏方制作复杂，成本高昂，因此，部分能提供膏方的如中医诊所等，所售膏方多为成方，如同仁堂等所售成方。个体定制的膏方较少，仅有部分家庭能自行制作的，则先经医生处方，采购原材料后再行制作。

5. 口感较好，水果等制成的膏方在海外最常见　尽管传统意义上的膏方在海外的应用较少，但以水果等制成的，口感更类似于饮料或者零食的膏方则在海外流行较广，比如酸梅膏、青梅膏等，偏向于食疗的处方制作的膏方，在超市等地均有售卖，尽管与我们认为的预防和治疗疾病的膏方存在一定差异，但以此为契机推动膏方在海外的应用则是大有裨益（图 9-1-1，图 9-1-2）。

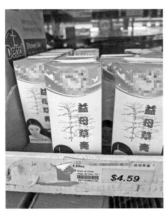
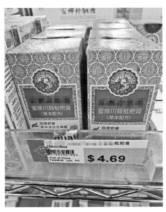
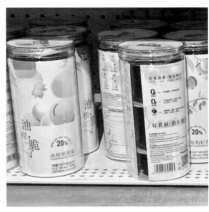

图 9-1-1　海外德成行药店上架的膏方：益母草膏、蜜炼川贝 图 9-1-2　海外超市货架售卖口感好、枇杷膏　　　　　　　　　　　　　　　　　　　　　　　易于被大众接受的水果膏方

6. 美文欣赏

上海中医药大学美国校友会为膏方在美国的传播尽心尽力，校友会请上海的膏方专家给会员做膏方培训，还积极建立平台传播上海冬令膏方文化。

《膏滋情怀》这首诗歌即来自上海中医药大学美国校友会的私人播客，这首诗直击人的心灵深处，使人最柔软的思乡情绪瞬间被点燃，儿时的味道充盈在嘴角，唇齿留香；智慧的熔铸，文化的熏陶已然内化于心，外化于形……

膏 滋 情 怀

冬令膏滋，

捎来季节和年轮的问候，

唤起童年温暖的回忆。

甜甜的，浓浓的，有一丝苦涩，

却是良药润口。

就像母亲漾着微笑的关爱。

用最温醇的膏蜜，补我所需，矫我所偏。

年复一年的沉积和封存，留在身心记忆的最深处，

珍贵极致。

膏滋治方，布局摆阵于方寸之中。

构思缜密，汇集人和自然灵性的交融。

顺天承运，

携月日之阴阳，

采百药之精华。

以凝重聚灵动，以厚积行薄发。

主和谐平易，即王道治霸。

汤药酒性随意，皆可养生除病。

品味膏滋，有一种文化的意境。

感悟百草生命力量的坚毅，感恩五谷濡养万物的厚德，

骄傲百花各领风骚的辉煌，珍惜果实精气内敛的淡定。

它是草根的，也是脱俗的，

承分着平和的威力、朴实的精致。

因为包容和承受，才有精华的集结，

经得起煎熬和沉淀，才有灵性的升华。

敬畏生命，有缘万物，才能得天地的庇佑。

冬至到了，关爱家人，珍惜自己，让膏滋药带给您宁静温馨的享受。

第二节　膏方走进新加坡

随着中医药"走出去"战略的推行，上海冬令膏方也随之借船出海，逐渐在海外站稳了脚跟，下面是上海市中医院朱海清写的一篇《新加坡膏方制作记》，我们可以管中窥豹，了解上海冬令膏方在海外的一个发展情况。

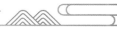

新加坡膏方制作记

朱海清

2007 年，因中医药发展的需要，上海申康医院发展中心与新加坡保健服务集团共同出资，在新加坡中央医院开设"宝中堂中医药中心"，作为中医药走向世界的一次试点，一个桥头堡。"宝中堂中医药中心"运行模式为：外部运行按新加坡诊所通用模式，符合当地人的就诊习惯，内部核心为"上海的医药团队 + 上海的中药饮片"以保证疗效和安全。首批上海医药团队人员 5 人，分别是：张晓天（上海中医药大学附属曙光医院）、许粤（上海中医药大学附属市中医医院）、丁邦友（上海中医药大学附属岳阳中西医结合医院）、朱麟（上海中医药大学附属曙光医院）、朱海青（上海中医药大学附属市中医医院）。

作为首批被选派的员工，我主要负责宝中堂中药房的建设和运行。10 月底在曙光医院张晓天主任的带领下到达新加坡，随即投入紧张的药房建设工作。药房制度的建设、人员的招募、药斗的摆放等，从无到有，在短短 2 周内完成了药房全部软硬件的建设任务。

宝中堂中医药中心开业以后，依靠过硬的医疗水平和广泛的交流活动，受到当地百姓和医师的欢迎。并和新加坡中央医院的血液中心、肿瘤中心建立了友好的合作关系，也使新加坡西医师从怀疑中医，到逐渐接纳中医，最后是主动介绍患者来宝中堂接受中医治疗。

2008 年 10 月，宝中堂运行负责人江逸（音译）找我面谈，希望我在新加坡制作膏方，将上海的特色膏方带到新加坡，使之能生根发芽。最初我是犹豫的，新加坡和上海的地理环境不同，上海的膏方多在冬季使用，而新加坡是地处热带的岛国，高温高湿。如果按照上海膏方的标准制作流程，膏滋就会快速霉变，在我犹豫不定之时，是许粤医师的一句话最终说服了我，她说："小朱，拿出你的本事，做一料真正的膏方，让他们好看看什么是传统膏方。"天热服用的膏方不是没有，但制作更需精良，制作过程容不得半点疏忽。医师根据当地气候和新加坡人的体质总结出温燥大补的动物胶类药材在膏方中应少用或不用，这又给膏方制作带来困难。由此，我决定在新加坡用最传统的膏滋制作方式进行制作。

传统的膏滋制作不像现代的规模化制作，属于单独加工制作，药师在制作膏方前首先需要分析处方，理解医师处方的内涵，随后根据医师处方中的要求分别处理药材，再通过浸泡、煎煮、浓缩、收膏的基本步骤完成膏方的制作。其中收膏是重中之重，稍有不慎就可能前功尽弃，浪费药材。传统膏滋制作优点是：医药结合、符合治则、制作精良、药效持久、膏滋清亮、久储不坏。缺点是：制作量少，制作周期长（每料膏方制作时间 7 ～ 10 日不等）。

膏方制作工具齐备后，许粤医师就以宝中堂负责人江逸为患者，依据他的体质开了一料膏滋处方，作为新加坡宝中堂首剂膏方的试制产品。在仔细分析了处方后，按照药材的特性分别进行了处理，经过8日的精心制作，完成了这料膏方，作为首料膏滋，当时诊所所有员工都来观看。经过大家的试吃和医师的认可，又按原方再做一料，作为对外推广的样本放在诊所前台柜面，可以给想服用膏方的当地患者提供直观的实物了解。直到多年后，上海中医药大学附属曙光医院推拿科王建伟主任问我，为什么我的膏方样本在柜面放了好多年竟然没有坏掉，直到膏面开裂才换掉。这时我才知道，第二料膏方诊所竟然存放了那么多年。膏方久储不坏，并没有什么秘密，只要认真按照膏方传统工艺制作，发挥药材中的药效，自然能够久储。在正式制作膏方后，为了保证膏方质量，我制定了详尽的工作流程和检验制度，并规定不得为了数量而放弃质量（这句话在我回国前也郑重交代给来接班的龙华医院药师）。

15年的时间过去了，在新加坡宝中堂工作是我人生的一段经历，感谢上海申康集团给了我这次机会，让我将很多传统的技艺和理念在宝中堂得到了实践，也让我在工作中获得了新的朋友、新的理念。感谢！（图9-2-1，图9-2-2）

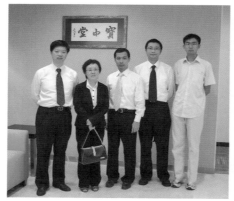 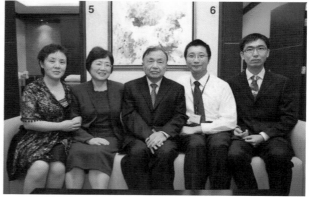

图9-2-1　2007年11月上海医药团队集体照　图9-2-2　与上海老专家蔡淦先生、孙卓君先生合影（许粤、孙卓君、蔡淦、朱海青、朱麟）

第三节　海派膏方两入进博会

2021年11月，海派膏方代表性传承人朱抗美，带领上海中医药大学附属曙光医院（以下简称曙光医院）"名医领航队"入驻进博会"非遗客厅"，这是"膏方"首次在"非遗客厅"里亮相，曙光医院治未病中心开发的根据不同年龄人群、不同体质的体

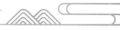

质膏方也一同参展。同时带来的还有一面"魔镜"（中医养生智慧屏），体验者只要照一照，按提示操作，便可知晓自身体质。在现场，曙光医院的朱抗美、余小萍、张炜、张晓天为来客问诊、把脉，提供中医健康咨询。

现场展示了膏方的历史文化，有100多年前的膏方营业写真图，有曾创办上海中国医学院的海派中医丁氏内科严苍山开具的膏方处方，有全国著名老中医张伯臾开具的膏方处方等。此外，现场还展示了中医香囊和膏方中的成分，如色泽不一的阿胶、鹿角胶、黄明胶等（图9-3-1）。

膏方受到了各大媒体的普遍关注，被密集报道。时任上海市委常委、宣传部部长周慧琳参观了展台，亲切问候了工作人员。

因为2021年良好的社会反响，2022年海派膏方文化非物质文化遗产再次被邀请参加第五届进口博览会。"上海非遗客厅"继续践行"见人、见物、见生活"的理念，动静结合展示上海"非遗"在融入现代生活过程中的创造性转化、创新性发展成果。在记者节当日，进博会新闻中心，曙光医院为记者们准备了一份节日礼物：体验装的膏方。"主要作用是养颜、美容、活血，它的配料很平和，没有寒热的偏颇，口感也较好。""中医发展需要传承创新，小袋装的膏方正是一种新尝试。""年轻人上班时带着很方便，认可度也更高了。"海派膏方以场景化、生活化的方式向来自全世界的朋友展示上海文化的魅力。曙光医院时任党委书记马俊坚表示："海派膏方文化非物质文化遗产

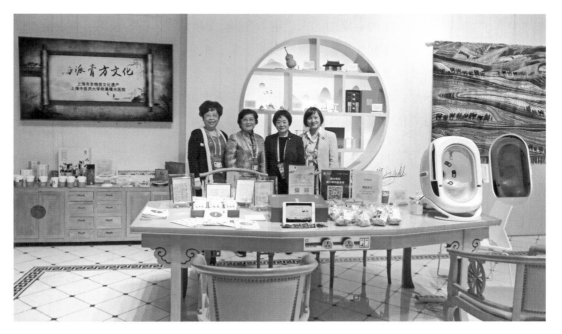

图9-3-1　海派膏方文化上海市非物质文化遗产代表性传承人朱抗美、余小萍和上海中医药大学附属曙光医院党委书记马俊坚、副书记郝微微进博会展前合影留念

项目再次登场，将进一步充实新的内涵和表现形式，继续为传播中华优秀传统文化贡献力量，为中医药走向世界助一臂之力。"

第四节 童涵春堂守正创新——开展上海冬令膏方文化对外传播

  童涵春堂发挥中医诊疗的优势，与上海中医药大学合作聘请中医专业的"洋中医"到童涵春堂坐诊，在传统的中医门诊部里出现"洋中医"为病家号脉开处方的场景，真是"大姑娘上花轿——头一遭"。地处豫园旅游区的老城隍庙童涵春堂已开展了多年的让膏方和外国友人亲密接触活动。上海中医药大学的留学生，来自异域的"高鼻梁、蓝眼睛"的洋中医，他们到老城隍庙童涵春堂实习，与沪上秦亮甫、邵长荣、陈德兴等著名中医专家、教授，以"中医药现代化与国际化——老中医、洋中医话说中药膏方"为主题，拜师学习。大家围绕膏方文化、中医中药、未来医药发展道路等方面进行了交流，演绎了一场精彩绝伦的"对话"。活动中，名老中医与洋中医还共同为海内外游客及市民把脉诊治，让他们过了把"国际中医治疗"瘾。一位来自德国的游客看到异乡店堂里坐着故乡的洋中医"杜丽丝"，不禁喜出望外，在一番寒暄与望、闻、问、切之后，德国游客忍不住用生硬的汉语对周围的人说道："中医太神奇了，好，很好，非常好！"

  其次，中国中医、中药文化走向国际已蔚然成风，每年举办的上海进博会、老字号博览会、非遗展演等重大展会，都是童涵春堂宣传冬令膏方文化对外传播的重要舞台，更多的时候，童涵春堂会利用全方位生活化场景、学习交流场景，让市民沉浸式体验膏方文化，甚至中医药文化的博大精深。

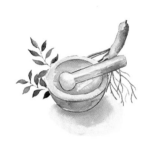

附 篇

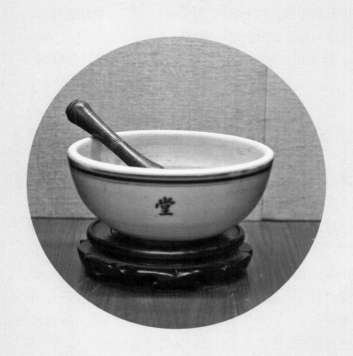

❀ 古方名膏荟萃 ❀

太和膏（《御药院方·补虚损门》）

当归（酒洗，三两），川芎（二两），肉苁蓉、舶上茴香（六两），川苦楝、破故纸、白茯苓、枸杞子、葫芦巴、远志（去心）、白术（以上各三两），黄蜡（一两半），葱白（二十茎），胡桃（五十斤，各分作眼子）。

用法：上用鹿角三十斤，东流河水三十担，同灶铁锅二只。靠鹿顶截角，用赤石脂、盐泥于截动处涂固之，勿令透气，于甑内蒸一炊时，用马蔺刷就热汤刷去角上血刺、尘垢讫，可长二四寸，截断鹿角，外将前件药一十四味拌和停匀。先铺一层角于锅内，角上铺一层药，如此匀作三层铺之。将河水添在药锅内，其水于角上常令高三寸。用无烟木炭慢慢煎熬，常令小沸，勿令大滚，外一锅内，专以将河水煎汤下，勿令大滚，如药锅内水稍下，却于热汤内取添，止令三寸，却取河水添在熟汤内，续续倒添，至二十四时住火，候冷将鹿角捞出，用生绢滤取汁，其药滓不用外，将药汁如前法再熬。更不用客水。如膏成，滴水中凝结不散，方始成膏。每服秤三钱，暖酒化服，空心。每服一服改作每服三钱，酒一大盏，慢火化开，空心服之。

功用：治诸虚不足，气血虚衰，精神减少，肢体瘦悴，行步艰难。久而服益精髓，壮元阳。

藕汁膏（《丹溪治法心要·消渴》）

消渴之证，乃三焦受病也，东垣有法，分上、中、下治。上消者，肺也，多饮水而少食，大小便如常，或云小便清利，其燥在上焦也，治宜流湿润燥；中消者，胃也，渴多饮水，而小便赤黄，宜下至不饮而愈；下消者，肾也，小便浊淋如膏之状，宜养血而肃清，分其清浊而自愈。大法养肺降火生血为主。消渴泄泻，先用白术、白芍药炒为末，调服后，却服白莲藕汁膏。内伤病，退后燥渴不解，此有余热在肺家，以人参、黄芩、甘草少许同煎，加姜汁冷服。或以茶匙挑药，渐渐服之。虚者，亦可服独参汤。消渴而小便频数，宜生津甘露饮，琼玉膏亦妙。口干舌干，小便赤数，舌上赤裂，地黄饮子。一孕妇当盛夏渴思水，与四物汤加黄芩、陈皮、生甘草、木通，数帖愈。

白藕汁膏

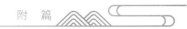

黄连末、生地汁、牛乳汁、白莲藕汁（各一斤）。

上将诸汁，慢火熬膏，入连末和丸，每服二三十丸，温水下，日服数次。

蛤蚧膏（《御药院方·卷之第五》）

治远年近日咳嗽、上气喘满，如神。

麻黄（一斤，去根节），紫菀茸、艾叶（炮）、槐角（炒）、陈皮、枇杷叶（去毛）、桑白皮、甜葶苈、款冬花、薄荷叶、杏仁（去皮尖）、佛耳草、五味子、贝母、紫苏叶、皂角（去皮子，各半两）。

上件捣罗为粗末，用河水三斗，于锅内慢火熬至一斗半。搓揉匀，滤去滓，极细，再用生绢袋滤过，以文武火再熬成膏。然后下后药二味，蛤蚧一对，用雌雄各半，米泔刷洗净二十遍，酥炙黄色，潞参一两半，用为细末，与膏子和匀。丸如弹子大。每服一粒。任意汤磨下，食后临卧服。

龟鹿二仙膏（《审视瑶函·目昏》）

此膏最治虚损，梦泄遗精，瘦削少气，目视不明等症，久服大补精髓，益气养神。

鹿角（二斤），龟板（一斤），枸杞子（六两），人参（三两）。

上将鹿角截碎，龟板打碎，长流水浸三日，刮去垢，入砂锅，用河水，慢火鱼眼沸，桑柴煮三昼夜，不可断火，当添滚水，不可添冷水，至三日，取出晒干，碾为末，另用河水将末并枸杞、人参又煮一昼夜，滤去滓，再慢火熬成膏。初服一钱五分，渐加至三钱，空心无灰酒化下。

精气神，人身之三宝也。经曰：精生气，气生神。是以精损极，则无以生气，以致瘦削少气，气少则无以生神，以致目昏不明。鹿得天地之阳气最全，善通督脉，足于精者，故能多淫而寿。龟得天地之阴气最厚，善通任脉，足于气者，故能伏息而寿。其角与板，又二物聚精气神之最胜者，取而为膏以补之，所谓补以类也。且二物气血之属，非草木药之可比，且又得造化之玄微，异类有情，以血气而补血气之法也。人参为阳，补气中之怯，枸杞为阴，清神中之火。是膏也，补阴补阳，无偏治之失，入气入血，有和平之美。由是，精日生而气日旺，气日旺而神日昌，庶几享龟鹿之年矣，故曰二仙。

霞天膏（《神农本草经疏·兽部》）

味甘，温，无毒。主中风偏废，口眼㖞斜，痰涎壅塞，五脏六腑留痰宿饮癖块，手足皮肤中痰核。其法用肥嫩雄黄牛肉三四十斤，洗极净，水煮成糜，滤去滓，再熬成膏用。

疏：胃属土，为水谷之海，无物不受。胃病则水谷不能以时运化，羁留而为痰饮；壅塞经络，则为积痰、老痰、结痰等证。阴虚内热生痰，则为偏废、口眼歪斜。留滞肠胃，则为宿饮、癖块。随气上涌，则为喘急迷闷。流注肌肉，则为结核。王隐居论人之诸疾，悉由于痰。然而痰之所生，总由于脾胃虚，不能运化所致。惟用霞天膏以治诸痰证者，盖牛，土畜也。黄，土色也。肉者，胃之味也。熬而为液，虽有形而无浊质也。以脾胃所主之物，治脾胃所生之病，故能由肠胃而渗透肌肤毛窍，搜剔一切留结也。阴虚内热之人，往往多痰，此则由于水涸火炽，煎熬津液，凝结为痰。胶固难散者，亦须以此和竹沥、贝母、橘红、苏子、栝蒌根、枸骨叶之类消之。或以橘皮、白茯苓、苏子、白豆蔻仁、半夏、苍术为曲，治脾胃积痰。或以橘皮、贝母、苏子、栝楼根及仁、蓬砂为曲，治积热痰结。

补精膏（《寿世保元·补益》）

牛髓（捣烂，去粗）、胡桃肉（去皮）、杏仁（去皮）、人参（各四两），山药（姜汁拌蒸熟，去皮，八两），红枣（去皮核，半斤）。

上将杏仁、胡桃肉、枣子、山药四味捣为膏，用蜜一斤，炼去白沫，与牛髓同和匀，入瓷罐内，重汤煮一日空心以一匙用酒或白汤化服下。

一论治伤寒汗吐下后，及行倒仓法吐下后，与诸病症用攻击之过，以至元气耗惫，用此补之。韩飞霞曰：人参炼膏，回元气于无何有之乡，王道也。又肺虚嗽，亦宜人参膏补之。如肺虚兼有火邪者，人参膏与天门冬膏对服之，最妙。

人参膏（《寿世保元·补益》）

人参去芦，不拘多少，切片，入砂锅内，放净水，文武火熬干一半，倾入瓶内，将渣又煎，又如前并之于瓶。凡熬三次，验参渣，嚼无味，乃止。却将三次所煎之汁滤去渣，仍入砂锅内，文武火慢慢熬成膏。如人参一斤，只好熬成一碗足矣。及成膏入碗，隔宿必有清水浮上，亦宜去之，只留稠膏。每服二三匙，清米汤一口漱下。

茯苓膏（《寿世保元·补益》）

大白茯苓坚硬者，不拘多少，去黑皮，为细末，用水漂去浮者。漂时先令少用水，如和面之状，令药湿，方入水漂澄。取下沉者，用净布扭去水，晒干，复为细末。再漂再晒，反复三次，复为细末，每末一斤，拌好白蜜二斤令匀，贮长磁瓶内，箬皮封口，置锅内，桑柴火悬胎煮，尽一日。抵晚连瓶坐埋五谷内，次早倒出。以旧在上者装瓶下，旧在下者装瓶上，再煮，再入五谷内，反复三日夜。次早取出，埋净土定七日，出火毒。每早晚用三四匙，吃嚼少许噙嚼少时，以白汤下。补虚弱，治痰火，殊效。

玉灵膏（《随息居饮食谱·果食类》）

（一名代参膏）自剥好龙眼肉，盛竹筒式瓷碗内，每肉一两，入白洋糖一钱，素体多火者，再入西洋参片，如糖之数。碗口幂以丝绵一层，日日于饭锅上蒸之，蒸至百次。凡衰羸老弱，别无痰火，便滑之病者，每以开水瀹服一匙，大补气血，力胜参、芪。产妇临盆服，之尤妙。

培实孔窍膏（《叶氏医案存真·卷一》）

精血五液衰夺，阳化内风，上巅则眩晕欲厥，乘络则四末瘈瘲。老年有此，断非攻邪可却。

熟地、杞子、藕汁、河车胶、紫石英、甘菊炭、茯苓、人乳粉。

熬膏不用蜜。

通声膏方（《证治准绳·喉喑》）

五味子、款冬花、通草（各三两），人参、细辛、桂心、青竹皮、菖蒲（各二两），杏仁（一升），白蜜（二斤），枣膏、姜汁（各一升），酥（五升）。

上㕮咀，以水五升，微火煎，三上三下，去渣，纳姜汁、枣膏、酥、蜜，煎令调和，酒服如枣大二丸。

补真膏（《赤水玄珠·虚怯虚损痨瘵门》）

黄精、山药、怀地黄、熟地黄、天冬、麦冬、莲肉、巨胜子、柏子仁、松子仁、何首乌、人参、茯苓、菟丝子、杜仲（各一两），肉苁蓉（五钱），五味子（三钱），黄柏（三两，盐、酒、童便各制一半），白术（四两），当归（三两），甘草、陈皮、砂仁、知母、白芍、川芎、鹿茸、小茴、苍术（各五钱）。

已上各制净，入银坛中，封口，露水熬出浓汁，绵滤去渣，丹入银坛封固，慢火熬成膏，听用。

琼脂膏（《医学正传·燥证》）

治血虚、皮肤枯燥及消渴等证。

鹿角胶（一斤），生地黄（二十斤，洗净细捣，取真汁去渣），白沙蜜（二斤，煎一二沸，掠去上沫净而止），真酥油（一斤），生姜（二两，捣取真汁）。

上先以文武火熬地黄汁数沸，以绢滤取净汁，又煎二十沸，下鹿角胶，次下酥油及蜜同煎，良久候稠如饧，以磁器收贮，每服一二匙，空心温酒调下。

宁嗽膏（《古今医鉴·卷七》）

天门冬（去心，半斤），杏仁（去皮，四两），贝母（去心，四两），百部（四两），百合（四两），款冬花（五两），紫菀（三两），白术（四两）。

上锉，用长流水二十碗，煎五碗，滤渣再煎，如是者三次，共得药汁十五碗，入饴糖半斤，蜜一斤，再熬，又入阿胶四两，白茯苓细末四两，和匀如膏。每服三五匙。

滋阴清热，润肺止嗽。主治阴虚咳嗽，火动咯血。

金水膏（《是斋百一选方·金水膏》）

钱寿叔施此药，亲见数人两目厚翳皆磨去，甚妙！

乳香（研）、硇砂（研）、白矾（飞过研，各半钱）、当归（半钱）、黄连（一钱，去须）、白沙蜜（四两）、青盐（透明者，研，一钱）、麝香（研，一钱）。

上件药，除蜜外先研令极细，却同蜜一处拌匀，入新竹筒内，用油纸数重，以线紧扎，勿令水入，于净锅内用水煮，自早至午，水干则添，取出，倾药，以绵绢滤去滓，入净器中，埋地上一宿，取出点之，点毕，以温水洗。眼翳薄者，点三五次，即随药下。点药箸用金为之最妙。多点则取效尤速。亦见《陆氏续方》，叙述颇详。

古今诸家煎方六首（《外台秘要·古今诸家煎方六首》）

（一）广济阿魏药煎方

阿魏（四分），豆蔻仁（七颗，细研），生姜（十二分），人参（八分），甘草（八分，炙），鳖甲（十二分，炙），藕汁（二升），诃黎勒（七碗，去核），牛膝（半斤），白蜜（一升），地黄汁（二升）。

上十一味下地黄等汁煎，次下药末，微火煎，搅勿住，搅候如饧，于不津器盛，每取一匙酒和服之。

（二）鹿角胶煎

又鹿角胶煎，疗五劳七伤，四肢沉重，百事不任，协协无力，昏昏欲睡，身无润泽，腰疼顽痹，脚弱不便，不能久立，胸胁胀满，腹中雷鸣，春夏手足烦热，秋冬腰膝冷疼，心健忘，肾气不理，五脏风虚，并悉疗之方。

鹿角胶（二大斤，捣碎作四分，于钟劳中熬令色黄），紫苏子（二升，以酒一升研滤取汁），生地黄（一斤，取汁），生姜（一斤，汁），猫牛酥（一升），白蜜（三斤）。

上六味，先煎地黄汁、苏子汁、生姜汁等二十余沸，次下酥蜜，又煎三五沸，次以蜜并胶末下之，搅令相得，胶消尽，煎即成矣，以器盛之，空腹以酒调二合服之，日再。此药补五脏，益心力，实骨髓，生肌肉，理风补虚，耳聪目明，腰脚甚效验，一两剂强健人于，披览十倍胜于常时，忌羊血、芜荑。

（三）蒜煎方

又生冷气，益气力，温中下气，蒜煎方。

剥了蒜（二升），牛乳（五升），牛膝（一大斤，末）。

上三味，以蒜纳牛乳中煎之，候蒜消尽，搅勿住手，下牛膝末，煎成，于器中贮之，食前以酒和两匙服，忌羊血。

（四）地黄煎

又地黄煎，生妇人丈夫血气劳骨热，日渐瘦悴方。

生地黄汁（二升），甘草（三两，炙，末），豉心（一升），葱白（切，一升），牛酥（半斤），藕汁（二升），白蜜（一升）。

上七味，以小便六升煮葱豉等，取二升，绞去滓，次下地黄、藕汁，更煎取三五沸，下酥蜜，搅勿住手，候似稀饧，以器贮之，每服一匙，渐至三匙，成煎桑枝熬煎汤调和，服之尤妙，桃仁汤亦良。

（五）小品单地黄煎

小品单地黄煎，主补虚除热，散乳石痈疽疮疖等热方。

生地黄随多少取汁，于铜钵中重阳上煮，勿皿釜，令气得泄，煎去半，更以新布滤绞，去初滓秽，又煎令如饧成矣，此用地黄须肥大味浓者，作煎甘美，东南地黄坚味薄，作煎不美。

（六）近效地黄煎

近效地黄煎，疗肺气咳，补心肺，令髭发不白方。

生地黄汁（二升），麦门冬汁（五升），生姜汁（五合），紫菀（三斤），贝母、款冬花、甘草（炙，各三两）。

上七味切，以水七升，煮取三大升，去滓，却入锅中，下地黄汁、麦门冬、姜汁等三十沸，下蜜一升，煎如饧成矣，盛不津器中冷，含枣许增加之，一方有人参三斤。

琼玉膏（《洪氏集验方·琼玉膏》）

新罗人参（二十四两，舂一千下，为末），生地黄（一秤十六斤，九月采，捣），雪白茯苓（四十九两，木舂千下，为末），白沙蜜（十斤）。

上件，人参、茯苓为细末，蜜用生绢滤过，地黄取自然汁，捣时不得用铁器，取汁尽去滓用。药一处拌，和匀，入银石器或好磁器内封用，如器物小，分两处物盛。用净纸二三十重封闭，入汤内，以桑木柴火煮六日，如连夜火即三日夜。取出，用蜡纸数重包瓶口，入井内，去火毒，一伏时取出，再入旧汤内，煮一日，出水气。取出开封，取三匙，作三盏，祭天地百神，焚香设拜，至诚端心。每晨朝，以二匙温酒化服，不饮者，白汤化之。此膏填精补髓，肠化为筋，万神具足，五脏盈溢，髓实血满，发白变黑，返老还童，行如奔马，日进数食，或终日不食亦不饥，关通强记，日诵万言，神志高迈，夜无梦想。人年二十七岁以前，服此一料，可寿三百六十岁；四十五岁以前服者，可寿二百四十岁；六十三岁以前服者，可寿百二十岁；六十四岁以上服之，可寿至百岁。服之十剂，绝嗜欲，修阴功，成地仙矣。一料分五处，可救五人痈疾；分十处，可救十人劳瘵。修合之时，沐浴志诚，勿轻示人。

百花膏（《成方切用·除痰门》）

治喘嗽不已，或痰中有血，虚人尤宜。

百合、款冬花等分蜜丸，龙眼大。临卧姜汤下，或噙化。加紫菀、百部、乌梅，名加味百花膏。

款冬泻热下气，清血除痰。百合润肺宁心，补中益气，并为理嗽要药。

清空膏（《成方便读·清空膏》）

治头风，偏正头风火上攻。芎草羌防柴上散，芩连降下用茶冲。

酒炒黄芩、酒炒黄连、羌活、防风（各一两）、柴胡（七钱）、川芎（五钱）、炙甘草（一两五钱）为末，每服三钱，茶调如膏，白汤送下。治偏正头痛，年深不愈，及风、湿、热上壅头目，脑中苦痛不止，而成头风病。

古代膏方经典文献选读

膏方作为中医药常用的剂型之一，在我国的发展历史悠久。以下，循着历史脉络来重温历代膏方之经典文献。

膏方内服从汉代后陆续出现，如《金匮要略·腹满寒疝宿食病》中记载，大乌头煎为膏方内服的最早记录。晋代到南北朝时期，膏方的发展得到进一步提升。唐宋时期，膏方从养生逐步发展为治疗应用，如《备急千金要方》中记载以地黄煎熬制的膏方治疗滋养胃阴、清除虚热效果较好。该时期，官方不断组织编写医药方面的书籍，中医药膏方的加工和应用逐渐正规，如唐代的官方版《新修本草》及宋代的《太平惠民和剂局方》《备急千金要方》等书中均有膏方的记载。"杏仁煎""枸杞煎""知柏天地煎"等均为当时盛行于养生延老、补虚保健的常用膏方。明清以后膏方的发展逐步走向成熟，命名、制备均相对规范化。命名常以"某某膏"的形式，制作上通常采用多次水煎煮，加蜂蜜或动物胶类等物质收膏而成，与目前膏方的命名及煎制过程均类似，且临床应用逐渐得到推广，特别是在清宫有较好的体现。部分膏药沿用至今，如《本草纲目》所载的"益母草膏"，《寿世保元》所载的"琼玉膏"，《摄生总要》所载的"龟鹿二仙膏"等。纵览膏方历史，其经历了从外用到内服，从补益理念到补治结合思想的转变，命名和制作流程均得到一定程度的规范，从不成熟到相对成熟的发展历程。足以看出，数千年的历史沉淀让世人对膏方的应用价值有了认可，推进膏方应用不断发展。回眸过去，可以昭示未来，也有助于我们掌握膏方的发展变迁规律，理解今天的上海冬令膏方。

东汉《武威汉代医简》《金匮要略》

内服膏方初见记载。

（一）《武威汉代医简》节选（东汉初期）

以"膏药"命名首见于东汉初期的《武威汉代医简》，该古籍对膏方的组方、制法及服用方法均有完整的记录，书中共记载了三张膏方，即百病膏药方、妇人膏药方、千金膏药方。其中，百病膏药方和千金膏药方药物组成相同，描述相似，但记载较完整的是关于"千金膏药方"的论述（附图 1）。

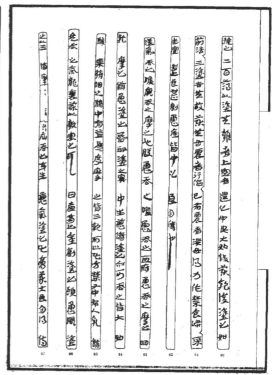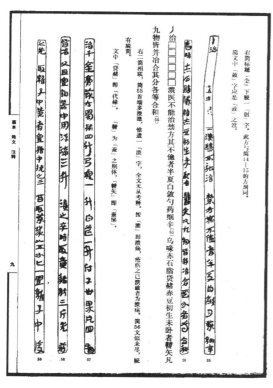

附图1 《武威汉代医简》中千金膏药方记载

（摘自：中医研究院医史文献研究室《武威汉代医药简牍在医学史上的重要意义》）

《武威汉代医简》载："治千金膏药方：蜀椒四升，弓穷一升，白芷一升，付子卅果，凡四物，皆冶，㕮咀，置铜器中，用淳醯三升渍之，卒时取，贲猪肪三斤先煎之，先取鸡子中黄者，置梧中挠之三百，取药成，以五分匕一置鸡子中复挠之二百，薄以涂其雍者，上空者，遗之中央，大如钱，药干复涂之，如前法，三涂之去其故药。其毋农者行，已有农者，溃毋得力作，禁食，[诸]采。逆气吞之，喉痹，吞之，摩之……齿恿，涂之，昏衄，涂之，鼻中生恶伤，涂之，亦可吞之，皆大如酸枣，稍咽之，肠中有益为度……此膏药大良，勿得传"。方中药物由花椒、川芎、白芷、附子四味药物组成，较前期出土的《五十二病方》药物组成更完整。据《神农本草经》，蜀椒"主邪气咳逆，温中，逐骨节皮肤死肌，寒湿痹痛，下气"；川芎"主治中风入脑头痛，寒痹筋挛缓急，金创，妇人血闭无子"；白芷"主治女人漏下赤白，血闭，阴肿，寒热，风头，侵目泪出，长肌肤、润泽，可作面脂"；附子"主治风寒咳逆邪气，温中，金创，破癥坚积聚，血瘕寒湿，踒躄拘挛，膝痛不能行走"。因此，此四味方小药精、表里兼顾、寒热并用、攻补兼施，可用于治疗痈、脓、创痛痤、逆气、喉痹、心腹痛、咽痛、血府痛、咽干、齿痛、昏衄、鼻中生恶伤、妇人乳余疾、气聋、金创、头痛风、疝气、身生恶气等疾病。后世多有医家在此方基础上延拓发展，如《备急千金要方》的青膏方，即在治千金膏药方基础上加当归、吴茱萸、乌头、莽草等药，主治伤寒头痛项强，四肢烦痛。

关于其制备方法，原文载"用淳醯三升渍之，卒时取，贲猪肪三斤先煎之，先取鸡子中黄者，置梧中挠之三百，取药成，以五分匕一置鸡子中复挠之二百"，即先用醋将上述四味药材浸泡 24 小时，接着用猪油煎炸药材，再将提取液分别与蛋黄和蛋清混合，通过不停揉搓使之成型。高温油炸药物去渣提取，是秦汉时期为了药物有效成分析出，扩大疗效的主要制备手段。古人用猪油炸中药至枯焦状，体现了其智慧，油脂除了起着传热作用，其本身被吸收到制品内部，增加了制品的营养价值。在同样的供热情况下，油比水的温度可提前升高 1 倍，因此使用油炸制食品可节省能源。如今，马钱子、熟三七延续该炮制方法。最后用鸡蛋作为赋形剂，既能外敷又能内服，治病范围广泛，包括痈、脓、头痛风、疝气等由"恶气"所致的疾病。

此膏药方颇受认可、广为应用，且被后世不断拓展延伸。墓主人在此竹简中亦多次提及此膏药方，与治百病方相似，即蕴含能治百病、价值千金之意。书简对于之前的《五十二病方》、后来的《伤寒论》，也起到了继往开来、举足轻重的作用。

（二）张仲景《金匮要略·腹满寒疝宿食病脉证治》《金匮要略·黄疸病脉证并治》《金匮要略·妇人杂病脉证并治》节选（东汉末期）

大乌头煎

《金匮要略·腹满寒疝宿食病脉证治》记载的用大乌头煎煮熬制成膏体来治疗寒疝腹痛病，是将膏方作为内服用途的最早的记录。原文为："腹痛，脉弦而紧，弦则卫气不行，即恶寒，紧则不欲食，邪正相搏，即为寒疝。寒疝绕脐痛，若发则白汗出，手足厥冷，其脉沉紧者，大乌头煎主之。大乌头煎，乌头大者五枚，熬去皮不必咀。上以水三升，煮取一升，去滓，内蜜二升，煎令水气尽，取二升，强人服七合，弱人服五合。不差，明日更服，不可一日再服。"

该方制备方法是先取五枚大乌头去皮，整个放入锅中熬煮，以水三升熬至一升，然后去渣取滤液，加入蜂蜜二升继续熬煮至水蒸发成膏状，约合二升。身体壮实的寒疝腹痛患者，可以服用约 140 毫升大乌头煎膏方，而身体较弱的可以服用 100 毫升。为防止中毒，一日只可服用一次。如果病情尚未缓解，可第二日再吃膏方。

寒疝腹痛乃为大寒之证，患者脏腑虚衰，新陈代谢功能几近耗竭，故仲景独取单味大乌头，以其药简力专，速达救逆回阳之效。

该方以水煎药物，去渣浓缩药液，入蜜收膏的膏方处理流程为后世膏方的制作提供基础。

魏龙骧医案：沈某，年 50 余，1973 年 6 月初诊。有多年宿恙，为发作性腹痛，因旧病复发，自外地来京住我院。1959 年曾在我院做阑尾炎手术，术后并无异常。此次诊为胃肠神经症。自诉每发皆与寒凉疲劳有关。其症，腹痛频作，痛无定处，惟多在绕脐周围一带，喜温可按，痛甚致汗大出。查舌质淡，苔薄腻而滑，脉沉弦。诊系寒气内结，阳气不运。寒则凝泣，热则流通。寒者热之，是为正治。曾投理中汤，药力尚轻，药不胜病，非大乌头煎不可，故先小其量以消息之。乌头用 4.5 克，以药房蜜煎不便，盖蜜煎者缓其毒也，权以黑豆、甘草代之。2 剂后，腹痛未作，汗亦未出，知药证相符，乌头加至 9 克。4 剂后复诊，腹痛已止，只腹部微有不适而已。第见腻苔已化，舌转嫩红，弦脉缓和，知沉寒痼冷得乌头大热之品，涣然冰释矣。病者月余痊愈出院。

（《金匮名医验案精选》，陈明，学苑出版社，2000）

猪膏发煎

历史上最早利用中药膏方治疗黄疸见于《金匮要略·黄疸病脉证并治》，书中载："诸黄，猪膏发煎主之。猪膏发煎方，猪膏半斤，乱发如鸡子大三枚，上二味，和膏中煎之，发消药成，分再服，病从小便出。"

另外，猪膏发煎还可用于治疗阴吹，《金匮要略·妇人杂病脉证并治》记载："胃气下泄，阴吹而正喧，此谷气之实也，膏发煎主之。膏发煎方，猪膏半斤，乱发如鸡子大三枚，上二味，和膏中煎之，发消药成，分再服，病从大便出。"

此膏制作方法是，先将猪油加热至沸腾，然后将头发绕成鸡蛋大小，放入沸腾的油中，炸开即关火。临床上多用于两种情况：一为湿热内蕴，郁久化燥生热，或者久病体虚，脾虚津亏、肠热少津便秘、黑便等，此可以猪油润燥，血余祛湿热瘀阻，且兼通便之功；或见肝虚血瘀，皮肤干燥、肌肤甲错，或身黄或不黄，均可以猪膏发煎主之。一为产后体虚，气虚下陷见阴吹者，亦可用猪膏发煎主之。

彭履祥验案：林某，女，40 岁，营业员。自诉有肺结核病史。近 1 年来，经常喘咳，大便秘结及阴道排气。每因感冒诸症加剧。服中药 1 年，喘咳鲜有发作，但阴吹不减，反有加重，多随大便秘结程度而起伏，甚则频发不已，旁人亦可闻及。自认为"怪病"，不愿就医，常服大黄一类泻下药物，偶尔大便得通，"阴吹"缓解，一旦停药，症复如故，以致行走坐卧，阴吹不已，方来就诊。所述除便秘及阴吹之外，余无所苦。察其舌质、舌苔均属正常，脉细而数。宗仲景阴吹论治，予以膏发煎：生猪板油 250 克，净人发 15 克。制法：将人发用肥皂水洗去油污，再以清水漂洗待净，干后备用。生猪板油切碎，如日常炼油之法，待出油后捞去油渣，纳入发，浸没油中，微火慢炼，至发溶解为度。若火候掌握不恰当，或发未完全浸没油中，不能尽溶而油已见黄时，即终止再炼。将残发捞出，冷后杵细，再拌入油中，即可服用。服法：一日 3 次，每次约 20 毫升，服后可用开水净口。该病员如法服 3 日，便秘缓解，阴吹次数减少。服至 1 周，大便畅快，阴吹停止。随访 3 年，病未复发。

（《鼓履祥验案解惑记要（四）阴吹四例》，何国坚，成都中医学院学报，1980）

晋代《肘后备急方》

葛洪《肘后备急方》节选（晋，约公元 315 年）

晋代到南北朝时期，膏方的发展得到进一步提升，组方更为完备，药物更多，制备方法更为详细。由于其时服金石丹药之风盛行，因此首次出现临床急救膏方。其中以晋代葛洪所著《肘后备急方·治百病备急丸散膏诸药方》为代表。其中记载了裴氏五毒神膏、华佗虎骨膏、陈元膏等，摘录如下。

"裴氏五毒神膏，疗中恶暴百病方。雄黄、朱砂、当归、椒各二两，乌头一升，以苦酒渍一宿。猪脂五斤，东面陈芦，煎五上、五下，绞去滓。纳雄黄，朱砂末，搅令相得毕。诸卒百病，温酒服如枣核一枚，不瘥，更服，得下即除。四肢有病，可摩，痈肿诸病疮，皆摩敷之。夜行及病冒雾露，皆以涂人身中佳。效方，并疗时行温疫，诸毒气，毒恶核，金疮等。"

"华佗虎骨膏，疗百病。虎骨、野葛各三两，附子十五两重九个，椒二升，杏仁、巴豆，去心皮。芎䓖，切，各一升，甘草、细辛各一两。雄黄二两，上各以苦酒渍周时，猪脂六斤，微煎三上三下。完附子一枚，视黄为度，绞去滓。乃纳雄黄，搅使稠和，密器贮之。百病皆摩敷上，唯不得入眼，若服之，可如枣大，纳一合热酒中，须臾后，拔白发，以敷处，即生乌发。诸疮毒风肿及马鞍疮等疾，洗即瘥，牛领亦然。"

"苍梧道士，陈元膏疗百病方。当归、天雄、乌头各三两，细辛、芎䓖、朱砂各二两，干姜、附子、雄黄各二两半，桂心、白芷各一两，松脂八两，生地黄二斤，捣，绞取汁，十三物别，捣，雄黄、朱砂，为末，余㕮咀，以酽苦酒三升，合地黄渍药一宿，取猪脂八斤，微火煎十五沸。白芷黄为度，绞去滓。纳雄黄，朱砂末，搅令调和。密器贮之，腹内病，皆对火摩病上日两三度，从十日乃至二十日，取病出瘥止。四肢肥肉，风瘴，亦可酒温服之，如杏子大，一枚。主心腹积聚，四肢痹躄，举体风残，百病效方。"

上述三方均含雄黄、朱砂等金石矿物类药，《本草纲目》记载，朱砂，久服可轻身，而现代药理研究表明，朱砂含汞，雄黄含砷，均有大毒，上述三方中朱砂、雄黄均用二两以上，主治卒中、"中邪"等突然神志不清的急危重症，寓意以毒攻毒，急证用险招以求生机。且方中注明，先服用枣核大一枚，如若不愈，再服一枚，外用治疗痈肿诸病疮，甚可用于夜行、瘟疫、瘴气，取其避秽、泄浊、祛邪祟之用。现代对陈元膏研究比较多，已采用现代工艺制成膏摩方治疗膝关节炎，效果显著。

唐代《外台秘要》《备急千金要方》

唐代经济繁荣、百姓生活水平提高，医疗水平也有了较大提高，因此，人们对医疗的需求已经不仅仅是治疗疾病，对养生延年益寿亦有较高期待，因此，膏方的发展亦从注重治疗疾病为主发展到与注重强壮补益功效并重的时代，开后世补虚、防病、养生疗法之先河。其代表为《外台秘要》《备急千金要方》。

（一）王焘《外台秘要·古今诸家煎方六首》节选（唐，公元752年）

广济阿魏药煎方：阿魏（四分），豆蔻（七颗，细研），生姜（十二分），人参（八分），甘草（八分，炙），鳖甲（十二分，炙），藕汁（二升），诃黎勒（七椀，去），牛膝（半斤），白蜜（一升），地黄汁（二升），右十一味下地黄等汁煎，次下药永微火煎，搅勿住，饧于不津器盛，每取一匙，酒和服之。

鹿角胶煎：疗五劳七伤，四支沉重，百事不任，协协无力，昏昏欲睡，身无润泽，腰疼顽痹，脚弱不便，不能久立，胸胁胀满，腹中雷鸣，春夏手足烦热，秋冬腰膝冷疼，心健忘，肾气不理，五脏风虚，并悉疗之方。鹿角胶（二大斤，捣碎作四分，于钟劳中熬令色黄），紫苏子（二升，以酒一升研滤取汁），生地黄（一斤取汁），生姜（一斤汁），猫牛酥（一升），白蜜（三斤）。上六味，先煎地黄汁、苏子汁、生姜汁等二十余沸，次下酥蜜，又煎三五沸，次以蜜并胶末下之，搅令相得，胶消尽，煎即成矣，以器盛之，空腹以酒调二合服之，日再，此药补五脏，益心力，实骨髓，生肌肉，理风补虚，耳聪目明，腰脚甚效验，一两剂强健人于，披览十倍胜于常时，忌羊血芜荑。

蒜煎方：又主冷气，益气力，温中下气。剥了蒜（二升），牛乳（五升），牛膝（一大斤，末）。上三味，以蒜纳牛乳中煎之，候蒜消尽，搅勿住手，下牛膝末，煎成，于器中贮之，食前以酒和两匙服，忌羊血。

地黄煎：主妇人丈夫血气劳、骨热、日渐瘦悴方。生地黄汁（二升），甘草（三两，炙，末），豉心（一升），葱白（切，一升），牛酥（半斤），藕汁（二升），白蜜（一升）。上七味，以小便六升煮葱豉等，取二升，绞去滓，次下地黄藕汁，更煎取三五沸，下酥蜜，搅勿住手，候似稀饧，以器贮之。每服一匙，渐至三匙。成煎桑枝熬煎汤调和服之尤妙，桃人汤亦良。

单地黄煎：主补虚除热，散乳石痈疽疮疖等热方。生地黄随多少取汁，于铜钵中重阳上煮，勿盖釜，令气得泄，煎去半，更以新布滤约去初滓秒，又煎令如饧成矣，此用地黄须肥大味浓者，作煎甘美，东南地黄坚味薄，作煎不美。

近效地黄煎：疗肺气咳，补心肺，令髭发不白方。生地黄汁（二升），麦门冬汁（五升），生姜汁（五合），紫菀（三斤），贝母、款冬花、甘草（炙，各三斤）。上七味切，以水七升，煮取三大升，去滓，却入锅中，下地黄汁、麦门冬、姜汁等三十沸，下蜜一升，煎如饧成矣，盛不津器中冷，含枣许增加之，一方有人乡三斤。

（二）孙思邈《备急千金要方·卷七·膏第五》节选（唐，公元652年）

太傅白膏治百病。伤寒咽喉不利，头项强痛，腰脊并两脚疼，有风痹湿肿难以屈伸，不能行步，若风头眩鼻塞，有附息肉生疮，身体隐疹风瘙，鼠漏瘰疬，诸疽恶疮，牛领马鞍肿疮，及久寒结坚在心，腹痛胸痹，烦满不得眠饮食，咳逆上气，往来寒热，妇人产后余疾，耳目鼻口诸疾悉主之。亦曰太乙神膏方。

蜀椒（一升），升麻（三两），附子、巴豆、川芎、杏仁（五合），狸骨、细辛（各一两），白芷（半两），甘草（二两），白术（六两），当归（三两）。

上㕮咀，苦酒淹渍一宿，以猪肉四斤微火煎之，削附子一枚，以绳系着膏中，候色黄膏成，去滓。伤寒，心腹积聚，诸风肿疾，颈项腰脊强，偏枯不仁，皆摩之，日一。

宋代《太平圣惠方》《洪氏集验方》《宋本备急灸法》

到了宋代，民间药商开始活跃，不仅民间重视膏方的作用与发展，官方政府也对医药事业极为重视。

（一）王怀隐、王祐《太平圣惠方·卷第九十五·枸杞煎》节选（宋，公元992年）

官方通过对流传于世的方药典籍进行系统条理地整合，从而有力地促进了膏方的进一步发展，如宋代的《太平圣惠方》中记载的"枸杞煎"等。

枸杞子煎是西河女子神秘有验千金不传方，又名神丹煎，服者去方病，通神明，安五脏，延年不老，并主妇人无子，冷病百验，能常服，令人好颜色，年如十五六时。

枸杞子汁（三升），生地黄汁（三升），麦门冬汁（半升），杏仁（一升，去皮尖，双仁研如膏），人参（末，三两），白茯苓（末，三两）。

以上四味，入银锅中，以慢火煎如稀饧，纳参苓末，搅匀。又以慢火煎，候如膏滴入水不动，即成。每服一枣大，酒和服之，日二服。

枸杞煎，填骨髓，补虚劳，益颜色，久服，老者反少，身轻明目延年方。

枸杞根（切三斗，净洗漉干），生地黄汁（二升），鹿髓（一升），枣膏（半升）。

上先将枸杞根，以水五斗，煎取一斗，去滓澄清。纳铜锅中，煮取汁三升，纳地黄汁、鹿髓、枣膏，以慢火煎如稀饧。每服，以温酒调半匙服之，日三服。

枸杞煎，大补益，令人充悦，极治诸风，久服延年方。

枸杞根（洗刮去苗土，细切三斗，勿取冢墓上者，以水七斗煮取三斗），生地黄汁（三斗）。

上相和，入银锅内，以文火煎如稀饧，用瓷器盛，密封盖。每日空心，以酒调半匙服之，晚再服弥善。

（二）洪遵《洪氏集验方·卷第一·琼玉膏》节选（宋，公元 1170 年）

其中较有名且一直沿用至今的当属南宋医家洪遵所著《洪氏集验方》中的琼玉膏。洪遵（1120—1174 年）。字景严，鄱阳（今江西鄱阳）人，曾任翰林学士、同知枢密院事。临政之暇，洪遵熟读医书，关心民瘼，收集医方，并事治疗，多获效验。于乾道六年（1170 年），其将生平经验方或传闻有效者，集为《洪氏集验方》五卷，载临床各科病证治方及灸法。书中还有一著名方剂——还少丹，应用广泛，疗效显著。

琼玉膏药性平和，古人誉之"起吾沉瘵，珍赛琼瑶"，故称之为"琼玉膏"。膏中重用生地黄，取其滋阴壮水，水盛火自灭的作用；白蜜为百花之精，性润益肺，且能缓燥急之火；人参益气健脾；茯苓味淡气薄，有化痰渗湿之效。全方起滋饮润肺、益气补脾之效。原膏方记载如下。

新罗人参（二十四两，春一千下，为末），生地黄（一秤十六斤，九月采，捣），雪白茯苓（四十九两，木春千下，为末），白沙蜜（十斤）。

上件，人参、茯苓为细末，蜜用生绢滤过，地黄取自然汁，捣时不得用铁器，取汁尽去滓用。药一处拌，和匀，入银石器或好瓷器内封用，如器物小，分两处物盛。用净纸二三十重封闭，入汤内，以桑木柴火煮六日，如连夜火即三日夜。取出，用蜡纸数重包瓶口，入井内，去火毒，一伏时。取出，再入旧汤内，煮一日，出水气。取出开封，取三匙，作三盏，祭天地百神，焚香设拜，至诚端心。每晨朝，以二匙温酒化服，不饮者，白汤化之。此膏填精补髓，肠化为筋，万神具足，五脏盈溢，髓实血满，发白变黑，返老还童，行如奔马，日进数食，或终日不食亦不饥，关通强记，日诵万言，神识高迈，夜无梦想。人年二十七岁以前，服此一料，可寿三百六十岁；四十五岁以前服者，可寿二百四十岁；六十三岁以前服者，可寿百二十岁；六十四岁以上服之，可寿至百岁。服之十剂，绝嗜欲，修阴功，成地仙矣。一料分五处，可救五人痈疾；分十处，可救十人劳瘵。修合之时，沐浴志诚，勿轻示人。

干咳者，有声无痰，火来乘金，金极而鸣也。此本元之病，非悠游渐渍，难责成功。若误用苦寒，祇伤脾土，金反无母。故丹溪以地黄为君，令水盛则火自息；又损其肺者益其气，故用人参以鼓生发之源；虚则补其母，故用茯苓以培万物之本；白蜜为百花之精，味甘归脾，性润悦肺，且缓燥急之火。四者皆温良和厚之品，诚堪宝重。郭机曰：起吾沉瘵，珍赛琼瑶，故有琼玉之名。

【医案】

平望镇张瑞五，素有血证。岁辛丑，余营葬先君，托其买砖灰等物，乡城往返，因劳悴而大病发，握手泣别，谓难再会矣。余是时始合琼玉膏，未试也，赠以数两而去，自此不通音问者三四载。一日镇有延余者，出其前所服方，问：何人所写，则曰：张瑞五。曰：今何在？曰：即在馆桥之右。即往候之，精神强健，与昔迥异。因述服琼玉膏后，血不复吐，嗽亦渐止，因涉猎方书，试之颇有效，以此助馆谷所不足耳。余遂导以行医之要，惟存心救人，小心谨慎，择清淡切病之品，俾其病势稍减，即无大功，亦不贻害。若欺世徇人，止知求利，乱投重剂，一或有误，无从挽回，病者纵不知，我心何忍。瑞五深以为然，后其道大行，遂成一镇名家，年至七十余而卒。（《洄溪医案》）

（三）闻人耆年《宋本备急灸法·诸发等证·骑竹马灸法》节选（南宋，公元1226年）

宋代还出现一些组方单一，制作方法简便的膏方，如闻人耆年《宋本备急灸法》中记载用于痈疽的国老膏。

"法灸之，仍服五香连翘汤，甚则转毒散，立见功效。此所谓要识轻重缓急也。

又云：余亲以灸法灸人甚多，皆获奇效。如遇灸穴在所发之疽相近，则其灸罢良久便觉艾火流注，先到灸处，其效尤速。若离所发疽边，则不甚觉其火气流注，灸疮亦发迟。然痈疽在左则左边灸疮先发，在右则右边灸疮先发。盖艾火随流注行于经络使然也。灸者宜预知此意，不须疑惑，但要依法灸之，使毒散越，不致内攻，便有向安之望。

又云：尝究痈疽之作，皆积微而至著。及其热之骤也，如山源之水一夕暴涨，不能小决，使导乃筑塞之势则大决，伤人必多矣。势既奔冲，治之宜急，苟徒以猛烈之药外涂肌肉，闭塞毛窍，使毒气无所从出，是谓闭门捕贼，必有伤主之害也。法当自外以火艾，引泄毒气，然后分阴阳而服药可也。分阴阳服药说，备载绍兴官库所刊李迅与兴明州医家所刊李世英痈疽方论。

绿豆乳香托里散方（托毒气不入心）：绿豆粉（一两），乳香（半两）。上为末，和匀，生甘草水调下。

国老膏方（使毒气不入内）：甘草（大者，二两，细锉，长流水浸一宿，揉令浆汁浓，去尽筋滓，再用绢滤过，银石器内慢火熬成膏，以瓷器收贮），每服一二匙，和酒调服，白汤调下亦得，微利为度。"

金元《饮膳正要》

胡思慧《饮膳正要》节选（元，公元1330年）

最先将膏方引入食疗中，此时，滋补强壮类膏方盛行，以元朝饮膳太医胡思慧编著的《饮膳正要》为代表。

"荔枝膏：生津止渴，去烦。

乌梅（半斤，取肉），桂（一十两，去皮，锉），沙糖（二十六两），麝香（半钱，研），生姜汁（五两），熟蜜（一十四两）。

右用水一斗五升，熬至一半，滤去滓，下砂糖、生姜汁，再熬去滓，澄定少时，入麝香搅匀，澄清如常，任意服。"

"羊蜜膏：治虚劳，腰痛，咳嗽，肺痿，骨蒸。

熟羊脂（五两），熟羊髓（五两），白沙蜜（五两，炼净），生姜汁（一合），生地黄汁（五合）。

右五味，先以羊脂煎令沸，次下羊髓又令沸，次下蜜、地黄、生姜汁，不住手搅，微火熬数沸成膏。每日空心温酒调一匙头。或作羹汤，或作粥食之亦可。"

"牛髓膏子，补精髓，壮筋骨，和血气，延年益寿。

黄精膏（五两），地黄膏（三两），天门冬膏（一两），牛骨头内取油（二两）。

上件，将黄精膏、地黄膏、天门冬膏与牛骨油一同不住手用银匙搅，令冷定和匀成膏。每日空心温酒调一匙头。"

明代《摄生总要》《医学纲目》《景岳全书》《本草汇言》《仁文书院集验方》

在明代，用血肉有情之品调补身体颇为盛行。

（一）洪基《摄生总要·卷四·龟鹿二仙膏》节选（明，公元 1638 年）

"治虚损精极者，梦泄遗精，瘦削少气，目视不明等证。久服大补精髓，益气养神。鹿角二斤，龟版一斤，枸杞子六两，人参三两。上将鹿角截碎，龟版打碎，长流水浸三日，刮去垢，用砂锅河水，慢火鱼眼汤，桑柴煮三昼夜，不可断火，当添热水，不可添冷水，三日取出晒干，锉为末，另用河水将末并枸杞、人参又煮一昼夜，滤去渣，再慢火熬成膏，初服一钱五分，渐加至三钱，空心酒服。"

（《御纂医宗金鉴》：李中梓曰人有三奇，精、气、神，生生之本也。精伤无以生气，气伤无以生神。精不足者，补之以味。鹿得天地之阳气最全，善通督脉，足于精者，故能多淫而寿；龟得天地之阴气最具，善通任脉，足于气者，故能伏息而寿。二物气血之属味最纯厚，又得造化之元微，异类有情，竹破竹补之法也。人参益气，枸杞生精，佐龟鹿补阴补阳无偏胜之忧，入气入血有和平之美。由是精生而气旺，气旺而神昌，庶几龟鹿之年矣，故曰二仙。）

（二）楼英《医学纲目·肺大肠部·喘》节选（明，公元 1565 年）

平江洗伯宁，家丰，好内厚味，每年到四月九月内必发气喘，抬肩吐痰，脉沉涩而细数，诸医用平肺之药，数年不愈，如此者六七年。用人参生地黄膏，和当归、牛膝、肉苁蓉、枸杞子、五味子、知母、黄柏、天门冬、玄参末为丸，如桐子大。每服百丸，空心服，以救肺虚。又用阿魏、黄连、山楂、沉香、牛黄、辰砂、胆星、陈皮、神曲，糊为丸，如桐子大，临卧姜汤下三四十丸，治厚味。服讫，复用琼玉膏一剂，继服之而安。

（三）张介宾《景岳全书·卷六十一长集·妇人规古方》节选（明，公元 1624 年）

《良方》益母丸：一名返魂丹。治妇人赤白带，恶露时下不止，及治妇人胎前产后经中诸般奇痛，无所不疗。

《本草》云：此草胎前无滞，产后无虚，故名益母。

益母草一味，一名茺蔚子，一名野天麻。方梗，对节生叶，叶类火麻，四五月间开紫花是，白花者非。

上于五月采取晒干，连根茎叶，勿犯铁器，磨为细末，炼蜜丸，如弹子大。每服一丸，用热酒和童便化下，或随证用汤引送下。一方：以此为末，每服二钱，或酒或童便，或随证用引服之。一方：凡产时仓卒未合，只用生益母草捣汁，入蜜少许服之，其效甚大。

益母膏方：依前采取捣烂，以布滤取浓汁，用砂锅文武火熬成膏，如黑砂糖色为度，入瓷罐收贮。每服二三匙，酒、便调下，或于治血汤药中加一匙服之，尤妙。

《良方》夺命丹：治瘀血入胞，胀满难下，急服此药，血即消，衣自下。按：此方颇有回生丹之功用，下死胎必效，须用当归方。附子（炮，半两），干漆（碎之，炒烟尽），牡丹皮（各一两）。上为细末，另用大黄末一两，以好醋一升同熬成膏，和前药丸，桐子大。温酒吞五七丸。一方有当归一两。

回生丹：治妇人产后诸疾，污秽未净，及一切实邪疼痛，死胎瘀血冲逆等证。

大黄膏法：用苏木（三两，河水五碗，煎至三碗，去渣听用），红花（三两，炒黄色，用好酒一大壶，煮十余滚，去渣听用），黑豆（三升，煮熟存汁三碗，去豆去皮，晒干为末，俱听用），大黄（一斤，为末，用好醋八碗熬成膏，次下红花酒、苏木汤、黑豆汁搅匀，又熬成膏，盆内收盛候用。将锅焦焙干为末，同豆皮末俱入之）。

人参、白术、木瓜各三钱，当归、川芎、延胡索、苍术、香附童便炒，蒲黄、赤茯苓、桃仁泥、熟地各一两，牛膝、三棱、山茱萸、五灵脂、地榆、甘草、羌活、陈皮、白芍各五钱，良姜四钱，乌药二两半，木香、乳香、没药各一钱。

上为末，用前大黄膏为丸，弹子大，金箔为衣。不拘时，随证择用汤引送下一丸。

（四）倪朱谟《本草汇言卷之四》节选（明，公元 1624 年）

集方治血崩、血漏、血淋、血带，不拘新久，用地黄三斤煎浓汁数碗，再加川黄连、真阿胶、牡丹皮、人参各一两，同汁煎稠，滤去渣，缓火慢煎熬成膏，早晚各服十余匙，白汤下，如久病虚极，本方再加鹿胶四两，如法服。

治吐血不止，用生地黄捣汁一升二合，入真鹿角胶三两，砂锅内煎以胶化尽为度，每服一二杯。

治心热吐衄，以脉数能食者，用生地黄汁一升入酒煮，大黄膏一两同熬，将稠滤去大黄，以生地膏汁频频饮。

治鼻出衄血不止，用生地黄和地龙共捣成膏，以薄荷汤调服，每次半盏，徐徐饮即止。

治吐血便血，以生地黄汁一升铜器煎，沸入牛皮胶一两，待化再入姜汁半盏，分五服即止。

治肠风下血，用生地黄酒浸，煮捣膏三两，北五味子、姜炭各一两、苍术二两共为末捣，和地黄膏为丸，每早晚各服三钱。

（五）邹元标《仁文书院集验方七卷·卷四》节选（明，公元 1620 年）

凡老人虚损气血两衰还元膏。

鹿角胶、乳汁、白茯苓、仙茅、黑豆、蜜蜂糖、人参、韭菜子，共八味炼成膏作饼，老弱此方健脾养血，固精益寿，名八仙膏，可常服，不拘汤酒送下。此方华山太原道士服，活二百余岁。

清《临证指南医案》《沈氏女科辑要》《续名医类案》《类证治裁》《医学从众录脉息》《景岳新方砭》《慎五堂治验录》《竹亭医案》《清太医院配方》

清代长三角一带膏方已为医家习以为常的治疗手段，有不少医案处方流传，成果甚丰，膏方进入繁荣期，与今天的海派膏方渊源颇深。

（一）叶天士《临证指南医案·中风》节选（清，公元 1746 年）

"天冬（四两），麦冬（八两），长白沙参（八两），明天麻（四两，煨），白蒺藜（照前制，四两），甜梨汁（一斤），芦根汁（流水者可用，八两），青蔗浆（一斤），鲜竹沥（八两），柿霜（四两）。

先将二冬、沙参、天麻、白蒺藜加泉水煎汁滤过，配入四汁同熬成膏，后加柿霜收，每日下午食远服五钱，百滚水调服。

又下虚上实，君相火亢，水涸液亏，多有暴怒跌仆之虞。此方滋液救焚，使补力直行下焦，不助上热。

议铁瓮申先生琼玉膏方。鲜生地水洗净捣自然汁二斤，绵纸滤清，随和入生白沙蜜一斤。另置一铅罐，或圆铅球，盛前药封坚固，用铁锅满盛清水中，做井字木架，放罐在上，桑柴火煮三昼夜，频添水不可住火。至三日后，连器浸冷水中，一日顷取出，入后项药。

人参（蒸烘研细末，六两），白茯苓（蒸研粉，十六两），真秋石（银罐内煅候冷研，一两）。三味拌入前膏，如干豆沙样，收贮小口瓷瓶内，扎好勿令泄气。每早百滚水调服五六钱。"

（二）沈又彭《沈氏女科辑要·月事不来》节选（清，公元 1764 年）

"虚者，无血可行也，景岳谓之血枯宜补，赵养葵补水、补火、补中气三法，最为扼要。雄按补水勿泥于六味，补火勿泥于八味，补中气勿泥于归脾。寇宗奭曰童年情窦早开，积想在心，月水先闭，盖忧愁思虑则伤心，心伤则血耗竭，故经水闭也，火既受病不能荣养其子，故不嗜食，脾既虚则金气亏，故发咳嗽，既作水气竭，故四肢干木气不充，故多怒发鬓焦筋痿，五脏以次传遍故卒不死，然终死也，比于诸劳最为难治……雄按此证最难治，六味碍脾，归脾助火，唯薛一瓢滋营养液膏加小麦、大枣、远志庶几合法。

娄全善曰经闭有污血凝滞胞门一证，罗谦甫血极膏，一味大黄为末，醋熬成膏，服之利一二行经血自下，是妇人之仙药也。

附录《四科简效方》集灵膏方。人生五十，阴气先衰，老人阴亏者多服之。筋骨柔和，驻颜耐老。

西洋参（刮去皮，饭锅内蒸九次，日中晒九次），甘枸杞、怀牛膝（酒蒸）、天冬、麦冬、怀生地、怀熟地、仙灵脾。以上八味等分，照前法熬膏，白汤或温酒点服，此峻补真阴。

附录《四科简效方》滋营养液膏方。

女贞子、墨旱莲、霜桑叶、黑芝麻、黄甘菊、枸杞子、当归身、白芍药、熟地黄、黑大豆、南烛叶、白茯神、葳蕤、橘红、沙苑蒺藜、炙甘草。

天泉水熬浓汁，入黑驴皮胶，炼白蜜各三两，收之瓷瓶封窖，去火气每日卯时开水点服五六钱，名滋营养液膏，为悦性怡情之妙药。"

（三）魏之琇《续名医类案》节选（清，公元 1770 年）

燥。喻嘉言治叶茂卿子，出痘未大成浆，其壳甚薄，两月后尚有着肉不脱者。一夕腹痛，大叫而绝，令取梨汁入温汤灌之，少苏。顷复痛绝，灌之又苏，遂以黄芩二两煎汤和梨汁与服，痛止。令制膏子药频服，不听。其后忽肚大无伦，一夕痛叫，小肠突出脐外五寸，交组各二寸半，如竹节壶顶状，茎物绞折，长八九寸，明亮如灯笼。此实未经闻见，以阿胶、黄芩二味，日进十余剂。三日后始得小水，五日后水道清利，脐收肿缩而愈。

门人骇问，答曰：夫人一身之气，全关于肺，肺清则气行，肺浊则气壅，肺主皮毛，痘不成浆，肺热而津不行也。壳着于肉，名曰甲错，甲错者，多生肺痈，痈者，壅也，岂非肺气壅而然欤？腹痛叫绝者，壅之甚也。壅甚则并水道亦闭，是以其气横行于脐中，而小肠且为突出。至于外肾弛长，尤其剩事耳。用黄芩、阿胶清肺之热，润肺之燥，治其源也。气行而壅自通，源清而流自清矣。缘病已极中之极，惟单多用，可以下行取效，故立方甚平，而奏功甚捷耳。试以格物之学，为子广之。凡禽畜之类，有肺者有尿，无肺者无尿。故水道不利而成肿满，以清肺为急（肺主通调水道，又水出高原，故谓之化源）。此义前人阐发不到，后之以五苓、五皮、八正等方治水者，总之未悟此旨。至于车水放塘，种种劫夺膀胱之剂，则杀人之事矣，可不审哉。

劳瘵。一贵妇病瘵，得神传膏方，乃草一味，每用一斤，净洗晒干为末，入生蜜二斤和为膏，以器盛之，忌铁，一日一蒸，九蒸曝乃止。病人五更起，面东坐，不得言语，以匙抄药四匙服之。良久，以稀粟米粥饮下之。药只冷服，米饮亦勿大热。或吐或否不妨，如久病肺损咯血，只一服愈。寻常嗽血妄行，每服一匙可也。既而九日药成，前一夕病者梦人戒令翌日勿乱服药。次日将服药，屋上土坠器中不可用。合成将服药，为藉覆器，又不得食。再合未就，而人卒矣。

（四）林珮琴《类证治裁》节选（清，公元1839年）

《类证治裁·卷一·中风》节选

孙。高年上盛下虚，头眩肢麻，耳鸣舌强，值少阳司令肝风内震，脉象浮洪，消谷善饥，便溏汗泄，皆液虚风动之咎。交夏火旺，遂口祸言謇，此火风袭络类中显然，最防倾仆痰涌。又午刻火升，头汗身热，其由来则本阴不交阳，无攻风劫痰之理。治以水涵木，兼摄虚阳。熟地（五钱），五味子（五分），麦冬（钱半），茯神（三钱），牡蛎（醋煅研，三钱），甘菊（炒钱半），鲜石斛（三钱），白芍（二钱），川贝母（钱半），丹皮（一钱），阿胶（水化，二钱）。三服诸症悉退，脉渐平，惟夜卧少安帖，此肝虚而魂失静镇也。原剂中加龙骨（煅，七分），接服勿间。另订膏方，即用前味加洋参、芡肉、莲实、桑枝（取嫩者），熬膏收贮，窨退火气，每服五钱。能加意调摄，可望回春。

《类证治裁·卷一·温》节选

房师午园张公，高年上盛下虚，案牍劳神，冬春不寐，感温呛咳，晕仆，两寸脉洪大，由平昔阳不交阴，内风上冒，兼引温邪，表里煽动，症见眩仆，喉痛声哑，舌如煤熏。夫心为君主，义不受邪，因春温伤肺，逆传心包，神明俱为震动，且素饵桂附，致炎阳独亢，营液内劫。此怔忡无寐根由，师言昔病足痹，徽医用祛风药兼桂附得效，近三年矣。愚谓风药多燥，况桂附乎，以脉症参时令，宜辛凉轻剂，于熄风润燥中，佐以滋阴安神。不过一剂，当夜自能成寐，再剂呛嗽除，悸眩止矣。初剂：鲜生地（三钱）、沙参、麦冬、淡竹叶、栝蒌仁、甘菊（炒）、山栀、茯神（各二钱）、贝母、甜杏仁（炒研，各钱半）、枣仁（八分）、蔗汁（一杯），诸品清轻凉润，能除上焦弥漫之邪、兼入空窍熄风火，除悸眩，清音平嗽，若重浊便无效。再剂：前方加天冬、玉竹、百合，减蒌仁，六七服诸症平，舌色复故。后用膏方：三才膏加五味、核桃、牛膝、茯神、枣仁、柏子仁、白芍、玉竹、杞子，熬膏，白蜜收，白汤化服（诸品能交心肾，安神志，利腰膝，兼使金水相涵，阴阳和平，自无上盛下虚之患矣）。

《类证治裁·卷二·劳瘵》节选

印氏，脉细涩，营卫素亏，秋冬背寒胫冷，经事愆期，从未孕育，乃冲、任、督经虚，宿恙延为劳怯重症。近日咳嗽，唾痰多，在夜半及清晨为剧。想脾聚宿痰，瘤时为呼吸引动，因呛咳不已，先服平嗽煎剂，再订膏方，专理奇脉。川贝、甜杏仁、蒌皮（俱炒研）、茯苓、前胡、橘红、白术、炙草、潞参、桑皮（蜜炙）、姜枣煎。三服嗽定，去蒌皮、前胡，加莲子、山药、五味、杞子（俱炒），再服数剂。俟嗽愈，服膏方：骨脂、杞子、沙苑、归身、杜仲、菟丝饼、核桃肉、芡实（炒）、牛膝（酒蒸）、首乌（制）、茯神、玉竹同熬，用鹿角胶加倍收胶。日服五钱，宿恙渐瘳。

（五）陈修园《医学从众录脉息》《景岳新方砭》节选（清，公元 1845 年）

治厥发丑寅，阳明少阳之阳震动。

生地、天冬、阿胶、鸡子黄、生龙骨、小麦，水煎服。本方只小麦、大枣、甘草三味，治妇人脏躁，悲哀欲哭。

叶天士方

羚羊角、石菖蒲、胆星、远志、连翘、钩藤、天麻、橘红，水煎服。治惊恐，阳升风动，宿痫遂发，吐痰呕逆，不言，络脉失利也。

叶天士药膏方

鲜鳖甲、龟版、猪脊髓、羊骨髓、生地、天冬、阿胶、淡菜、黄柏，熬膏，早服七钱，午服四钱。

案云：尝治顾某阴络空隙，内风掀然鼓动而为厥。余用咸味入阴和阳，介类有情之潜伏，颇见小效。但病根在下深远，汤剂轻浮，焉能填隙，改汤为膏，取药力味重以填实之，亦止厥一法。

两仪膏

人参（半斤或四两），大熟地（一斤），以河水熬膏不拘时服。

治精血大亏，诸药不应，或以克伐太过，耗损真阴，凡虚在阳分而气不化精者，宜参术膏，若虚在阴分而精不化气者，莫妙于此，其有或未至大病而素觉阴虚者，用以调元，尤称神妙。

（六）钱艺《慎五堂治验录》节选（清，公元 1912 年）

（案 183）陆芝兰室，壬午十一月二十四日，葫芦泾。呕血盈碗，肤黄足肿，耳鸣眩晕，目暗无光。刻下血虽止而脘间仍有上冲泛恶，此原虚而肝逆不和也。拟调肝和胃治之，血不上冒则妥。

赤芍（一钱半），炙甘草（二分），降香汁（五分），苡仁（三钱），杞子（三钱），金石斛（一钱半），全丹参（三钱），竹青（一钱半），菊花（三钱），代赭石（三钱），淮牛膝（六分），藕汁（五匙）。

失血后调理，拟用归脾汤加味熬膏日服，使周身之气咸归于脾，脾气得旺，血有所生，气血充足，何忧腰酸、经断、肤黄、泄泻之不已哉？

党参（三两），广木香（七钱），生地（三两），杜仲炭（四两），黄芪（二两），南茯神（四两），益智（七钱），紫石英（三两），於术（一两），远志肉（六钱），杞子（一两半），新会皮（八钱），归身（一两半），炒枣仁（一两半），白芍（一两半），灶心土（四两），炙草（一两），龙眼肉（二两），楝实（五钱），生香附（三两），丹参（一两半），大红枣（三两），冬虫夏草（五钱）。

上药河水浸，文火熬浓，去渣，用饴糖三两收膏，每日米饮冲服五匙。

（案189）余太太，壬午十月，东皋村。服两和木土，腹痛下利俱减，痰亦渐少，惟午后形寒。此血去营虚也，前方添以调营。

白芍（三钱），炙草（五分），茯神（三钱），山药（三钱），归身（一钱半），陈皮（五分），杜仲（一钱半），谷芽（五钱），金斛（一钱半），大枣（二枚，姜炒），伏龙肝（三钱）。

肝脾不和，藏统失司，补营为主，佐以两和，数十剂而病减十之八九。近因肺受寒邪，以辛温之品发散之。

苏叶（五分），甘草（五分），牛蒡子（一钱半），前胡（一钱半），桑叶（一钱半），白菊花（四钱），橘红（五分），杏霜（一钱半），旋覆花（一钱半），姜、枣。

膏方用《千金》内补建中汤加山药、牡、仲、莲、斛（癸未秋分故）。

（案190）周师泰，壬午十一月，东皂泾。喘咳交冬必发，昨日陡患腹中气上冲胸，吐蛔心悸，头疼肢冷，喘咳痰声如锯，脉细带弦，右寸浮滑。肝阳犯胃凌心，宿饮乘势上泛，权拟镇降。

代赭石（五钱），制半夏（三钱），橘皮（七分），苏梗（一钱半），旋覆花（三钱），茯苓（三钱），姜片（四分），楝实（七分），螺蛳壳（五钱），川桂枝（一分半），竹皮（一钱半），左金丸（二分），广郁金汁（二匙）。

一剂痰平，食粥复病。加焦谷芽一两、生香附二钱，去苏梗、郁金，更以苓桂术甘汤加车、膝、桑皮善后。

（案191）陆颂臣夫人，壬午。背疼目胀，经来百节烦疼，目花耳鸣，作血枯气竭肝伤，用岐伯血枯方得效，膏剂仍宗原法增味。

乌贼骨（四两），熟地（三两），麦冬（一两半），茯神（三两），茜根炭（一两），杞子（一两半），黄芪（二两），西洋参（二两），线鱼胶（一两），归身（一两半），苁蓉（一两半），沙苑子（一两半），黄雀卵（十二枚），香附（二两），白芍（一两半），紫石英（一两半），湖杜仲（五两）。

煎膏出火气，每日用橘叶或砂仁汤送下五六钱。甲申八月已怀麟五六月矣。

（案 192）童翼臣姨丈膏方，庚辰十一月二十日定。易伤风邪，耳鸣，心用过度则悸，是肺金相傅不足也。

黄芪（五两），防风（一两），西洋参（三两），於术（一两），百合（三两），茯神（三两），北沙参（三两），丹参（一两半），杞子（一两半，青盐拌），菊花（四两），柏子仁（三两），黑豆衣（三两），白芍（一两半），桑枝（四两），桑叶（三两），川楝子（一两）。

雨水浸药一昼夜，桑柴文火熬浓，去渣，用饴糖三两、藕粉二两收膏。早晚米饮调服三匙。

（案 193）童伯田。酒毒伤胃，舌麻干辣，甘寒救之。庚辰年十一月二十日定膏滋方。

青蔗汁（五两），秋梨汁（三两），藕汁（一两半），甘草（一两），天门冬（三两），甜杏仁（三两），当归（一两半），菊花（三两），麦冬（一两半），川贝母（一两半），络石（三两），白蜜（一两半），西洋参（一两），冬瓜子（五两），首乌（三两），竹沥（三两），南沙参（三两），川百合（五两），黄芪（三两），鲜石斛（四两），枇杷叶（八两），桑枝叶（各四两）。

如煎膏法，每晨开水冲服五匙。

壬午年膏方。舌麻已愈，左胁动跃不安，间有不寐，经筋引牵作痛，宜养肝血肃肺气为主，佐以甘凉濡胃品。

生枣仁（三两），麦冬（二两），甜杏仁（三两），黄芪（三两），葡萄干（三两），百合（一两半），冬瓜子（五两），首乌（三两），细生地（三两），甘草（一两），枇杷叶（五两），归身（二两），西洋参（一两），沙参（三两），丝瓜络（三两），香附（一两半），川石斛（三两），梨肉（三两），甘蔗汁（五两），桑枝（八两）。

用流水浓煎，去渣，阿胶一两半、藕粉三两收膏。

（案 194）童采廷，庚辰年。贵恙稽查经络，乃少阳胆、阳明胃之部位，良由胃虚气弱，湿泛为痰，得少阳之风则上涌于空隙之所致，成窠囊之垒。喻氏云宜猛烈之药以剔之。但其来非暴，攻之当渐。兹议膏方，宗消补并用法。

防风（一钱半），沙参（三两），牡蛎（三两），鲜石菖蒲（八钱），黄芪（五两），於术（一两半），九制胆星（一两），升麻（一钱半），归身（一两半），茯神（三两），橘皮（一两），姜制半夏（二两），党参（四两），苁蓉（一两半），天虫（二两），生广木香（一两），蛤壳（一两半），甘草（一两），米粉（三两，收入），天花粉（三两）。

煎用流水、桑火，米粉收膏。每卧海粉汤冲服两许。

（案 195）范茂，辛巳仲冬朔，赵家港。去岁黄疸，今秋疟肿，俱用补土制湿而痊，拟膏滋方，从四君子汤增味。

党参（六两），甘草（一两），制半夏（三两），菊花（三两），於术（三两），陈皮（二两），仙灵脾（一两半），有芪（四两），茯苓（七两），苡仁（七两），淮山药（三两），归身（一两半），泽泻（一两半），杜仲（五两），五加皮（五两），茵陈（三两），冬虫夏草（一两）。

上药河水浸一日，入铜锅内，桑柴文火熬浓，去渣滤清，再煎至厚，用藕粉二两收膏，贮瓷器内，每晨砂仁汤冲服五六钱。忌食莱菔、黏腻等物。

（案 196）范俊甫母，辛巳十一月初二日，朔望泾。张石顽曰：久虚不愈，治唯有补肾益胃两途，舍此竟无别法。盖肾是封藏之本，胃为生化之源。以中胃如釜，命火如薪，要此真火上蒸，腐熟水谷而化精微，则肢体常泰，津液四布。云为动作俱赖是也。今腰腹觉冷溶溶若坐水中，久坐火升，夜分间或不寐，右胯胀痛，耳蜗响如蝉鸣，肾虚带脉不引也。畏闻声响，易饥憎风，所用药饵合度殊少，阳明虚，卫外不固也。兹拟膏方，从补胃益肾治。第虚极之体，阴阳易于畸重畸轻，故用小剂侦探，如合病机，照方加进可也。

潞党参（一两半），归身（八钱），白芍（一两），於术（七钱），南沙参（二两），黄芪（一两半），甘草（三钱），石斛（一两），茯苓（一两半），北沙参（一两），生地（一两半），枸杞（八钱），东洋参（一两），益智（三钱），苁蓉（五钱），龙骨（七钱），西洋参（一两），橘皮（五钱），杜仲（一两半），牡蛎（一两半，生）。

上用河水浸，桑火熬浓，去渣，再熬至厚，用鹿角胶四钱、陈阿胶七钱收膏。每晨淡盐汤冲服五匙。

（案 332）陆竹坪，十一月。疟后痢，痢后疟，疟后复痢，痢后复疟，已累一岁，按法治之二月而始定。刻下饮食如常矣，惟两膝之痛或发或止，或肿或不肿，内热溲黄，究属久恋之邪未净，是痿症之渐也。《经》云：治痿独取阳明。遵其旨为之，希报绩焉。

金石斛（一钱半），西茵陈（三钱），桑枝（一两），黄芩（五分），忍冬藤（五钱），麦门冬（一钱半），枇杷叶（五钱），细生地（三钱），甘草节（五分），东壁土（一两）。

病久元虚渐复，法当膏滋培补，暂用小剂侦探。

生地（四钱），天麦门冬（各一钱半），茵陈（一钱），杜仲（一钱半），熟地（三钱），忍冬藤（五钱），茯神（二钱半），阿胶（一钱），黄柏（一钱），金川石斛（合四钱），甘草（六分），枇杷叶（五钱）。

（案451）叶慰生母，丁亥十月初九，南码头。诊脉百至，左关肤热灼指，中候滑大，两尺左部微弱，右部略强，神情烦躁，夜分少寐，亥刻背部凛寒，渐渐转热，热已汗出，天已明晓，咳喘大作，气短懒言。揆之以理，想亥为阴阳之交，位居极下，阳虚不振，背部凛寒；肾不主气，冲脉直冲清道而喘急痰涌。况太阳行身之背位，在关元之下，子后阳生，阳生而转热。太阳不固，汗出溲数；肝木内郁，胸闷神烦，肤热灼指矣。述癸事到而其病作，其为下元虚却可知。兹拟摄纳和阳法，希有效也……膏滋方。《经》以肾者，足少阴也，其脉直者从肾上贯肝膈，入肺中，循喉咙，夹舌本；其支者从肺出络心，注胸中，是动则并咳唾，喝喝而喘，坐而欲起，心如悬，若饥状。盖肾为根本之脏，封蛰之本，左右有二，一阴一阳，互相交纽，为生生化育。惟封蛰不露，斯福龄无病。而肝为肾子，母气一衰，水不生木。肝属风脏，于卦为震，内风一动，龙雷相火迅速飞腾，陡升莫制。将肾中之水液波扬不宁，逆奔而上，喘痰之来势属潮涌，有莫能制伏之状。所以子丑寅三时为甚，尤为此病之征也。尺脉洪革则病至，小弱则病休，又为此病之二征也。拙投填补则相安，费氏用涤痰则不合，又为此病之三征也。刻下冬节已过，商投厚味以滋填，酸以收之，金石以镇之，介类以潜之，滋清以凉肝，引之导之，复入清肺以化痰，肃天气而伸其治节之权，使日朗风和而天清地爽，海不扬波矣。

大原地、高丽参、甘杞子、胡桃、牛膝、活磁石、生牡蛎、肉苁蓉、归身、黄肉、紫白石英、败龟甲、葡萄干、山药、茯苓、桑白皮、补骨脂、远志肉、石斛、流水煎阿胶收膏。

（案452）沈心斋室，丁亥十月初三，南码头。膏子方。种种病状前案申说已著，毋庸再赘。询知病由十年前血崩而起，调理多经名手，未奏寸功。淹缠至今，日以加剧。思癸水必诸路之血，贮于血海而下，其不致崩决淋漓者，任脉为之担任，带脉为之约束，二维二跷之护卫，督脉以总督其统摄，肝肾位下以拥固之。今者但以冲脉之伤而血下，诸脉咸失其职司，证果是虚，日饵补品不应，未达奇经之理耳。考诸《经》

训，"阴虚阳搏谓之崩""阴络伤则血内溢"，血乃"水谷之精气，和调于五脏，洒陈于六腑"，源源而来，生化于心，统藏于脾，藏摄于肝，宣布于肺，施泄于肾，灌溉一身，所在皆是。上为乳汁，下为月水，上以应月，月以三十日而一盈，癸事三旬而一至，应月满则亏，亏极则病，血亏无以配阳，阳盛则搏阴络，络伤则血妄行，血去则气随以病，气血交病，阴阳偏胜，五脏相互克制，二气莫得其平。驯致肝阳勃动，眩晕耳鸣；横凌中土，气触脘痛；心无血养，心悸火升；肾虚水不生肝，腹中热灼，喉嗌干痛；阳动则风随，筋瘈抽痛，大骨酸疼，肌肉瞤聂，肢尖麻木。至于癥瘕聚气，乃络痛而气聚也。兹拟膏方，理宜扼要肝经，女子以肝为先天也；肾次之，以肾水能生肝木也；脾胃又次之，以为生化之源也；肺心又次之，以治节行而气不逆，主明则下安也。方用玉横先生一贯煎加味，使肾水以生之，血液以濡之，肺金清肃之，令以平之，中宫坤顺之土气以植之，土气健而生化旺，气血盛则骨正筋强。然必须怡悦情志，省力安闲，添以节饮食，慎寒温，经年善调，可望有成。戊子季春，此病又发，用定风合青松药酒，又效。

甘杞子、西洋参、乌贼鱼骨、南沙参、大白芍、淡肉苁蓉、细生地、石决明、沙苑蒺藜、麦门冬、淡银贡、煨明天麻、秦归身、川楝子、鲜丝瓜藤、大甘草、川石斛、真番桃干、贡山药、老莲子、大红枣子。

上用雨水浸桑柴文火熬浓，去渣，收入鲜竹沥、陈阿胶成膏，米饮下。如气愤用苏梗摩汁冲服。

（七）崇明人孙采邻《竹亭医案》节选（清，公元 1911 年）

（案 32）孝廉叶卓卿乃祖梅坡翁病后调理膏滋方

孝廉叶卓卿乃祖梅坡翁，八十岁，甲午孟秋，大病之后调理，膏方附下并案。大病将瘥，脾阳未复，运化机迟，荣阴不滋，肠燥便闭，脉形虚软。补其中，调其荣，而气既充满，血亦流行，阴阳和而英华发，高年恙后，颇合时宜。

西党参（三两），生黄芪（一两半，盐水炒），焦冬术（二两），茯苓（一两半），制首乌（三两），柏子仁（二两），女贞子（二两），茯神（一两半），当归身（一两半），酸枣仁（一两半，炒），怀牛膝（一两，蒸），杜仲（一两半，炒），益智仁（一两半），新会皮（一两半），砂仁（一两），炙草（一两）。

上药十六味，如常法煎膏，候膏成，量加炼白蜜和匀，用磁器收贮，置井水盆内退火气一宿。每晨空心服五六钱，隔汤炖服，如膏厚稍和滚水冲服。

（案 58）吴菊圃室人呕痛作胀，沉疴积岁治验

又，九月三十日诊，膏滋方：

生黄芪（五两），西党参（六两），玉竹（八两），山药（三两，炒），鹿角霜（二两），鹿角胶（二两，炒珠），茯神（二两），归身（一两半），炙甘草（一两半），菟丝子（二两，蒸），南枣（五两），杜仲（二两，盐水炒），制首乌（五两），制香附（三两，四制），陈皮（一两半）。

上药十五味如常法煎膏，煎至滴水不散，用瓷罐收贮，悬挂井中一夜以退火气。每早用六七钱，如膏厚少和滚水，隔汤炖温服，橘饼汤过口。

此膏服后，腰脊背板之疼刺不松及常常畏冷之势俱止。服至乙酉正月望前方毕，诸证全愈。

（八）《清太医院配方》节选（公元 1959 年）

益母草膏：此药顺气和血，养肝益心，安魂定魄，调经种子，胎漏产难，胎衣不下，血晕、血风、血漏，崩中漏下，尿血泻血，治妇女产后诸疾，悉皆治之。每服二三茶匙，和暖黄酒调，早晚各进一服。又治折伤内损，有瘀血，每遇天阴则痛。益母草八十两，生地二两，白芍一两五钱，当归二两，川芎一两五钱，用水煎透，炼蜜收膏。

清音百花膏：人患咳嗽，痰中带血，声音不亮，喉咙作痛，皆脾肾受伤，以致阴虚火动，冲于上焦，故有此证，此膏润肺清音，宁嗽化痰，止血定喘，解渴生津，滋阴降火。

百合一两，冬花一两，一方加茯苓、桔梗、薄荷，俱等份。蜜丸重二钱五分，熬膏亦可。每服一丸，细嚼，姜汤送下。次噙化一丸，尤效。

枇杷膏：专治劳伤，虚损吐血，咳嗽发烧，身体瘦弱，四肢酸软，精神疲倦，腰背疼痛，饮食不进，及一切留饮停痰，肺气不足等证。凡虚病多服汤剂，则脾胃受伤，饮食减少，病反加重，宜此膏常服之。

枇杷叶（五十六片，新鲜者更佳，洗净毛），秋梨（二筒深脐比佳，去皮心，切片用），白蜜（半盅，大便干燥者多加，大便溏泻者以白糖代之），大枣半斤，建莲肉（四两，不去皮）。

先将枇杷叶放锅内用河水煎汁。去叶，再将群味合入，以莲肉融烂为止，收瓷罐内。随意食之。痰多者加川贝一两，研；若吐血，加藕节二十一个，捣汁同煎收膏，常服之。

法制梨膏。时珍曰：木实为果，草实为蔬，是为济时备药之品。故其温平味甘，阴中之阳也。可升可降，有补有泻，为肺经之药。功验宁嗽化痰，极能宽中理气，解烦止渴，消心内虚胀、生津滋液，理肺气喘急。其功其力，笔难尽述。每服不拘多少，常服为妙。秋梨（五十个，取汁），白藕（一斤，取汁），大萝卜（五个，取汁），生姜（一斤），红枣（一斤），薄荷（二两）。水熬姜、枣、薄荷，去渣，熬稠兑汁，以白蜜收之。

近代上海著名医家膏方妙语录

膏方经验

余治医无所似，而蒙病家以善调理延誉，于是每岁之来乞膏方去者恒数十人。药撷经验所得，聊备采择。第一须识消长之机。夫人身不外气血，气血不外阴阳，阳盛则阴衰，阴盛则阳衰。故见阳衰之证即须推其何以阳衰，阴衰之证即须推其何以阴衰，施补庶能縠入。第须识相互之机。气虚补气，血虚补血，绳墨也。然少火生气，气能摄血。故补气而不补火，补血而不补气，决难尽其能事。第三，须识开阖之机。天地不外开阖，用药不外补泻。补正必兼泻邪，邪去补自得力。设或一味蛮补，终必酿成灾殃。能悟上述三者之妙，临诊处方，自有左右逢源之药。余治刘姓妇女白带，审其纲痰饮，黄明玺胀满，人皆引数病无补法，而以服膏方为戒。然卒因以翻除痼疾，盖能识其机也。总之，治病之要，在求其本。所谓本者，即发病之主因也。能制其主因，则一切枝节不治自愈。而立膏方，尤须导其衰弱之根源与疾病之枢纽，则功效易著，遗患可免。《淮南子》曰：所以贵扁鹊者，知病之所以生也。王应震曰：见痰休治痰，见血休治血，无汗不发汗，有热莫攻热，喘生休耗气，精遗不涩泄。明得个中趣，方是医中杰。真知本之言也！然而环顾医林，其能悟此旨者，果几辈耶？

（秦伯未《膏方大全》，1929 年）

膏滋药丛谈

冬令阳藏，吾人自在知身体上有种种缺陷，而求滋补于医家之门，良有以也。惟兹事所关，至非浅鲜。是以在进服膏滋之前，须有一定之规程。苟躐等草率，非持无益抑滋流弊，是不可以不知也。拟服膏滋之前，首宜察自身有无外邪，如伤风咳欬，形凛头痛，胸闷纳呆等等。有则服药一二剂，俟恢复常度后，始可冲服。否则不顾一切，骤然进补，内蕴之邪，势必胶粘紧闭，永无出路。为患正自浅，此层切须留意。至清理外邪方剂，大概如下：

半夏钱半、陈皮钱半、桑叶钱半、象贝三钱、杏仁三钱、苏梗钱半、枳壳钱半、竹茹钱半。

凡属膏滋方剂，药味必多，功效必宏。惟无论拟方如何对症，选味如何审慎，而体气薄弱之人，对此厚实滋腻之品，每有退避三舍之概。如服后胸腹胀满，纳食不旺，皆其证也。故经济办法，初服膏滋，尽可先煎半料，服后无恙，然后再进一步，如此庶免浪费，即糟蹋亦较少矣。

心理作用，其影响至为伟大。凡初服膏滋，每存怀疑之态度，以及谨惧之观念，顾虑在心，无时或已。于是本无他故者，亦将蜂起变证，拒而不纳矣。复有种人，一服膏滋，即汲汲求功，异常躁急，一若药到即能偿其愿望者。凡此庸人自扰，甚非卫生家之所肯出也。冲服膏滋，宜有恒心，不可视同儿戏，随心所欲，漫无标准。苟服后并无不合，则即宜推诚相与，按时进服，久而久之，自可奏效。每见世人，始服则颇为高兴，终乃作辍无常，淡然视之。此项情状，实非虚语。吾无以名之，谓之曰尚少进服补药之资格而已尔。

配制膏滋，宜求道地，勿贪小利。彼窳劣腐败，赝鼎假冒之物，虽似便宜，其实则不值之至矣。至煎制之时，宜监视在傍，恐奸人从中窃取，或顶替劣品，既服便须遵医家嘱咐，一遇外感停滞，暂缓再服。

譬如去年服过膏滋后，尚无不适，今冬再拟制服，则最好请医家依视己体之现状，而于药味上加以补充与删改，庶尽善而尽美也。

制订膏滋，换言之，即填补缺陷之谓也。际此时期，宜如何清心寡欲，调气养血，善自珍摄，以助药力之进行，庶几事半而功倍也。而世人多一方面进服膏滋，一方面任情纵欲，一若有恃而无恐者，吁、可慨也已。

（秦丙乙，《卫生报》，1929 年第 95 期）

冬日服"膏滋药"之意义

膏方之目的，在调治虚弱者或病者全身之缺点，穷本探源，追查病根之所虚。立方不厌其复，煎熬成膏，开水冲服，不仅取效周全，且当服一二月之久，可口适味，绝不若别样药剂常服即易倒胃，膏方之特长在此。慢性之病症，在事实上实非长时间服药不能奏效，故宜在冬令订立对症之膏方以调治之，膏滋上药汁，以冰糖阿胶等收熬而成，味甘驯，绝无药气药味，令人久服不厌。一膏方约能服至二月之久，经此长期之调治，自能根治而收效悠久矣。以通常经验论，慢性病症，如本元虚弱、血虚肝旺、肾部亏弱、久咳痰饮、子宫寒冷、白带便血、头晕虚痛、遗精早泄、痔漏阴疽、阳虚衰萎及痨损虚羸等症，较易收效。盖凡类病症，本非短时服药所克根治，膏滋药剂，补益本元，苟能对症发药，寓治疗该病之相当药物于膏方之中，成效自宏。故膏滋药方，在冬日治疗上，恒须施用。

膏方乃以药汁煎熬而成脂液，滋泽五脏六腑之枯燥虚弱，非局部之补益剂。然人之身体各各不同，或气虚、或血虚、或阴津不充、或某一脏衰损不足，症情不同，如人之面。若但知膏方为唯一补剂，抄得成方，贸然进服，不特收效难期，或且反滋流弊。是以不服膏方则已，欲服膏方，则须自检已呈之虚象，就诊于有经验之医家，研求症状，详考虚实，细察脉症，订立对症之膏方，面面俱顾，药药对症，庶乎可也。

然既得良医订立良方，苟于"配药""煎熬"方面，不加注意，则其收效亦等于零，海上药肆林立，其中最可靠者，当推北京路口胡庆余堂。盖该号挟其雄厚之资本，多年之信誉，选择药材，高人一等，煎熬经验，卓绝不群。故不服膏滋药则已，服膏滋膏者，宁就胡庆余堂配熬而后已。

（仁翁，《社会日报》，1933 年 1 月 5 日）

膏滋药之作用

中医治病，擅长以慢性之药性，复方配合，面面顾全，培植其本能，而后除其病之根蒂，即所谓"治本"不"治标"之理，冬令为病家订立"膏方"即其一例也。

膏方之目的，在调治病者全身之缺点，必须穷本探源，追查病根之所虚，立方不厌其复，用药不厌其繁。通常用药约二十余味，煎熬成膏，开水冲服，不仅取效周全，且常服一二月之久，可口适味，绝不若别种药剂常服即易倒胃，膏方之特长在此。慢性之病症，在事实上实非长时期服药不能奏效。故宜在冬令订立对症之膏方以调治之。

（石蕴华，《幸福杂志》，1934 年第 4 期）

服膏滋药之意义

营养人身维持生命者，精神气血也。气血之生，由于五谷五味之精微变化。气血充盈，固外卫内营，精神强健。然情志喜怒，饥饱劳逸，足以耗气伤血。是以欲调焚亏虚，惟补品是尚。但参芪补气，莲枣补脾，均属片面滋养，难收十全之功。故每届冬令，服膏滋药者极多。盖膏滋为多种药品所混合，非特有补益之效，抑又有却病之能也。至补之为用，则温补宜于阳虚，清补宜于阴亏，濇补可疗滑脱，平补利于无病。若气虚益气，血虚益血，此补法之绳墨，不足以论治也。古书云，少火生气，气能摄血，是则气血之补，尤须互参。至于有病之体，更当探本穷源，索为调治，非凡遇膏滋岂一味蛮补者乎。然世有取成方自服不顾其所虚为何者。盖只知膏滋为滋补效力之品，而未明其原意所在，于是合乎彼者或不合乎此，补益之功用既不彰，致病之弊害反立见。故服膏滋者，当知本原所自亏，未可以一概乱投也。

（季鸣九，《人报》，1935 年 12 月 30 日）

冬季宜服膏滋药方

时逢冬季，常人类皆进服膏方。膏方之目的，在调治弱者及病者全身之缺点，是以穷本探源，追查病根之所虚，故立方较复。煎熬成膏，开水冲服，不仅取效周全，且可常服一二月之久，其味可口，绝不若别种药剂常服即易倒胃，膏方之特长在此。慢性之病症，在事实上实非长时期服药不能奏效，故宜在冬令订立对症之膏方以调治之。膏滋之药汁，以冰糖阿胶等收熬而成，味甘驯，绝无药气药味，令人久服不厌，一膏方约能服至一月余之久，经此长期之调治，自能根治而收效悠久矣。以通常经验论，慢性病症，如本元虚弱，血虚肝旺，肾部亏弱，久咳痰饮，子宫寒冷，白带便血，头晕虚痛，遗精早泄，痔漏阴疝，阳虚衰萎，及痨损，虚羸等症，较易收效，盖此类病症本非短时服药所克根治，膏滋药剂，补益本元，苟能对症发药，寓治疗该病之相当药物于膏方之中，成效自宏。故膏滋药方，在冬日治疗上，恒须施用。

膏方乃以药汁煎熬而成脂液，滋泽五脏六腑之枯燥虚弱，非局部之补益剂。然人之身体各各不同，或气虚，或血虚，或阴液不充，或某一脏衰损不足，症情不同，如人之面，若但知膏方为唯一补剂，抄得成方，贸然进服，不特收效难期，或且反滋流弊，是以不服膏方则已，欲服膏方，则须自检已呈虚象，就诊于有经验之医家，研求症状，详考虚实，细察脉症，订立对症之膏方，面面俱顾药药对症，庶乎可。

普通药方，服之不合，尚可加减更易，膏方一经熬就，须一月余而服毕，设有不合，颇难更减，当此药价高昂之剂，通常之膏方，恒须十五元左右。故在订立之初，必须就医订立，然后无负所望。苟抄录成方或由知医理者滥订药方，虽满纸参术，皆表面有益之品，与实际何益？

最可笑者，常人略知党参、黄芪、龟板、阿胶之名，但问其药力之补不补，不问自己身体之宜不宜，熬为膏滋，滥行进服，于是颇有因是而流弊丛生，幸而无弊者亦不自知其成效安在，侥幸而服之大受补益者，无异博而幸胜，究在少数。药物之功，虽能治病，亦能成病，补药亦然，常人岂能妄用哉。

膏方之用药，不仅以温补、滋补、清补、腻补、涩补、补阳、补阴、补气、补血诸法即为尽其能事，尤须注意其体内之所偏，湿重者、痰多者、内热者、有寒者、伏热者以及气郁者均须顾及，毋使留邪，庶几能受滋补之益。故在未服膏方之前，须先服"开导剂"二三剂，即俗中所称之开路药者是也。

（陈存仁，《上海生活》，1938 年第 7 期）

谈膏滋药

冬令之宜服补品，人多知之。现值冬令之时，天气严寒，万类潜藏，吾人正宜乘时进补，以为来春生发之机。然补品多端，服食之法，有丸散膏丹之不同，究以用何者为便，请试论之。凡补品之方，为多数药品集合而成，丸药便矣，而吞服颇难，丹亦相类，虽□细□，而服食不便。且此数种物，多是干燥之品，冬令天气已燥，而又服干燥之药以济之，殊不相宜。唯有用滋润之品为之调理，如种植者之灌溉然，则阴平阳秘，精神乃治矣。此膏滋药之所以为人所重也。

社会普通习惯，每服膏滋药，必延医处方，此固是正当办法，然亦有可以通融者。盖调理之药，与治病之药各有不同。治病之药，宜专而速，专则其力足，速则易于奏，不至多延时日，以误人生命。调补之药则反其道而行之，药物众多，取其全身灌注，不取其专也。服之一二月，取其涵濡润泽，流养四肢百骸，久道化成，不取其速效也。故吾人当冬令之时，欲服补品，而为环境所累，不能自行熬煎，而又无特殊病症者，则购用现成之膏滋，亦无不可。盖服补药之意义，不外乎调理身体，调理身之法，不外乎使气血和平，荣卫舒畅。普通之膏滋，多半本此而立方，而经名医鉴定者，尤能面面顾到，虽有他病，亦可以兼治。此则立方之妙，非尽人所能了解者矣。

吾为此言，知读者不免有所怀疑，实则有事实可以证明。如普通之成药，所谓人参养荣十全大补等丸，非现成之补品乎，何以人皆购服而不疑。举此为例，其他可推矣。

（施济群，《新闻报》，1939 年 1 月 13 日）

最滋补之物品膏滋药

本报三百四十页邵子风君"人生一个重大的问题"内讨论何物为滋补。彼谓牛乳鸡蛋，并非特等补品，言颇中肯，又谓"混合食料、最合于身体营养"，于此，余因连想及膏滋药一物、确为最滋补之品、兹将鄙见述之于下：

（一）膏滋药为混合物

富贵之家尝服参术，次焉者，黄芪党参，至贫贱之家，亦必备枣子数斤。信乎滋补之品，有同嗜焉。世之人自信其身体必有亏损之点，投机之医，即以补之一字，迎合其心理，于是温补之物，成为人生必须之食品。富贵之家，以逸则思淫而亏损，贫贱之家，以劳则耗力而亏损，人参枣子价值之高廉虽远差，其取为滋补则一也。然此种补品，初服或稍有效，常服之，身体上亦不见有任何影响。其有亏损之点，非人参枣子之力所能及者，则徒有滋补之名，亦无滋补之实。欲求滋补之品，舍膏滋药莫属。以膏子药为多种药品所混合，其滋补之点，不仅限于一部，如人参仅补气、枣类仅补脾而已，面面俱到，一齐着力，无偏胜之弊也。

（二）膏方宜求之于医生

膏滋药之为补品，诚如上所述矣，世有取成方用以自服者，其害甚大。盖药性不同，因病而施，同一方药，宜于彼者，或不宜于此，宜于此者，或不宜于彼。即同一之病，亦有体质之不同，秉性之各异，不能等量齐观焉。吾人不欲服膏滋药则已，如欲服膏滋药，必须请示于所钦佩之医生，切脉观色，得其亏损之所在，及其亏损之由来，然后处方用药，庶可以免其弊，而收十全之效，此最宜注意之点也。

（三）购药问题

大凡补益之品，以销路之畅，价格较常药为贵。一料膏滋药，最低限度，须七八元，高者须五六十元，可抵贫贱人家一年之粮。富者际此，原不以为奇，中产之家，将觉为难，中产以下者、更无论矣。今有一法，于经济上可以减轻不少，其法即联合数人，向药行批发，药料并不见劣，而价值方面，较诸购自药店，可以减低大半。

购药时，最重要者即为选择，此非一言所能尽。者可参阅本报所载补品问题中郑肖岩先生所著之人参白术鹿角阿胶……等等真伪辨，即可明白。

（四）煎药时之注意

普通病家，对于药之先入后入者，每多不加注意，如羚羊，犀角，石决明，代赭石等，须先煎，因其性不易煎出，故必较他药须多煎，如薄荷、蔻仁之类，须后入，因其味易出，多煎则失其味，故必待他药煎就时入之，一滚即可倾药，其余如贵重药之须另煎冲服，亦有绝大关系。煎膏滋药，此等手续、亦不可废，然煎膏子药者，多委托药肆伙友，先入后入，彼辈甚为明晰，原不成为问题。余之所谓注意之点，不在此而在彼也，吾人以贵重药品付托药肆伙友，代为煎膏，似觉不甚放心，此辈不失小节者固属不少，而贪利图幸者，所在皆是。设彼以假代真，或以次货代之，及煎及膏，各药混合，谁得而知之，又谁得而辨之。此种膏滋药，试想更有补益之效乎，故于煎药时，非破半日之工，从事监制不可。如有相识之伙友，委托代制，或不致有以伪乱真之弊，服膏滋药者，其注意之。

（陈存仁，《康健报》，1929 年 1 月 12 日）

冬令膏方之用量与煎熬法之研究

药物用量，有轻重之别，质轻者用量宜少，质重者用量宜多，此为处方之原则。膏方之用量无殊，所特殊者，膏方用量，恒依普通方剂，比例增加，其增加之率，常以十倍。但亦有不耐久服者，则五倍六倍，酌量施用可也。又膏方多滋腻，须时时顾及脾胃，盖胃为水谷之海，脾为生化之源，五脏六腑，实利赖之，使脾胃健全，消化迅速，则五谷化生之精微。皆为百骸无上之补品。不然，脾胃衰弱，纳减运迟，投以膏方，元气不胜药力，徒滞积为患耳。故于用药之时，宜有监制，而用量之间，尤须适当，此唯有经验者知之，而未可与语一般者也。至于药剂之煎熬合法与否，与功效之巨细，大有关系。如羚羊犀角石决等，均须先煎，因其性不易出也；薄荷蔻仁钩藤等，均须后入，因其气易消散也；他如人参等贵重之品，更须另煎冲服，免致耗费。其于膏方之煎熬，此等手续，亦不可废。然此等手续，药肆伙友，类能知之。而独怪世之服膏方者，恒完全付托于药肆伙友，在彼不失小节者固多，而贪利图幸者，要亦不免。于是以伪乱真者有之，以次充上者有之，及煎成膏，各物混合，谁得而知之，又谁得而辨之。若此之类，尚有滋益之效乎。因其不效，遂障碍服者之健康，更疑及医家之技拙，此实煎熬时所不容不注意者也。

（邰家骊，《卫生报》，1929 年 12 月 28 日）

膏滋药与各种补剂之比较

时值冬令，正补药上市之际，海上各种补剂，风起云涌，一翻报纸之广告，琳琅满目，美不胜收，非特业外人觉得五花八门，有莫知适从之感，即地道中人，亦觉迷杂扑朔，目眩神迷。就中大别之，约得针药、提炼丸片，因有丸药、新出品丸药药片，及膏滋药等五类，至于牛肉汁、鸡汁、牛乳、是为食补，不在药膏范围之内，姑不置论，即此五类中，每类品目，数以百计，至于名称，或则意译音译西名，或则通俗使人其晓，真有更仆难数之概。本文之比较，只能类别概说而已。

膏滋药与针药之比较，膏滋药用原药所熬成，所谓十世纪前之产物，似乎不能仰攀与针药相比较。良以针药为西医之法宝，现代之娇子一针打入，功效立见，非若膏滋药之日进一盏，功效纤缓者可同日而语。顾补剂与治病之药，截然二途，盖前者为滋养品，后者都为毒药也。治病之药，用以纠正生理上之偏弊，以严格言之，均为毒品，不能常服，不过其毒之性量有缓剧多寡之不同。大抵毒性剧者，取效速，毒性轻者，收功缓。故治病之针药，功能可以立见，如麻醉剂之止痛，兴奋剂之强心，可于五分钟内完成其使命，但所谓麻醉兴奋，无莫非利用毒剧药物也；至于补针，除暗中加入兴奋剂外，往往不能得显明之效果，甚有打补血针使保命针数打之多，未见其效者，良以补盖之对象，盖为人体某一部分有所欠缺，欲籍药物以弥补。而弥补之手续，决不如其他器物，苟有缺陷，可以立刻装补添配之便利，必赖自身脏器机能活动，利用外来之原料，产生新物质以资补充，庶可补益其不足，而使得其平。故增加其原料，促进其机能，为补药中应循之途径，应采之手续，二者不能偏废。设或增加其原料，而不促进其机能，诚如中医术语可谓无阳则阴无以生，虽有足以产在血液精津之原料，加入体内，不经脏器机能之工作，无论其为无机之铁钙磷盐，有机之糖脂蛋粉依然不化，仍无益于人身，绝不能收补益之效。反之若仅促进其机能，而不增加其原料，所谓无阴则阳无以化，脏器既缺少原料以资工作，则机能之兴奋，亦只可暂而不可久，有如蒸汽机之缺乏燃料，殊难活动也。针药之用量极微，适合于利用剧毒药物，刺激脏器，使之兴奋，增进其机能，合于中医可弥补阳之义，所以强心针壮阳针，足以增进心脏或生殖之机能，而不能补血生精。苟欲补血生精，则非同时补充其原料不可，而此种原料之补充，绝非区区三数西西水溶液所能胜任。故补针有偏师独到之功，而无独当一面之力，仅可为滋补中之一助而已。至于膏滋药，既有补阴之品以增加其原料，复行补阳之品，以促进其机能阴阳两不相互为用，如环之无端，是谓太极无极，且善处方者，类能顾及健脾开胃，自无妨碍饮食胸闷倒胃之弊。偏其服用之便利，一则须倩人注射，一则仅可自己冲服，论其弊病，一则或因消毒不慎，而致胀痛红肿，甚或腐化而起寒热，一则或因处方失当，而致湿阻浮肿，甚或腹满气急，而害健康。顾此为人的问题非补针或膏滋药本身之罪恶，且有经验有学识之医家，纵或有一时之不慎，而消毒不善，绝无忽于病人之脾虚湿重，不加注意，开方蛮补，致入肿胀之理也。

膏滋药与提炼补丸片之比较。夫所谓提炼药者，盖即报纸上大吹大擂，所谓用科学方法，提取其有效成分，剔除其芜杂份子，经过动物试验，临床实验，据述效力正确，绝无副作用，且经国际公认，较诸原药，越过数千倍，或数万单位，信而有征之科学产物也，似乎不能与膏滋药相提并论。良以一则为优秀民族二十世纪之时代科学结晶，一则为半开化民族徘徊于中古世代，用原药煎熬之半流质膏剂，亦犹汽车之与独轮车，其功效之大小迟速，殊未可同年而语也。顾有一事为不佞向所大惑不解，而近日始获一线光明足以探悉此中奥妙者，有如骨鲠在喉，非一吐不快。观乎优秀民族之征服半开化民族也，军备之进步，一日千里，举凡歼灭毁坏之军械防护避毒之用具，运输传达之设备，无莫不利用科学，以伟大周密迅速为目的造成最有效最便利之奇迹。惟于给养问题，仍不废此笨重累赘之粮食锅灶随军除以偕行，为行军之大累，且进餐便泄，耗费时间，足以减削军队之战斗力者，不可胜计，一旦被围则须有待于飞机之输送食粮，方能苟延残喘，曷不早为研究，依据食物在人体内所能分解之养料，足以维持生活者，预为提出，并将不堪应用之废料，预先剔除制为丸片，携带上阵，按时进服三数片，既可代替原始时代人类必须饮食之陋习，且可免去大小二便之麻烦。两个交战团体最后胜利之决定，往往不在杀人之多寡，而在吃饭问题之能否解决。可见营养问题，为国防之第一要义，彼优秀民族之科学家，既能在各种食物之中，提出各种维他命，大量输入中国，继鸦片之后，供我半开化民族之享受，何不于特设之国防科学研究院中，贡献此科学营养之伟大发明，免除国防军队营养不足之威胁。况平常无病之人，有吃一二碗已足，有吃五六碗方饱者，有食前方丈者，有箪食豆羹者，用科学方法统计之，享受超过需要者。实占多数，浪费不可胜计，苟能发明合于理想之科学营养剂，以代替饮食，则不特可受国防科学研究院之上赏，更可因经济实惠，使全民无饥饿之受，而受诺贝尔和平奖金之赏赐，岂一般优秀民族之科学家，工于谋人，而拙于谋己耶，不佞之愚，以为人身之营养，必赖自己脏器之工作由分解酿造输送吸收种种程序，以滋养身体，庶克健全。譬如贫血者，欲求补充，除相接输血外，苟投补血之剂，必赖脏器之工作，而后可以产生新血。况脏器机能愈用则愈落达，废置不用，则日就退化，为一定不易之理。我人苟将平时所进之食物，一一提出其维他命，废置米饭面包大鱼大肉，惟以维他命是服，生命是否得以继续，姑置不论，而肠胃惰性，势必养成，直使消化器官，无事可为，日就退化，均若盲肠之有害无用，岂康健之正轨。但事实置于我人之目前者，为彼优秀民族之科家，虽不能发明科学营养品以代替军粮，偏能提炼各种补品，以供我人之享受，岂真急其所应缓，缓其所应急耶。盖亦尽就易，尽捐难之义耳，良以一则苟无效验，俄殍立现，一则纵无效验，失败绝无形逾可寻，并利用精神威召，兴奋麻醉，以资掩护也。可知补剂与营养食物，性质相近，均为人生滋养之品，均须由自身脏器之工作，而后可以达补益滋养之效，是以所用原料愈多，则脏器之工作愈勤，而机能之活跃愈进。膏滋药完全用原药可并成，善处方者，往往佐以益气健脾之味，使机能增进，消化加强，岂能滋养而已哉。

膏滋药与新出成药之比较市上新出成药，类称用最新科学方法提炼者，社会人士，喜其装潢之美，服用之便，乐于提倡，挂羊头卖狗肉者，固无论矣。即以实事求是之出品人言之，原药功效，业经数千百年之递传，无量数人之试服，确认无疑，今欲用科学方法，加以提炼，每不能明了其有效原子之究为何物，且不佞可以武断，原药所含原子，绝非现代百数原子之可以概括。确实有效之原子，往往为现代科学家所未及发现者。树皮草根，中国之药物也，每种功效，不相尽同，苟以科学方法作定理之分析，其结果大致为 CHO。良以物体之可以燃烧者，总含碳氢氧三种原子也。顾药效决不在炭轻养，而在另外一种原子可以断定，最后极法，亦唯有作一网打尽之希望。将原药浸入酒精，以冀溶解，后蒸发酒精，使成精末。用心颇苦，但各种物体，所含物质，欲其溶解，通用溶媒，亦不尽同，苟或是项有效物质，为酒精所不能溶解，或遇酒醇发生化合作用，而致变质的，则苟非买椟还珠，势必求鱼得雉，均不能获取预期之功效。更有明知某种原药之药效，在其所含某种份子，业经发现证实者，顾其提取之手续，亦颇繁复，非有完备之设备，亦唯有望药兴叹，无从下手。譬如中国古训，以血肉补有情，现代所谓脏器疗法之海狗肾，在中国千百年前，早经发现其有壮阳补肾之功，原药服用，效力颇伟，近代科学家发明其有效份子为动物睾丸所含之荷尔蒙，业已大吹大擂，妇孺皆知，顾此种荷尔蒙之提取，不但我国无此设备，无此人才，除德国拜耳药厂外，欧美各国，亦无此完备之仪器。（根据三年前西医杂志之译稿）我国出品，除贩卖外，苟欲自制，窃恐不出酒浸之一法，岂非不还不如服用原药之直截了当。且新出成药之推行，非有大量之广告，无从实现，而广告费所占成本之百分比率，每在七十以上，换言之，即定价十元之成药，其广告费须用七元，装潢至少须用一元，其药物仅占二元而已。故我人购买成药补品二十元，所得药物之价值，亦不过四元之数，其效力如何，姑置不论，对于经济原则，相去远矣。

膏滋药与固有补丸之比较固无补丸为一般国药铺所共备者，如六味地黄丸补中益气丸金锁固精丸等，不下百余种。论其效验，则各方均由先哲所发明，并经六七世纪之实验，故大都准确而可靠。且是项丸剂，其药方之来源，除肾气丸等一小部分，为经方外，大部分均系金元局方所传递。夫局方为当时官民合作之药局所审定颁行，疗治一般民众之疾苦，绝非闭户造车全凭空想而构成，实为治疗上实用之方剂。故不但以效力准确见称于世，且内容药物，亦无偏僻难求之弊，为药铺习用之热门药味，是以易为药业所接受，乐于配合发行，在供者求者双方均蒙其便利。至于售价之低廉，尤为平民之福利，良以药铺之修合是项丸剂，大多以二片为原料，而二片为不整齐之饮片，在观瞻上固不如提片之完美无疵，在效用上则与提片初无二致也，惟药铺以饮片为主体者，恒视二片为废料。故其划定丸剂之价值，低廉出诸常人意想之外，譬如一钱香连丸之价格，在他人意想中，当为五分木香五分黄连价值之和，加合丸工资之总数。殊不知在事实上一钱香连丸之售价，恒低于五分木香或黄连，讵非异数。且在物价飞涨之今日，国药饮片增加至二三倍，而丸散之售价仅涨百分之五十。此种奇迹之，造成一言以蔽之，药铺老板视二片为废料，不在计算中而已。故固有补丸，无论在效验上经济上均有值得介绍之价值，而对于平民之无力者，尤为相宜。但其缺点，则滋阴之品难以磨粉者，殊有不便加入之憾，如以熟地杞子天冬等，补血养阴生津之要药，炒干磨粉，则失去其原有之功效，打烂蜜丸，则不易消化，无从吸收其有效成分，反足以呆胃而生积滞。且固有补丸，究为一种固定，成药既经配制，殊难变更，不免失之呆板，不若膏滋药之可以对疾处方，无论补气养阴，胥能兼收并蓄，其应用之伟大活泼，为任何补剂所不及。论其代价虽不若固有丸之低廉，顾绝无宣传装潢等不必要之浪费。

虽然膏滋药固为补剂中最适人意，最能利用药物效能之制品，用得其当，可以攻补兼施，一方祛除痼疾，一方补益本原，收却病强身之效。但膏滋药为真正之补剂，绝非无关宏旨徒拥虚品，尽人可服之补品。为因其服后对于人身确须发生一种不可磨灭之力量，此种力量，加诸不需要之部分，自必发生一种有力之反应。是以恒见进服膏滋药者，或现胸闷胃呆，或现面目浮肿，或现呕哑多痰，或现气喘便泄，凡此现象，均为阳虚，补阴之结果。盖阳气虚者，机能衰退，脾胃之运化吸收既不健全，今乃加以逾量之负担，逾入大批滋养之物，以求疲弱之消化器官，为之运化，产生新物质以滋养百骸，势必汲深绠短，非徒无益而又害之。循至此种不能运化之物质，壅滞中宫气为之沮，久则腐化而成废料，上泛为呕下行为泄，尤称幸事。苟不呕不泄，停留体生，肿胀喘促，乃所不免，倘或阴虚之体，补之以阳，乃至鼻衄喉痛，脑胀头疼，大便不行，目赤烦躁，反应之来，可立而待。良以阴虚者津液精血物质欠缺，藏器机能异常亢奋，所谓阴虚阳旺，更以阳药促进其过旺之机能，则心脏之搏动愈烈，血之运行愈速，全身充血，不为吐衄已属幸事，烦躁燥热，讵能幸免。

本文原意正告进补之家，知所选择，以期同登寿域，乃所揭示，或则有名无实，徒自浪费或则不合其辙，反应堪虞，直使阅者莫知适从，既无正途可循，进补之门，不将阻塞，令人望而却步，自当有正确之指示，以赎我愆。

世之需要进补者众矣，大别言之，不外灵肉所诏示。惟灵之诏示者，大多源于精神上之惫怠，挣扎于各缰利锁之间，感觉心神劳役，对疾疗治，只需深自摄养而已。苟自以为必需进补者，仅可披阅报章，随意选择广告词句足以称心合意者购服一二种，藉得精神上之安慰，则其效亦宏，且无流弊。肉之诏示者，谓身体上确有疾病痛苦，或已酿成沉疴痼疾，则既非人尽可服之成药所能疗补，必也恳求素昔治病之原医，详述经过，诉说痛苦，制为药方，配煎备服。彼有学问经验之医生，必能斟酌病人脾胃之能力，虚疾之实况，忠实设法以满病家之意思焉。

（蒋文芳，《新中医刊》，1941 年第 5 期、第 6 期）

主要参考文献

［1］顾植山．膏滋方理论考源［J］．中医药文化，2009，4（6）：16-18．

［2］李其忠．关于膏方的人文思考［J］．中医药文化，2011，6（6）：18-20．

［3］张如青．溯源探流论膏方［J］．中医药文化，2011，6（6）：21-24．

［4］鲁兆麟，陈大舜．中医各家学说［M］．北京：中国协和医科大学出版社，2000．

［5］苟福月，焦华琛，李运伦．膏方源流考［J］．中医学报，2021，36（5）：973-978．

［6］龚鹏，朱抗美，余小萍，等．海派膏方兴盛成因与思考［J］．中医药导报，2016，22（20）：5-8．

［7］江岩，朱抗美，龚鹏，等．从古代医籍与名医医案处方管窥膏方的历史变迁［J］．中国中医基础医学杂志，2019，25（5）：614-616．

［8］江岩，朱抗美，余小萍，等．上海冬令膏方的民俗、医俗与药俗浅析［J］．医学与哲学，2022，43（3）：69-73．

［9］张文勇．上海中医药文化史［M］．上海：上海科学技术出版社，2014．

［10］孙传菊．中医膏方的沿革、制备工艺及其临床应用研究［J］．中华中医药杂志，2020，35（6）：3163-3165．

［11］刘冬菊，张敬璋．中医膏方处方中不同种类原料药物对膏滋成品的影响［J］．临床合理用药杂志，2018，11（7）：48-49．

［12］张群群，钱芳，徐玲玲，等．中药膏方制备工艺的研究进展［J］．上海医药，2021，42（15）：82-85．

［13］王国军．浅谈中药膏方制备工艺与质量评价［J］．浙江中医药大学学报，2019，43（3）：266-269．

［14］孙涛．中医养生保健技术操作规范［M］．北京：中国中医药出版社，2010．

［15］丘俊鑫，赵娟，张晓天．益气复元膏方干预气虚质患者的临床疗效及对舌象客观指标的影响［J］．中华中医药杂志，2022，37（8）：4852-4855．

［16］韩英豪.孙思邈内服膏方文献整理研究［D］.安徽中医药大学，2021.

［17］中医研究院医史文献研究室.武威汉代医药简牍在医学史上的重要意义［J］.文物，1973（12）：23-29.

［18］甘肃省博物馆，武威县文化馆.武威汉代医简［M］.北京：文物出版社，1975.

［19］魏龙骧.续医话四则［J］.新医药学杂志，1978（12）：14-16.

［20］何国坚.彭履祥验案解惑记要（四）阴吹4例［J］.成都中医学院学报，1980（1）：26-28.

［21］何绍奇."血肉有情"考略［J］.中医杂志，1992（10）：58.

［22］楼宇烈.应以直觉智慧建立中医的人文标准［J］.中国哲学史，2018（1）：45-51+79.

［23］张树瑛，朱凌云.清代海派中医张玉书膏方特点探析［J］.江苏中医药，2015，47（1）：14-16.

［24］莫琼，郝二伟，覃文慧，等.平性活血化瘀中药物质基础与药理作用的研究进展［J］.中国实验方剂学杂志，2020，26（1）：205-216.

［25］黄震洲，钱占红，任存霞，等.从痰饮病证治探仲景顾护脾胃思想［J］.河南中医，2022，42（6）：811-814.

［26］胡孝群，吴艳丽，吕雪英.慢性阻塞性肺病急性加重期患者营养不良与甲状腺素、炎症因子、脂联素的关系研究［J］.中国卫生检验杂志，2017，27（7）：989-991.

［27］范金成，李新明，郁东海.上海浦东新区名中医集［M］.上海：上海科学技术出版社，2018：229.

［28］艾静，蒋健.四明中医书院讲习录［M］.上海：上海科学技术出版社，2017.

［29］黄艳芳.朱抗美膏方中虫类药的应用刍议［J］.河南中医，2012，32（7）：858-859.

［30］付达，刘真，郝晓丹，等.浅谈中药胶剂在膏方中的应用［J］.中国中医药现代远程教育，2022（12）：135-138.

［31］张存钧.绵延三百六十余载的上海张氏医学简史［J］.中医文献杂志，2008，26（6）：42-44.

［32］王自强.上海梨膏糖的故事［J］.上海商业，2008（3）：61-63.

［33］严寿钊.二竖难逃啄木深——张骧云谈医与画［J］.上海中医药大学学报，1999，13（3）：44-45.

［34］严寿钊.工侔造化得冲和——张骧云谈医与画［J］.上海中医药大学学报，2002，16（2）：39-40.

［35］张镜人.张骧云先生的医学成就［J］.上海中医药杂志，1962（1）：14-18.

［36］黄亚博，霍介格，罗兴洪．江苏中医膏方临床应用专家共识（2021）［J］．江苏中医药，2022，54（1）：1-13．

［37］张洪刚．膏方的临床应用［M］．北京：中医古籍出版社，2018．

［38］杜同仿．膏方治百病［M］．北京：中国中医药出版社，2019．

［39］颜德馨．颜德馨膏方真迹［M］．上海：上海科学技术出版社，2000．

［40］朱南孙．朱南孙膏方经验选［M］．上海：上海科学技术出版社，2010．

［41］李晓锋，王拥军，叶秀兰，等．施杞运用膏方治疗慢性筋骨病经验［J］．中医杂志，2012，53（18）：1543-1545．

［42］王玉英，林慧萍，李水福．西红花的真伪优劣检定［J］．中草药，2010，41（7）：1194-1195．

［43］李文佳，汪小东，艾中，等．冬虫夏草真伪鉴别方法研究进展［J］．中国现代中药，2014，16（11）：881-887+920．

［44］刘颖．冬虫夏草及其伪品、易混品性状鉴别要点［J］．内蒙古中医药，2013，32（30）：86-87．

［45］卢楠．冬虫夏草及其混伪品的性状鉴别［J］．实用中医内科杂志，2011，25（5）：121-123．

［46］艾伟霞，郑虹．阿胶与易混淆品的鉴别［J］．世界最新医学信息文摘，2015，15（27）：171．

［47］贾跃进．膏方妙用［M］．郑州：河南科学技术出版社，2017．

［48］李秋文．中药膏方制作质控要点及使用情况分析［J］．新中医，2020，52（9）：209-212．

［49］朱峰，戴建锋，高宋平．中药膏方制备工艺的研究进展［J］．中国乡村医药，2015，22（21）：85-86．

［50］郑敏霞，丰素娟．膏滋药的制备和创新［J］．浙江中医药大学学报，2008（5）：679．

［51］国家药典委员会．中华人民共和国药典［M］．北京：中国医药科技出版社，2020．

［52］于开彬．试述中药膏方辅料应用及制作要点［J］．实用中医药杂志，2010，26（12）：879．

［53］张玉萍．黄帝内经·灵枢［M］．福州：福建科学技术出版社，2012．

［54］吴镝．膏方的正确服用与注意［J］．中国医药指南，2012，10（10）：289-290．

［55］何立人．何立人膏方十五讲［M］．上海：上海科学技术出版社，2018．